住院医师规范化培训重点专业基地支持项目

协和急诊经典临床案例
解析与思维训练

主　编　朱华栋　刘业成

中国协和医科大学出版社

北　京

图书在版编目（CIP）数据

协和急诊经典临床案例解析与思维训练 / 朱华栋, 刘业成主编. -- 北京 : 中国协和医科大学出版社, 2024.9. -- ISBN 978-7-5679-2434-5

Ⅰ. R459.7

中国国家版本馆CIP数据核字第2024UT8815号

主　　编　朱华栋　刘业成
责任编辑　沈冰冰
封面设计　锋尚设计
责任校对　张　麓
责任印制　黄艳霞
出版发行　**中国协和医科大学出版社**
　　　　　（北京市东城区东单三条9号　邮编100730　电话010-65260431）
网　　址　www.pumcp.com
经　　销　新华书店总店北京发行所
印　　刷　北京天恒嘉业印刷有限公司
开　　本　787mm×1092mm　　1/16
印　　张　18.5
字　　数　440千字
版　　次　2024年9月第1版
印　　次　2024年9月第1次印刷
定　　价　148.00元

编者名单

主　审　于学忠

主　编　朱华栋　刘业成

副主编　王江山　李　妍　柴晶晶

编　者（按姓氏汉语拼音排序）

曹广慧　柴晶晶　杜铁宽　韩　旭　姜　辉　李　倩
李睿杰　李伟玲　李雯莉　李　妍　刘安雷　刘建斌
刘　霜　刘　洋　刘业成　路　昕　骆　岚　马士程
梅琦敏　盛雅琪　宋　晓　孙　翰　唐晗琪　王江山
王　亚　温寅昇　杨继生　袁　媛　张聪聪　张志民
朱华栋　朱姝姮　宗　良

秘　书　刘　芳　梅琦敏

前　言

　　急诊科是医院中最为繁忙、紧迫的科室之一，急诊的医护人员需要在高压力下迅速做出准确的诊断和治疗决策。在这样的背景下，急诊临床医生需要具备更丰富的知识和经验，以及更敏锐的临床思维能力。为此，我们编写了《协和急诊经典临床案例解析与思维训练》一书，为急诊医生提供一个宝贵的病例学习资源。

　　本书选取了一系列具有代表性的急诊临床案例，涵盖了急诊科可能遇见的大多数疾病和情况。每个案例都来自北京协和医院急诊科，由临床经验丰富的专家团队进行深入解析，从病史采集、体格检查、辅助检查到诊断和治疗，全方位地呈现了每个病例的临床特点和处理思路。同样的主诉，诊断出的疾病从常见到少见到罕见。有的疾病表现复杂，千头万绪，如何抽丝剥茧、找到主线；有的疾病表现为少见，如何查阅文献，找到方向；有的疾病就诊时已出现各种并发情况，危及生命，如何分清轻重缓急，一边救命，一边治病……这些案例不仅是医学知识的展示，更是临床思维和应变能力的训练材料。这些案例通过引导急诊医生思考和讨论，进一步巩固和提升临床思维能力。这将有助于医生在学习的过程中不断思考、质疑和总结，从而更好地理解和掌握急诊临床实践的本质。

　　在整理病例的过程中笔者反复查阅文献，以求准确，其中许多诊断标准源于临床权威数据库UpToDate，以求最新。然而笔者水平有限，必有许多值得修改和提高的地方，恳请各位专家和广大同行多提宝贵意见。希望本书能成为广大急诊临床医生和医学生的学习利器，帮助他们在急诊实践中有所进步，为患者提供更加精准、高效的医疗服务；也希望这本书能在医学教育和临床实践中发挥一定作用，为医疗事业的发展贡献力量。

编　者

2024年4月

目　录

胸痛

呼吸困难 / 胸闷 / 咳嗽

呕吐 / 腹痛 / 腹泻

意识障碍

发热

腰痛 / 头痛 / 出血

胸痛

患者，男性，45岁。

主诉：间断胸闷、憋气1周，再发伴胸痛4小时余。

入院情况

患者1周前多次于静息状态下突发胸闷、心前区不适，气促、喘憋，伴咽部紧缩感，持续数分钟自行好转，于社区医院查ECG未见明显异常。4小时前患者安静休息时再次出现广泛心前区、胸骨后闷痛，NRS 5~9分，伴咽部紧缩感及心悸、大汗、喘憋，症状反复，间断加重，持续不缓解。遂来我院急诊，候诊期间仍有反复胸痛、憋气发作，性质同前，约10分钟1次，予硝酸甘油舌下含服，持续数分钟后缓解。

相关病史：有长期大量吸烟史及社交性饮酒史。

查体：P 81次/分，R 16次/分，BP 137/82mmHg，SpO_2 100%。神志清晰。心、肺、腹查体大致正常。

血常规、肝肾功能：大致正常。心肌损伤标志物：cTnI 0.190μg/L，CK-MB 1.7μg/L，CK 145U/L，Myo 45μg/L；NT-proBNP 144pg/ml。凝血功能：D-Dimer 0.15mg/L。心电图：窦性心律，可见V_2~V_4导联ST段上斜型压低0.2mV，伴相应导联T波倒置。

入院诊断

急性冠脉综合征

诊断思维要点

胸痛病因需先除外致命性胸痛，再考虑非致命性胸痛，致命性胸痛包括以下疾病，需仔细鉴别。①急性冠脉综合征（ACS）：包括ST段抬高型心肌梗死（STEMI）、非ST段抬高型心肌梗死和不稳定型心绞痛。②主动脉夹层：根据受累血管不同症状不同，多为胸痛、背痛、腹痛，累及颈总动脉、头臂干等供应脑部血管时会出现晕厥、脑卒中症状，累及冠状动脉会出现心肌梗死、心力衰竭，累及内脏血管可出现相应表现终末器官缺血。诊断需要主动脉CTA明确。③肺栓塞：一般有胸痛、憋气、咯血等症状，辅助检查发现D-Dimer升高，血管超声提示双下肢静脉血栓，CT肺血管造影（CTPA）提示肺动脉充盈缺损，通气-灌注（V/Q）扫描提示通气/血流比值下降。④心脏压塞：指心包积液在压力之下蓄积，从而导致心脏充盈受损，通常表现为憋气，多表现胸闷、憋气，超声心动图、胸部CT可明确。如不能立即处理，随时可能心搏骤停。⑤张力性气胸：可发生于创伤或肺部操作后，也可自发于伴基础肺病和不伴基础肺病的患者。无论病因如何，气体积聚在胸膜腔均可导致张力性气胸伴纵隔受压，需立即处理。

急性心肌梗死方面，依照2018年的定义及分类可分为以下几个类型。

（1）1型心肌梗死：指由于急性动脉粥样化血栓形成性冠状动脉疾病引起的心肌梗死，通常源于动脉粥样硬化斑块破坏，包括破裂或糜烂。

（2）2型心肌梗死：指继发于氧供需失衡的心肌梗死，有多种潜在机制，包括冠状动脉夹层、血管痉挛、栓塞、微血管功能障碍，以及伴或不伴基础冠状动脉疾病的氧需求增加。该类疾病所涵盖的疾病范围广，明确诊断首先需要完善冠状动脉造影术（CAG）除外冠心病可能。若CAG示冠状动脉狭窄但病变严重程度难以解释患者严重的临床表现，如心源性猝死，则需要考虑有无继发因素引起患者心肌氧供需失衡的可能。

（3）其他类型心肌梗死：3型为猝死后明确诊断心肌梗死，4a型为经皮冠状动脉成形术（PCI）相关心肌梗死，4b型为支架内血栓形成导致的心肌梗死，以及5型为冠状动脉旁路移植术相关心肌梗死。

诊疗经过

1．常规检查

血常规、肝肾功能：大致正常；UA 354μmol/L。

脂代谢：TC 5.43mmol/L，TG 1.38mmol/L，HDL-C 1.03mmol/L，LDL-C 3.78mmol/L。

糖代谢：GA% 14.1%，HbA1c 5.2%。

心肌损伤标志物：CK 752U/L，CK-MB-mass 26.3μg/L，cTnI 7.820μg/L，NT-proBNP 1411pg/ml。

2．影像学检查

入室后患者胸痛症状缓解，复查ECG（23：56）示窦性心律，可见V_2～V_6导联ST段水平压低0.2～0.4mV，V_2～V_4导联T波正负双向（Wellens综合征Ⅱ型，图1-1）。

症状再发时复查ECG示窦性心律，可见V_2～V_4导联ST段上斜型压低伴T波高尖（de Winter综合征，图1-2）。

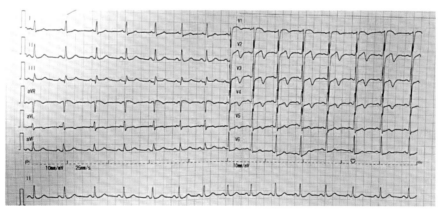

图1-1 入室后心电图

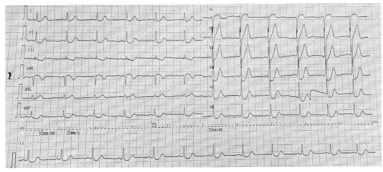

图 1-2 症状再发时复查心电图

3．治疗经过

考虑患者ACS、STEMI诊断明确，遂予阿司匹林300mg及替格瑞洛180mg负荷量，后行急诊CAG。术中明确为冠心病、单支病变累及［左前降支（LAD）］，见LAD近段100%完全闭塞（TIMI血流0级）。于LAD行介入治疗，术中在病变处抽吸数次，抽出少量红色血栓，后予预扩张球囊处理后植入支架1枚，后再予扩张球囊扩张，TIMI血流3级。术后予低分子量肝素6000U ih q12h抗凝3天，继续双联抗血小板治疗，同时予阿托伐他汀20mg qn、美托洛尔6.25mg q12h的冠心病二级预防治疗。

循证治疗策略

Wellens综合征指在不稳定型心绞痛的患者，胸痛发作后行心电图检查时，胸前导联（以$V_2 \sim V_3$导联为主）发现持续性T波对称深倒置，或双向等特征性的T波改变及动态演变。根据T波形态，Wellens综合征分为两型，Ⅰ型表现为T波双支对称性深倒置，Ⅱ型呈正负双向，如本例患者。心电图特点主要有：①T波特征性改变主要出现在胸前导联，以$V_2 \sim V_3$导联为主，有时可以扩展到$V_1 \sim V_6$导联，少数病例Ⅱ、Ⅲ、aVF导联也有特征性改变。②无异常Q波或R波振幅下降或消失。③无ST段移位或仅轻度抬高（<0.1mV）。④心绞痛缓解后出现T波对称性深倒置或双向，以后逐渐转为直立的动态演变过程，持续时间数小时至数周不等。⑤以上T波特征性改变当心绞痛再次发作之后可以重复。2009年美国心脏病学会（ACC）/美国心脏协会（AHA）发表的心电图标准化与解析建议和2010年国际动态心电图及无创心电学会发表的共识将上述T波改变归为非ST段抬高型急性冠脉综合征（NSTE-ACS）中的缺血后T波改变（不伴QRS波及ST段改变），其中部分患者心肌损伤标志物升高，属于非ST段抬高型急性心肌梗死。多数患者冠状动脉造影提示前降支近端狭窄程度在50%~99%，多数伴有侧支供应前降支供血区心肌。常规药物治疗有效，但疗效有限，行冠状动脉介入治疗或冠状动脉旁路移植术者的预后较好；但未行冠脉内介入治疗的患者，短期内容易进展为急性广泛前壁心肌梗死，因此需要反复强调临床应正确识别心电图Wellens综合征样T波改变，对此类患者积极行冠状动脉内介入治疗。

de Winter综合征相关的心电图特点为：①胸前$V_1 \sim V_6$导联J点压低1~3mm，ST段呈上斜型下移，随后T波对称高尖。②QRS波通常不宽或轻度增宽。③部分患者胸前导联R波上升不良。④多数患者aVR导联ST段轻度抬高。急诊冠状动脉造影均未发现明显左主干病变，约2/3患者为前降支单支病变。犯罪病变均在前降支近段，86%患者术前LAD血流为TIMI 0～1级，急诊PCI术后该ECG现象消失。与ST段抬高型急性前壁心肌梗死患者相比，有此ECG表现的患者更年轻、多为男性及患有高胆固醇血症。de Winter综合征也可以演变为STEMI，究竟这类患者应该视为STEMI的早期改变，或是一种特殊类型的ACS，很难给出确切定义，但无论de Winter综合征与STEMI的关系如何，临床都应将其视为STEMI的"等危心电图"（STEMI equivalent）。应尽快行冠脉介入治疗。

最终诊断

急性ST段抬高型心肌梗死（广泛前壁）
　　心功能Ⅰ级（Killip分级）
冠心病
　　单支病变（累及LAD）
　　　LAD支架植入术后
血脂异常

案例解析

患者中年男性，急性病程；以静息下胸闷伴咽部紧缩感起病，短期内加重为胸骨后压榨样疼痛，持续不缓解，查ECG可见ST-T动态改变，心肌损伤标志物升高；既往否认高血压及糖尿病病史；有长期大量吸烟史及社交性饮酒史。结合病例特点，该患者ACS、STEMI诊断明确，急诊行冠状动脉造影术，明确为冠心病，LAD完全闭塞，于LAD行介入治疗成功，术后症状缓解。

Wellens综合征和de Winter综合征均是ACS中相对比较少见但又比较容易被忽视的具有特征心电图表现的临床综合征。该患者心电图首先表现为Wellens综合征，后演变为de Winter综合征表现，为比较难得的集两种特殊类型ACS心电图表现为一身的病例。Wellens综合征所表现的不稳定型心绞痛属高危心绞痛，而de Winter综合征被视为STEMI的等危心电图，前者不进一步治疗很可能进展为急性广泛前壁心肌梗死，应早期行冠状动脉成形术或冠状动脉旁路移植术，而后者更是要积极按照STEMI流程迅速开通冠状动脉。二者犯罪病变均在前降支近段，冠状动脉造影结果均提示患者前降支近端存在严重狭窄。诊治关键在于早期识别：在没有心动过速的情况下，胸痛患者若出现ST段上斜型压低伴T波高尖，应警惕de Winter综合征可能，并及时开通冠状动脉介入治疗绿色通道。

参考文献

[1] TANDY T K, BOTTOMY D P, LEWIS J G. Wellens' syndrome [J]. Ann Emerg Med, 1999, 33(3): 347.

[2] de WINTER R J, VEROUDEN N J, WELLENS H J, et a1. A new ECG sign of proximal LAD occlusion [J]. N End J Med, 2008, 359(19): 2071-2073.

患者，男性，53岁。

主诉：面部、躯干出现荨麻疹4小时，胸闷1小时。

入院情况

患者傍晚进食海鲜（带鱼）后，约17：30出现面部及躯干皮肤瘙痒，散在荨麻疹，未予特殊处理，约20：30患者出现胸闷，伴心前区压榨感。因胸闷症状持续存在，就诊我院急诊，21：30急诊皮肤科会诊考虑急性过敏反应，予琥珀酸氢化可的松200mg静脉滴注、氯雷他定10mg口服，经治疗后患者皮疹症状很快消失，但仍感轻度胸闷，考虑患者存在气道及心脏风险，予以留观。

相关病史：吸烟30年，约40支/日，未戒烟。白酒平均每天250ml。否认高血压、糖尿病、冠心病、高脂血症等慢性病史。否认早发冠心病家族史。否认食物及药物过敏史。

查体：P 60次/分，R 20次/分，BP 114/80mmHg，SpO_2 98%@无氧疗支持，体重指数（BMI）24.8。神清语利，面部及躯干散在凸起皮疹，皮疹中央发白，部分融合成片，舌体轻度水肿。双肺呼吸音清，未闻及干湿啰音及哮鸣音。心律齐，心脏各瓣膜听诊区未闻及杂音。腹部无压痛、反跳痛、肌紧张，肠鸣音4次/分。四肢未见水肿。

入院诊断

急性过敏反应

急性荨麻疹

胸闷

诊断思维要点

急性荨麻疹是急诊常见疾病，其病因多样，最为常见的是急性过敏性荨麻疹，通常根据患者病史、接触明确或可疑变应原以及典型皮肤表现，不难诊断。但很多急性过敏反应患者，可能同时存在全身性过敏表现，严重者出现喉头水肿、胸闷、憋气、过敏性哮喘发作、过敏性休克，甚至昏迷。因此需要紧急评估，快速治疗严重过敏反应。

过敏反应与心肌缺血的临床表现有重叠之处，如胸闷、呼吸困难、休克等表现，而且两者治疗存在一定矛盾，易发生误诊、误治，造成严重后果。对于同时出现过敏表现和心脏症状的患者应警惕Kounis综合征，该综合征被定义为伴随过敏反应的急性冠脉综合征，可以表现为冠状动脉痉挛、急性心肌梗死或支架内血栓。该综合征可发生于不同种族、性别和年龄的人群，甚至包括儿童和青少年。

本例患者经过抗过敏治疗后，荨麻疹症状很快好转，但胸闷症状持续存在，因此需要高度警惕其他胸闷病因，需先除外致命性胸闷，包括以下疾病需仔细鉴别。

（1）急性冠脉综合征（ACS）：包括ST段抬高型心肌梗死、非ST段抬高型心肌梗死和不稳定型心绞痛。符合下述标准即可诊断为心肌梗死：有心肌损伤标志物升高，首选心肌肌钙蛋白，同时具有下述至少一个条件：缺血症状、心电图出现病理性Q波、新出现的ST-T明显改变或新出现左束支传导阻滞、血管造影提示冠状动脉内血栓、影像学检查表明新发存活心肌丢失或新发节段性室壁运动异常。如果患者有提示ACS的缺血性症状，但无心肌损伤标志物升高，伴或不伴提示缺血的心电图改变，则认为是不稳定型心绞痛。

（2）肺栓塞：一般有胸痛、憋气、咯血等症状，CTPA提示肺动脉充盈缺损，通气-灌注（V/Q）扫描提示通气/血流比值下降，肺血栓栓塞可出现D-Dimer升高、双下肢静脉血栓。

（3）心脏压塞：指心包液在压力之下蓄积，从而导致心脏充盈受损，通常表现为胸闷、憋气，超声心动图、胸部CT可明确。如不能立即处理，随时可能心搏骤停。

（4）张力性气胸：可发生于创伤或肺部操作后，也可自发于伴基础肺病和不伴基础肺病的患者。胸部体格检查可提供重要依据，胸部X线片或胸部CT可以明确诊断。无论病因如何，如发生张力性气胸伴纵隔受压，需立即处理。

（5）应激性心肌病：又称Takotsubo综合征，主要累及绝经后女性，但也可见于全身性过敏反应。患者在无明显冠状动脉疾病的情况下出现短暂节段性左心室功能障碍，有胸痛、胸闷等心脏症状，心电图有ST-T改变等表现，可伴有肌钙蛋白升高，需通过冠脉造影、超声心动图等检查进一步评估鉴别。

诊疗经过

患者急诊留观后急诊内科会诊，并完善相关检查。

1．常规检查

18导联心电图（图2-1）：窦性心律，心率60次/分，Ⅰ、aVL、$V_1 \sim V_5$导联ST段抬高0.05～0.4mV，Ⅱ、Ⅲ、aVF导联ST段压低0.05～0.1mV，R波递增不良。$V_7 \sim V_9$导联ST段压低，呈"镜像"表现。

血常规：WBC 17.99×10^9/L，NEUT# 13.46×10^9/L，Hb 161g/L，PLT 279×10^9/L。

血生化：ALT 24U/L，Cr 72μmol/L，K 3.7mmol/L。

心肌损伤标志物：CK 114U/L，CK-MB-mass 0.7μg/L，cTnI 0.01μg/L。

凝血功能：PT 12.5s，APTT 39.6s，TT 26s，Fbg 1.83g/L，D-Dimer 4.11mg/L。

血气分析：pH 7.36，$PaCO_2$ 35.6mmHg，PaO_2 98mmHg，Lac 0.8mmol/L。

2．影像学检查

胸部CT：未见明显异常。

双下肢深静脉超声：未见明确下肢深静脉血栓征象。

3．治疗经过

胸闷方面，结合患者心电图表现，考虑急性ST段抬高型心肌梗死（STEMI），收入急诊抢救室，予负荷剂量双联抗血小板药物口服（阿司匹林300mg、替格瑞洛180mg），持续心电、血压、血氧监测，拟完善急诊冠状动脉造影。数分钟后患者突发意识丧失，心电监测提示室颤，立即予胸外按压及气囊面罩通气，双向波200J除颤一次，继续胸外按压，2分钟后患者恢复自主循环，且意识恢复正常。再次复查心电图（图2-2），心内科紧急完善冠状动脉造影，提示冠状动脉为均衡型；左主干未见明显狭窄及阻塞，TIMI血流3级；左前降支（LAD）自近段开始完全闭塞，TIMI血流0级（图2-3A）；左旋支（LCX）及其分支未见斑块及狭窄，TIMI血

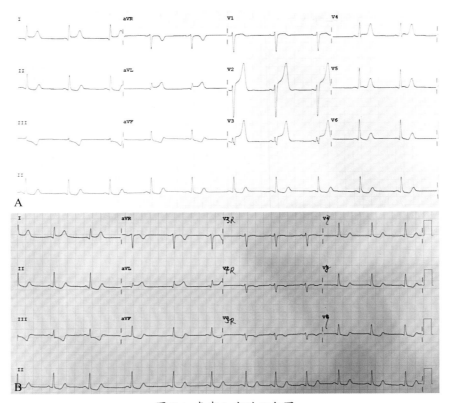

图 2-1 患者入室时心电图

注：A. 示Ⅰ、aVL、$V_1 \sim V_5$导联ST段抬高，Ⅱ、Ⅲ、aVF导联ST段压低，R波递增不良；B. $V_7 \sim V_9$导联ST段压低，呈"镜像"表现。

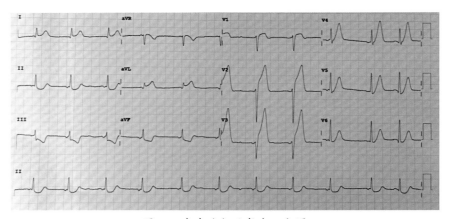

图 2-2 患者除颤后复查心电图

注：示Ⅰ、aVL、$V_1 \sim V_3$导联ST段抬高及Ⅱ、Ⅲ、aVF导联ST段压低均较前加重。

流3级；右冠状动脉（RCA）全程未见明显狭窄，中段散在斑块，TIMI血流3级。于LAD植入药物洗脱支架1枚，过程顺利（图2-3B），复查造影示LAD狭窄远端血液再通（图2-3C）术中未再出现心律失常，术后返回心脏监护病房（CCU）。复查血常规、肝肾功能、凝血功能均未见明显异常，LDL-C 1.77mmol/L，超声心电图提示室间隔中下段运动减低，余室壁运动未见异常。继续予双联抗血小板、低分子量肝素抗凝、阿托伐他汀治疗，后患者胸闷症状缓解。监测cTnI至胸闷发作后11小时达峰（84.357μg/L，正常范围<0.056μg/L）下降。

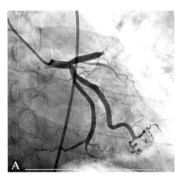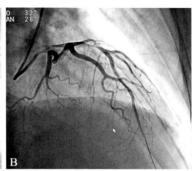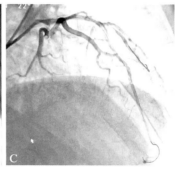

图 2-3 冠状动脉造影

注：A.示左前降支近段完全闭塞。B.导丝通过狭窄部位。C.示左前降支近段狭窄部位远端血流再通。

急性过敏反应、荨麻疹方面，继续口服泼尼松30mg qd×2d→20mg qd×2d→10mg qd×2d→停药，外用炉甘石洗剂涂抹皮疹处，同时口服西替利嗪10mg qn治疗。

治疗3天，考虑患者病情相对稳定，予出院。随访1年，患者未再有胸闷、胸痛发作。

循证治疗策略

Kounis综合征是一种由过敏反应介导的急性冠脉综合征，可由食物、药物或环境等因素诱发。在发生过敏反应时，肥大细胞释放多种炎症介质，诱发冠状动脉平滑肌细胞痉挛，并可促使动脉粥样硬化斑块破裂，导致血栓形成，发生心肌缺血。Kounis综合征分为三型：Ⅰ型为过敏反应诱发无基础病变的冠状动脉痉挛；Ⅱ型为过敏反应诱发存在粥样硬化的冠状动脉痉挛或斑块破裂；Ⅲ型为过敏反应导致的冠状动脉支架内血栓。

Kounis综合征是一种可以威胁生命的急症，常需要迅速干预，但目前尚无相关指南推荐。对于Ⅰ型Kounis综合征，抗过敏治疗往往可取得较好效果，糖皮质激素及H_1、H_2受体拮抗剂为一线治疗选择。应用血管扩张剂如钙通道阻滞剂或硝酸酯类药物可改善血管痉挛。对于Ⅱ型患者，必须及时处理ACS，治疗手段包括抗栓治疗、血运重建等。对于Ⅲ型患者，需要紧急抽吸支架内血栓，并对其进行嗜酸性粒细胞和肥大细胞染色。有报道1例48岁的Ⅲ型患者，在采取积极的抗组胺、抗栓和再灌注治疗后，仍有持续的IgE水平升高和慢性荨麻疹。在使用奥马珠单抗后，患者的慢性荨麻疹得到改善，IgE水平下降，心脏症状也得到缓解。

需要注意的是，过敏反应与ACS的治疗存在一定矛盾，如肾上腺素为全身过敏反应的一线治疗，但因能增加心肌耗氧量，其使用存在争议。β受体阻滞剂、吗啡有缓解心绞痛的作用，但可能加重过敏反应及冠状动脉痉挛，应用亦需谨慎。

Kounis综合征（Ⅱ型）

急性ST段抬高型心肌梗死（前壁、侧壁）

　　心功能Ⅱ级（Killip分级）

　　心律失常

　　　室颤复苏后

　　单支病变（LAD）

　　　LAD支架植入术后

急性荨麻疹

案例解析

患者中年男性，长期吸烟，存在冠心病高危因素，此次急性起病，因食用带鱼后出现荨麻疹等过敏表现，合并胸闷，心电图提示ST段抬高型心肌梗死（STEMI），之后突发室颤，经心肺复苏和除颤后恢复自主循环，冠状动脉造影见左前降支闭塞，血运重建后好转。虽然是本院成功救治的Ⅱ型Kounis综合征，但其诱因不典型，初期ACS症状不突出，病情变化迅速，诊断及治疗存在一定困难。

Kounis综合征的诱因包括多种药物，如非甾体抗炎药、抗生素、抗肿瘤药、造影剂等，也包括环境暴露、昆虫叮咬、食物等因素。鱼类是最常见的食物变应原，尤其是含有较多组胺的鲭科鱼类，如鲭鱼、金枪鱼和鲣鱼等，目前尚无带鱼诱发Kounis综合征的报道。此外，文献报道仅有25.1%的患者曾有过敏史，本例患者既往亦无明确的过敏史。

尽管Kounis综合征基本为孤立性病例报道，但其实际发生率并不低。该病过敏反应与心肌缺血的临床表现有重叠之处，不易识别，而且治疗需两者兼顾，极易发生误诊、误治。对于ACS患者应注意是否合并过敏反应表现；对于过敏患者，尤其是怀疑全身过敏反应时，需同时关注其心脏症状，积极完善心电图、心肌酶，必要时行冠状动脉造影。早期识别并正确治疗可显著改善Kounis综合征患者的预后。

最后强调，如果接诊急性过敏反应的患者，同时出现胸闷、胸痛等可疑ACS症状时，需要行心电图和心肌损伤标志物检查，必要时予以复查。

参考文献

[1] ALBLAIHEDL, HUIS IN'T VELD MA. Allergic acute coronary syndrome—Kounis syndrome [J]. Emerg Med Clin North Am, 2022, 40(1): 69-78.

[2] LIU Y, LU C, GUO Q. Recurrent type III Kounis syndrome: will anti-immunoglobulin E drug be another option? [J]. Can J Cardiol, 2020, 36(6): 966. e5-966. e6.

[3] HANGOUCHE A J E, LAMLIKI O, OUKERRAJ L, et al. Corrigendum: Kounis syndrome induced by oral intake of aspirin: case report and literature review [J]. Pan Afr Med J, 2019, 33: 172.

[4] LEIBEE C, GETACHEW B, EHMANN M R. Vancomycin-induced Kounis syndrome [J]. Am J Emerg Med, 2019, 37(9): 1806. e3-1806. e5.

[5] TAMBE V, TAMBE A, GOODMAN A, et al. Carboplatin-induced Kounis syndrome [J]. Am J Ther, 2020, 27(6): e647-e652.

[6] KOUNIS N G, KONIARI I, TSIGKAS G, et al. Gadolinium-induced Kounis syndrome including electrocardiographic considerations [J]. Proc (Bayl Univ Med Cent), 2020, 33(3): 474-476.

[7] NG B H, TAN H X, VIJAYASINGHAM S. Kounis syndrome following solenopsis (fire ant) bite [J]. Med J Malaysia, 2019, 74(4): 344-346.

[8] POGGIALI E, BENEDETTI I, VERTEMATI V, et al. Kounis syndrome: from an unexpected case in the Emergency Room to a review of the literature [J]. Acta Biomed, 2022, 93(1): e2022002.

患者，女性，68岁。

主诉：胸痛2小时。

入院情况

患者2小时前如厕后出现胸闷、大汗淋漓，伴腹部不适，后出现胸骨后疼痛、咽喉痛，否认恶心、呕吐、咯血、晕厥等其他不适，休息后无缓解来诊，考虑急性冠脉综合征可能，流水予含服硝酸甘油后入抢救室。

相关病史：5年前右小腿外伤手术史。否认高血压、糖尿病、冠心病、肾衰竭等慢性病史。

查体：P 69次/分，R 16次/分，BP 144/86mmHg（右上），136/85mmHg（左上），SpO_2 99%@RA。GCS评分：E4V5M6，自动体位，无颈静脉怒张，双侧瞳孔等大等圆，直径左侧3mm，右侧3mm，对光反射灵敏。双肺呼吸音粗，未闻及干湿啰音。心律齐，心音可，各瓣膜区未闻及明显病理性杂音。腹平软，无压痛及反跳痛，肠鸣音4次/分。四肢未见水肿。

床旁心电图：窦性心律，III导联Q波形成，I、aVL、V_5导联ST段可疑抬高0.05mV，下壁、侧壁导联T波低平。

入院诊断

胸痛原因待查

    急性冠脉综合征可能性大

右小腿外伤术后

诊断思维要点

胸痛病因需先除外致命性胸痛，再考虑非致命性胸痛，致命性胸痛包括以下疾病需仔细鉴别。

（1）急性冠脉综合征（ACS）：包括ST段抬高型心肌梗死、非ST段抬高型心肌梗死（NSTEMI）和不稳定型心绞痛。符合下述标准即可诊断为心肌梗死：有心肌损伤标志物升高，首选心肌肌钙蛋白，同时具有下述至少一个条件：缺血症状、心电图出现病理性Q波、新出现的ST-T明显改变或新出现左束支传导阻滞、血管造影提示冠状动脉内血栓、影像学检查表明新发存活心肌丢失或新发节段性室壁运动异常。如果患者有提示ACS的缺血性症状，但无生物标志物升高，伴或不伴提示缺血的心电图改变，则认为是不稳定型心绞痛。

（2）主动脉夹层：根据受累血管不同症状不同，多为胸痛、背痛、腹痛，累及颈总动脉、头臂干等供应脑部血管时会出现晕厥、脑卒中症状，累及冠状动脉会出现心肌梗死、心力衰竭，累及内脏血管可出现相应终末器官缺血表现。

（3）肺栓塞：一般有胸痛、憋气、咯血等症状，辅助检查发现D-Dimer升高，血管超声提示双下肢静脉血栓，CTPA提示肺动脉充盈缺损，通气-灌注（V/Q）扫描提示通气/血流比值下降。

（4）心脏压塞：指心包积液在压力下蓄积，从而导致心脏充盈受损，多表现胸闷、憋气，超声心动图、胸部CT可明确。如不能立即处理，随时可能心搏骤停。

（5）张力性气胸：可发生于创伤或肺部操作后，也可自发于伴基础肺病和不伴基础肺病的患者。无论病因如何，气体积聚在胸膜腔均可导致张力性气胸伴纵隔受压，需立即处理。

诊疗经过

1．常规检查

血常规：WBC 6.32×10^9/L，Hb 128g/L，PLT 122×10^9/L。

血生化：ALT 20U/L，K 3.1mmol/L，Na 142mmol/L，Cr 43μmol/L。

血氨：正常。

心肌损伤标志物：cTnI 0.195μg/L→10.54μg/L→15.07μg/L→13.43μg/L，CK 71U/L→472U/L→520U/L→328U/L，CK-MB 2.4μg/L→52.7μg/L→53.2μg/L→29.1μg/L，NT-proBNP 203pg/ml→1540pg/ml→1035pg/ml。

凝血功能：PT 12.4s，APTT 26.2s，INR 1.10，D-Dimer 0.21mg/L。

血气分析：pH 7.48，$PaCO_2$ 28mmHg，PaO_2 100mmHg，Lac 2.3mmol/L。

心电图：窦性心律，Ⅲ导联Q波形成，下壁、后壁、侧壁导联T波低平。

2．影像学检查

腹主动脉超声及胸腹盆CT：未见明显异常。

3．治疗经过

患者胸痛伴大汗，双侧血压对称，腹主动脉超声及胸腹盆CT未见明显异常，结合其心肌损伤标志物及ECG变化，考虑NSTEMI可能，请内科会诊予双抗血小板+低分子量肝素4000U q12h、阿托伐他汀20mg qn、硝酸甘油泵入治疗。其间患者胸痛症状明显减轻。完善CAG：示冠状动脉大致正常，LAD<30%。床旁超声心动图：提示LVEF 55%（双平面法），节段性室壁运动异常（LVPW中下段、心尖部），轻度"章鱼壶"样改变，左心室舒张功能减低（Ⅰ级）。

追问病史，患者家庭环境复杂，其爱人近期罹患恶性肿瘤，患者存在劳累、焦虑、睡眠不佳，结合病史考虑应激性心肌病可能。

入抢救室30小时后因患者鼻出血，停用氯吡格雷+低分子量肝素，单用阿司匹林抗血小板；加用左西孟旦强心，此时患者胸痛症状较前进一步好转，cTnI达峰后下降。

收住心内科后，予完善血常规、血生化、凝血功能、hs-CRP、ESR、类风湿因子、免疫球蛋白、补体、抗C1q抗体、抗磷脂抗体谱、狼疮抗凝物、Coombs试验、CMV-DNA、EBV-DNA、T-SPOT.TB、易栓症4项、SPE等大致正常。炎症指标：IL-6 6.2pg/ml，IL-8 45pg/ml，IL-10 5.0pg/ml，TNF-α 190.0pg/ml。24小时尿儿茶酚胺（Uo 1650ml/d）：NE 42.7μg/d，E 3.4μg/d，

DA 176.7μg/d。甲状腺功能：TSH 6.062μIU/ml，A-Tg 216IU/ml，余（－）。复查心肌损伤标志物：CK 166U/L，CK-MB 2.5μg/L，cTnI 4.2μg/L，NT-proBNP 354pg/ml。复查超声心动图：LVEF 62%（M型），节段性室壁运动异常（左心室下后壁及心尖部运动减低，后壁中段略呈矛盾运动，余室壁运动代偿增强），左心室舒张功能减低（Ⅰ级），微量心包积液，卵圆孔未闭可能。24小时动态心电图：大致正常。予曲美他嗪、辅酶Q$_{10}$、门冬氨酸钾镁（潘南金）、富马酸比索洛尔（博苏）等治疗，患者症状缓解，情况稳定出院。

循证治疗策略

应激性心肌病（SC）又称章鱼壶心肌病、心碎综合征，SC诊断标准中广泛认可的是2004年提出并于2008年修订的梅奥临床诊断标准，具体为：①短暂性左心室室壁运动异常，室壁运动异常通常为节段性且不符合心外膜单支冠状动脉供血范围。②无阻塞性冠状动脉疾病或急性斑块破裂，如果发现冠状动脉疾病，但室壁运动异常不在冠状动脉疾病范围内，也可诊断为SC，因为部分SC患者合并冠状动脉疾病。③有新的心电图异常和/或心肌肌钙蛋白水平升高的证据。④无嗜铬细胞瘤和心肌炎。

SC的治疗目的是支持性护理以维持生命、去除诱因、尽量减少并发症的发生。初次就诊疑似SC的患者在明确诊断前可行急性冠脉综合征治疗方案，给予阿司匹林及肝素抗栓治疗，但颅内出血等诱因触发的SC患者使用抗凝药物可能导致严重出血并发症，应谨慎使用。QT间期延长会导致恶性心律失常的发生，应给予连续心电图监测，如有条件应尽早行冠状动脉造影以明确诊断。

对于SC合并心力衰竭且无心源性休克的患者，可给予静脉扩张剂（如硝酸甘油）、利尿剂以减少静脉回心血量，ACEI/ARB及β受体阻滞剂通常作为常规治疗药物。

对于心源性休克患者，需根据是否出现左心室流出道梗阻（LVOTO）制订不同治疗的方案，无LVOTO的情况下，如多巴酚丁胺、多巴胺可增加心输出量，但考虑到SC患者处在肾上腺素高水平状态，一些专家指出，无论是否出现LVOTO，均应避免使用儿茶酚胺类正性肌力药物，低血压休克伴LVOTO是儿茶酚胺类正性肌力药物的禁忌证，慎用硝酸甘油、利尿剂，因可能会加重梗阻。左西孟旦可代替儿茶酚胺类正性肌力药物应用于重度心力衰竭及心源性休克，如治疗不充分，可考虑使用左心室辅助装置和主动脉内球囊反搏，其可降低急性期病死率。

可谨慎给予患者静脉输注小剂量短效β受体阻滞剂，以缓解LVOTO及维持灌注压。小剂量短效β受体阻滞剂可缓解LVOTO，但对于伴有左心室射血分数降低、低血压和心动过缓的严重急性心力衰竭患者禁用，必要时可给予小剂量血管升压药物，如血管加压素。

合并LVOTO的SC患者可能受益于伊伐布雷定，因为该药可治疗心动过速。

对于血栓风险较高的患者可预防性静脉或皮下注射肝素以抗凝，对于存在左心室血栓或栓塞并发症或广泛心尖部运动异常的患者，建议给予华法林抗凝2～3个月，直到超声心动图证实左心室血栓和左心室室壁运动异常消失。

体外膜氧合可用于治疗难治性SC合并LVOTO患者。

最终诊断

应激性心肌病可能性大

　　心功能Ⅱ级（NYHA分级）

冠状动脉粥样硬化症

右小腿外伤术后

案例解析

　　患者老年女性，基础仅有右小腿外伤手术病史，在未注意其精神心理因素前提下，初诊认为ACS，给予双抗血小板+低分子量肝素治疗，在CAG不支持ACS诊断后，完善超声心动图发现LVPW及心尖部节段性运动异常，心尖部受累严重呈现"章鱼壶"样改变是SC的典型表现。再次追问病史，发现患者因其爱人近期罹患恶性肿瘤，患者存在劳累、焦虑、睡眠不佳，心理压力颇大，结合辅助检查结果，诊断为SC可能性大。

　　从该病例总结以下经验：对无心脑血管疾病、糖尿病等基础疾病者，突发胸痛，病史采集过程中，积极排查常见胸痛病因（如急性冠脉综合征、主动脉夹层、心脏压塞、张力性气胸、肺动脉栓塞、纵隔炎）的同时，要重视患者精神心理状态的询问。若有相关诱因，需考虑SC可能，及时完善床旁超声心动图；若提示以心尖为明显的节段性室壁运动异常，"章鱼壶"样改变，CAG又不支持ACS诊断时，需要考虑诊断SC。必要时可完善左心室造影进一步明确。最后强调，病史采集必须细致、全面。

参考文献

[1] BYBEE K A, KARA T, PRASAD A, et al. Systematic review: transient left ventricular apical ballooning: a syndrome that mimics ST-segment elevation myocardial infarction [J]. Ann Intern Med, 2004, 141(11): 858-865.

[2] PRASAD A, LERMAN A, RIHAL C S. Apical ballooning syndrome (Tako-Tsubo or stress cardiomyopathy): a mimic of acute myocardial infarction [J]. Am Heart J, 2008, 155(3): 408-417.

[3] CAMMANN V L, SZAWAN K A, STÄHLI B E, et al. Age-related variations in takotsubo syndrome [J]. J Am Coll Cardiol, 2020, 75(16): 1869-1877.

[4] 贾志毅，张浩，李文静，等. 应激性心肌病诊断与治疗进展[J]. 实用心脑肺血管病杂志，2022，30（6）：1-6.

病例 4 恶性高血压

患者，男性，41岁。

主诉：间断胸痛2周，视物模糊1天。

入院情况

患者2周前无明显诱因间断出现左胸部不适，程度较轻，每次持续10余分钟能缓解，2～3天发作一次，无肩背部放射痛，无咳嗽、咳痰、发热等不适。今日出现轻度视物模糊，就诊于外院，测BP 270/166mmHg；尿常规：BLD（+++），PRO（+），WBC（-）；血常规：Hb 97g/L，PLT 87×10⁹/L，WBC 11.9×10⁹/L，NEUT% 80.5%；血生化：Cr 297.6μmol/L，BUN 13.49mmol/L，K 3.0mmol/L。ECG：Ⅰ、Ⅱ、V_4～V_6导联ST段下移。予乌拉地尔降压后转诊至我院，以"高血压急症，ACS不除外"收入抢救室。

既往史：发现血压升高5～6年，血压在200/110mmHg以上，平时未监测血压及服药治疗。其余无特殊。

查体：P 107次/分，BP 256/145mmHg，SpO_2 98%@RA。GCS评分：E4V5M6，急性面容，神清语利。双侧瞳孔等大，对光反射灵敏。双肺呼吸音粗，未闻及干湿啰音。心律齐，心音可，各瓣膜听诊区未闻及明显病理性杂音。腹软，全腹无压痛及反跳痛。四肢未见水肿。

入院诊断

胸部不适原因待查
 急性冠脉综合征不除外
高血压急症可能
高血压（3级，很高危）
轻度贫血
血小板减少
肾功能不全
低钾血症

诊断思维要点

胸痛病因需先考虑致命性胸痛，再考虑非致命性胸痛。

1. 致命性胸痛

包括以下疾病。

（1）急性冠脉综合征（ACS）：包括ST段抬高型心肌梗死、非ST段抬高型心肌梗死和不稳定型心绞痛。符合下述标准即可诊断为心肌梗死：有心肌损伤标志物升高（首选心肌肌钙蛋白），同时具有下述至少一个条件：缺血症状、心电图新出现病理性Q波、新出现的ST-T明显改变或新出现左束支传导阻滞、血管造影提示冠状动脉内血栓、影像学检查表明新发存活心肌丢失或新发节段性室壁运动异常。如果患者有提示ACS的缺血性症状，但无心肌损伤标志物升高，伴或不伴提示缺血的心电图改变，则认为是不稳定型心绞痛。

（2）主动脉夹层：根据受累血管不同，症状不同，多为胸痛、背痛、腹痛，累及颈总动脉、头臂干等供应脑部血管时会出现晕厥、脑卒中症状，累及冠状动脉会出现心肌梗死、心力衰竭，累及内脏血管可出现相应表现终末器官缺血。本例患者查体可及主动脉瓣区舒张期杂音，不除外存在主动脉病变累及瓣膜。需要主动脉CTA协助明确诊断。

（3）肺栓塞：一般有胸痛、憋气、咯血等症状，辅助检查发现D-Dimer升高，血管超声提示双下肢静脉血栓，CTPA提示肺动脉充盈缺损，通气-灌注（V/Q）扫描提示通气/血流比值下降。

（4）心脏压塞：多表现胸闷、憋气，超声心动图、胸部CT检查可明确。

（5）张力性气胸：可发生于创伤或肺部操作后，也可自发于伴基础肺病和不伴基础肺病的患者。无论病因如何，气体积聚在胸膜腔均可导致张力性气胸伴纵隔受压，需立即处理。

2．非致命性胸痛

非致命性胸痛包括高血压、肋软骨炎、带状疱疹、肋间神经痛、气胸等。

另外，患者入室血压极高，需警惕高血压危象。高血压危象包括高血压急症和高血压亚急症。

高血压亚急症：急性血压升高，超过180/120 mmHg，不伴有靶器官损害。

高血压急症：急性血压升高，伴有靶器官损伤，或原有功能受损进行性加重为特征的一组临床综合征；若收缩压（SBP）≥220mmHg和/或舒张压（DBP）≥140mmHg，则无论有无症状都应视为高血压急症。当患者血压显著升高（通常＞200/120mmHg），同时伴有显著视网膜病变（双侧火焰状出血、棉絮斑或视盘水肿）时，需要考虑恶性高血压。在没有接受治疗的情况下，此类患者的生存期有限。全身微循环损伤是恶性高血压的病理特征，在肾脏和脑急性微血管损伤的患者中也可能不同时存在视网膜病变。

本例患者有肌酐升高、视物模糊，同时轻度血小板减少和血红蛋白下降提示可能存在血栓性微血管病（TMA），需要警惕恶性高血压，应进一步评估眼底，完善相关检查。

诊疗经过

1．常规检查

血常规：PLT 71×10^9/L，WBC 10.68×10^9/L，NEUT% 85.8%，Hb 87g/L。

血生化：K 2.8mmol/L，TBil 38.7μmol/L，DBil 12.9μmol/L，LDH 1015U/L，Cr 313μmol/L。

心肌损伤标志物：cTnI 0.13μg/L→0.09μg/L→2.48μg/L→1.83μg/L，CK 105U/L→229U/L→745U/L，CK-MB 1.5μg/L→1.7μg/L→14.5μg/L→7.9μg/L，NT-proBNP 14 340pg/ml→5800pg/ml→1292pg/ml。

凝血功能：PT 12.3s，APTT 23.8s，Fbg 4.05g/L，D-Dimer 1.79mg/L。

血气分析：pH 7.43，$PaCO_2$ 34mmHg，PaO_2 150mmHg，Lac 1.2mmol/L，HCO_3^- 22.3mmol/L，

ABE −1.2mmol/L，AG 13.8mmol/L。

心电图：$V_1 \sim V_3$导联J点抬高0.2～0.3mV，T波高尖，aVR导联J点抬高0.1mV，$V_5 \sim V_6$导联下斜型压低0.2mV，Ⅰ、Ⅱ、aVF导联压低0.1mV。

心电图（血压好转后复查）：$V_2 \sim V_3$导联T波较前回落，V_1、aVR导联ST波改变较前好转。

2．影像学检查

主动脉CTA（图4-1）：右肾动脉起始处中重度狭窄，左肾动脉近端中度狭窄。

头颅CT（图4-2）：大脑沟回边界不清，脑水肿，双侧侧脑室受压，脑白质病变。

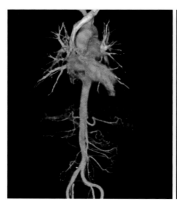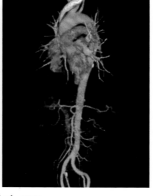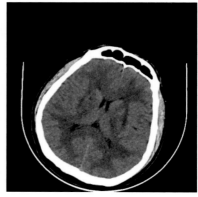

图 4-1 主动脉 CTA   图 4-2 头颅 CT

3．靶器官评估

血液：外周血涂片可见破碎红细胞，Coombs试验（−）。

眼底：视盘水肿，双眼视盘边界不清，动脉细，A∶V=1∶2，可见范围内未见明显出血征象。

肾脏超声：双肾弥漫性病变，右肾较左肾体积小。

超声心动图：未见明显异常。

头颅MRI+SWI：双侧半卵圆中心可见多发点状DWI高信号，右侧侧脑室后角旁线状DWI高信号，右侧胼胝体膝部点状DWI高信号，相应部位ADC低信号。

头颅MRA：大血管远端可疑串珠样改变。

4．高血压病因学筛查

免疫：抗GBM抗体、ANCA、ANA抗体谱、补体等均为（−）。

内分泌：（8am）ACTH 17.8 pg/ml；（8am）F 26.9 μg/dl；24h-UFC 139.7μg/24h；24hU-NE 82.8μg/24h；24h-E 10.7μg/24h；24h-DA 109.9μg/24h；AT-Ⅲ 152.93pg/ml，PRA＞12ng/（ml·h），ALD 32.28ng/dl。PTH 121.0pg/ml。24h-UP 0.75～0.99g/24h。

5．治疗经过

患者胸痛起病，急性血压升高，主动脉CTA提示双肾动脉狭窄，未见夹层。头颅CT提示脑水肿。心肌损伤标志物轻度升高，血压好转后心电图较前回落。结合以上信息，考虑高血压急症诊断明确。

入抢救室后积极予乌拉地尔、尼卡地平降压治疗，控制血压<160/100mmHg。因患者肾功能不全，少尿，同时为预防造影剂肾病，予连续性肾脏替代治疗（CRRT）。入院4天后患者因CRRT治疗过程中躁动不安，复查头颅CT：新见左侧基底节区稍低密度影，考虑缺血性改变；右侧基底节区及双侧半卵圆中心多发腔隙灶；双侧基底节区、侧脑室周围白质斑片状低密度影，考虑缺血性改变。

请内分泌科、心内科、神经内科、肾内科、血管外科会诊。

（1）内分泌科：RAAS系统检查结果符合继发性醛固酮增多症表现，结合病史首先考虑与肾功能不全、肾动脉狭窄相关。24小时尿去甲肾上腺素稍高，不除外与应激相关。24小时尿游离皮质醇轻度升高，但临床无典型库欣体貌。整体内分泌原因导致高血压证据不足。

（2）心内科：心肌损伤标志物升高考虑与高血压相关，患者冠心病危险因素多，仍需警惕ACS可能，但近期尿血，PLT下降，有抗血小板、抗凝治疗相对禁忌，后续若血压控制稳定、血尿减轻、PLT恢复稳定，可考虑加用阿司匹林抗血小板治疗。

（3）神经内科：考虑存在急性脑梗死，予银杏叶提取物注射液（金纳多）70mg qd静脉滴注改善循环治疗，疗程2周；因血红蛋白较低暂不予抗血小板治疗；予阿托伐他汀40mg qn降脂稳定斑块进行脑血管病二级预防治疗，2周后改为阿托伐他汀20mg qn。脑水肿方面，予甘露醇脱水降颅内压。患者广泛脑白质病变考虑高血压相关，颅内血管可疑串珠样改变，合并可逆性后部白质脑病综合征不能除外，予尼莫地平（尼膜同）30mg tid缓解血管痉挛。

（4）肾内科：结合肾脏超声，考虑为慢性肾功能不全急性加重。PLT减少、Cr变化与患者神志表现不平行，需考虑恶性高血压继发TMA。与患者家属充分交代，脱水降颅压治疗可能导致肾功能进一步损害。维持容量、电解质稳定。患者预后不佳，可能需要长期CRRT治疗。

（5）血管外科：CTA提示双肾动脉狭窄，若明确肾性高血压，可考虑择期处理肾动脉，但存在术后肾功能不恢复，血压无明显下降等风险。

结合会诊意见，最终治疗方案如下。

（1）高血压方面：口服硝苯地平控释片30mg tid，盐酸哌唑嗪1mg tid，酒石酸美托洛尔25mg q12h降压治疗。

（2）脑梗死方面：口服拜阿司匹林0.1g qd抗血小板，金纳多40mg tid改善循环，尼莫地平30mg tid缓解血管痉挛，阿托伐他汀降脂。继续叶酸5mg qd、甲钴胺（弥可保）0.5mg tid、B族维生素营养神经。

（3）肾脏方面：口服碳酸氢钠0.5g tid碱化尿液，碳酸钙500mg tid，人促红细胞生成素注射液10 000 IU皮下注射，每周二上午一次。

（4）低钾血症方面：口服氯化钾缓释片0.5g tid。

病情转归：患者出院时神志清楚，言语少，完善简易精神状态检查量表（MMSE）评分为15分，蒙特利尔认知评估量表（MoCA）评分为14分；血压逐渐控制并维持在140/90mmHg。血常规：PLT 364×10^9/L，Hb 88g/L；Cr 194μmol/L。

3个月后血管外科行双肾动脉支架植入术，术后血压控制良好。

患者高血压同时合并靶器官功能损害，血压控制后器官功能障碍逐渐恢复，高血压急症诊断明确。另外，患者存在显著高血压（超过200/120mmHg），伴有显著视网膜、肾脏、脑部病变以及TMA的证据，提示患者存在高血压相关的全身微循环损伤，符合恶性高血压的相关改变。

高血压急症早期降压原则为：初始1小时内血压控制目标为平均动脉压降低幅度不超过治疗前水平的25%，之后2~6小时降至160/100mmHg左右，但需要根据不同疾病调整降压目标和降压速度。病情稳定后，24~48小时血压逐渐降至正常水平。初始需要选用静脉降压药物，包括硝普钠、硝酸甘油、尼卡地平、乌拉地尔、拉贝洛尔、艾司洛尔、酚妥拉明等。

硝普钠静脉输注时，起效时间≤1分钟，停止输注后作用持续≤10分钟。由于该药可致血压突然急剧下降，故需频繁监测血压。推荐起始剂量为0.25~0.5μg/（kg·min）。可根据需要增至最大剂量8~10μg/（kg·min），但应避免给予这些较高剂量，或限制其使用时间最多为10分钟。硝普钠的毒性和局限性包括：①硝普钠会代谢为氰化物，可能造成致命的氰化物中毒。这一问题最快可在4小时出现，患者表现为神志改变和乳酸酸中毒。硝普钠诱发氰化物中毒的危险因素包括：疗程较长（24~48小时）、有基础肾功能受损以及剂量超过机体对氰化物的解毒能力。尽量降低中毒风险的方法包括：使用尽可能最低的剂量、避免长时间使用、持续使用不超过2天以及密切监测患者，特别注意不明原因的酸血症或血清碳酸氢盐浓度降低。②硝普钠可导致剂量相关性冠状动脉、肾脏及脑灌注降低。③硝普钠不应用于妊娠女性、Leber视神经萎缩或烟草中毒性弱视患者。此外，肾功能受损者应尽量避免使用硝普钠。

硝酸甘油的作用和药动学与硝普钠类似，同时可扩张冠状动脉。与其他治疗高血压急症的药物相比，硝酸甘油的降压效果较弱，对血压的作用因人而异。一般应避免长时间输注，以防出现快速耐受。硝酸甘油的起始剂量为5μg/min，可根据需要增至最大剂量100μg/min。硝酸甘油的起效时间为2~5分钟，作用持续时间为5~10分钟。主要不良反应是头痛和心动过速。此外，应注意用药超过24小时可能会出现高铁血红蛋白血症。

乌拉地尔为中枢和外周双通道的α受体阻滞剂，起效时间和硝酸甘油相当，可静脉推注10~50mg后再给予持续静脉泵入，维持剂量可给予与9mg/h。安全性较好，半衰期较长（40~90分钟）。

尼卡地平是二氢吡啶类钙通道阻滞剂，可通过静脉输注给药。起始剂量为5mg/h，可增至最大剂量15mg/h。与硝普钠相比，尼卡地平的安全性更好，两者的降压效果相近。尼卡地平起效时间为5~10分钟，血清消除半衰期也较上述药物更长（3~6小时），快速调整剂量时略有滞后性。

艾司洛尔是有相对心脏选择性的β受体阻滞剂，可被血酯酶迅速代谢。该药几乎立即起效，半衰期（约9分钟）和总作用持续时间（约30分钟）均较短，能够快速调整剂量。艾司洛尔常用于麻醉期间防止插管后血流动力学紊乱。

最终诊断

恶性高血压
    高血压脑病
    慢性肾功能不全急性加重
    急性心肌损伤
    血栓性微血管病
急性脑梗死
可逆性后部白质脑病综合征不除外
双肾动脉狭窄
低钾血症
中度贫血

案例解析

患者中年男性，基础高血压病史，平时血压控制不佳。此次以胸痛起病，后出现视物不清、意识障碍。辅助检查提示肾功能损伤、脑水肿、急性脑梗死、心肌损伤、PLT减少、Coombs试验阴性、外周血可见红细胞碎片。结合患者症状、体征及辅助检查结果，恶性高血压诊断明确。受累靶器官有脑、肾脏、血液、心肌、眼。

经积极降血压、控制脑水肿、脑血管病二级预防、营养神经治疗后，患者症状好转出院，专科门诊随诊评估后续治疗方案。

患者高血压病考虑和肾动脉狭窄有关，行肾动脉支架植入术后患者血压控制良好。

对于高血压急症患者，需充分评估靶器官损害，严格控制血压水平，首选静脉降压，谨慎选择降压药物，警惕重要脏器不可逆损伤。

参考文献

[1] van DEN BORN B H, LIPGYH, BRGULJAN-HITIJ J, et al. ESC Council on hypertension position document on the management of hypertensive emergencies [J]. Eur Heart J Cardiovasc Pharmacother, 2019, 5(1): 37-46.

[2] 中华急诊医学教育学院，北京市心肺脑复苏重点实验室，首都医科大学附属北京朝阳医院急诊医学临床研究中心，等. 中国高血压急症诊治规范[J]. 中国急救医学，2020，40（9）：795-803.

患者，男性，41岁。

主诉：发热3天，加重伴胸痛、憋喘16小时。

入院情况

患者3天前无诱因出现发热，T_{max} 38℃，伴干咳、胸痛、憋喘，外院ECG示窦性心动过速、$V_2 \sim V_4$ 导联ST段压低；胸部CT：示心影增大，心包积液，双侧胸腔积液；血常规：WBC 12.38×10^9/L，NEUT% 84.0%；CRP 189.86mg/L；心肌损伤标志物：CK 306.24U/L，CK-MB 36.18U/L，cTnI 1.5ng/ml，BNP 1660ng/L。予头孢曲松抗感染，托拉塞米利尿、硝酸甘油治疗，效果不佳。16小时前胸痛症状加重、喘憋明显，血压下降，予去甲肾上腺素，转入我院抢救室，入室BP 91/80mmHg，HR 140次/分，SpO_2 91%@RA，立即行床旁超声心动图，示EF56%，心包积液，心脏压塞。考虑"心脏压塞、梗阻性休克"，立即予床旁超声引导下心包穿刺，穿刺液黄色浑浊，心包积液涂片：革兰阴性杆菌。予亚胺培南西司他丁钠+万古霉素经验性抗感染，气管插管维持氧合。心内科会诊考虑"脓性心包积液、心肌心包炎"，加强心包积液引流，若心包积液引流不充分需请心外科会诊评估手术干预指征。心外科会诊考虑目前无剑下切开引流的指征。患者转入EICU进一步治疗。

相关病史：发病5天前外院冠状动脉造影示双支病变（累及LCX、LAD），回旋支近段完全闭塞，未植入支架，予阿司匹林、匹伐他汀钙、酒石酸美托洛尔（倍他乐克）口服。1年前出现腰背痛，考虑血清阴性脊柱关节病不除外，予塞来昔布、甲氨蝶呤治疗，发病前停用。糖尿病5年，胰岛素治疗。

查体：T 37.9℃，P 120次/分，R 15次/分，BP 101/41mmHg［去甲肾上腺素0.16μg/（kg·min）维持］，SpO_2 100%（PSV模式 f 12次/分，PS 11cmH_2O，PEEP 5cmH_2O，FiO_2 40%），镇静镇痛状态。心律齐，左侧胸前见心包引流管在位，引流出黄色脓性液体，左下肺呼吸音低，双肺未闻及湿啰音。腹软，双下肢无水肿。

入院诊断

急性化脓性心包炎
　心包积液
　心脏压塞
　　梗阻性休克
多发性浆膜腔积液
　胸腔积液
　腹水

结缔组织病可能

    类风湿关节炎

    血清阴性脊柱关节病不除外

冠心病

    CAG术后

    双支病变（累及LCX、LAD）

    回旋支近段完全闭塞

诊断思维要点

休克是危及生命的循环衰竭状态，由氧输送减少和/或氧消耗增加或氧利用不当导致细胞和组织缺氧状态。休克分为分布性休克、心源性休克、低血容量性休克和梗阻性休克四类：分布性休克以严重的外周血管扩张为特征，常见感染性休克、神经源性休克和过敏性休克等。心源性休克是由心脏自身原因引起的心脏泵血功能衰竭所致心输出量下降，常见原因包括心肌病变（心肌梗死、心肌炎等）、心律失常和机械性因素（瓣膜病变、乳头肌或腱索断裂、室壁瘤破裂等）。低血容量性休克由血管内容量降低引起，包括失血、失液。梗阻性休克大多由心外病因导致的心脏泵血功能衰竭造成，常伴右心室输出量下降，常见于肺栓塞、心脏压塞、张力性气胸、缩窄性心包炎等。

值得注意的是，患者常同时存在多种类型的休克。需要仔细分析，针对相应的血流动力学障碍进行迅速处理。

本例患者床旁超声心动图可见有明确的大量心包积液、心脏压塞。心脏压塞可在短时间内引发心搏骤停，需要立即进行心包穿刺。

心包积液大多数继发于全身性疾病，临床上以结核性、非特异性多见，其次是风湿性、化脓性及病毒性等。

1．感染性因素

（1）结核性：多见于儿童及青年，常由肺结核、纵隔淋巴结核及胸膜结核直接蔓延，或由血液、淋巴播散而来。但也有的找不到结核病灶。

（2）化脓性：常继发于败血症或脓毒血症，细菌由血行或淋巴侵入心包；或由肺部、胸膜和纵隔等邻近组织的化脓性炎症直接扩散。胸膜手术、外伤或食管异物穿破进入心包亦可导致继发感染。致病菌以金黄色葡萄球菌最为常见，其他如肺炎链球菌、溶血性链球菌、大肠埃希菌、铜绿假单胞菌等均可致病。

（3）病毒性：以柯萨奇病毒、流感病毒（A型、B型）、埃可病毒较多见。近年来认为非特异性心包炎中的有些病例可能是病毒感染。

（4）真菌性：以荚膜组织胞浆菌较多见，常继发于邻近肺部或肺门淋巴结感染，很少由血行播散。还有放线菌、念珠菌、曲霉菌等引起。

（5）寄生虫性：阿米巴所致左叶肝脓肿常穿破入心包发生急性心包炎。偶可见微丝蚴、血吸虫、弓形虫等感染。

2．非感染性因素

（1）急性非特异性心包炎：在国外很常见，国内也有渐增趋势。病因可能与病毒感染有关，也有认为是过敏或自身免疫反应的一种表现。起病多急骤，约半数患者于发病前1~8周有上呼吸道感染。病程自数日至两周，大多能自愈，少数患者可复发，极少数患者发展为心脏压塞或缩窄性心包炎。

（2）风湿性疾病伴发心包炎：急性风湿热时常伴发心包炎，它常是风湿性全心炎的一部分，并伴有其他明显的风湿活动表现，多见于青少年。心包炎也可见于其他的风湿性疾病，如系统性红斑狼疮、类风湿关节炎、硬皮病、结节性多动脉炎、皮肌炎等，往往是该病的一种临床表现。

（3）尿毒症性：多见于慢性肾衰竭晚期，常由尿素刺激心包膜所引起，它的出现表示预后不佳，当进行透析治疗的尿毒症患者出现心包摩擦音时，应注意有无采用全身性肝素化措施以致心包内出血存在的可能。

（4）心肌梗死性：心包膜脏层下的急性心肌梗死可累及心包发生反应性炎症，多在梗死后最初2~3天出现。

（5）过敏性：在心包外伤、心脏手术、心脏挫伤后，或心肌梗死后2周或更久之后出现。可能由于损伤心包心肌组织成为抗原–抗体反应所致。

（6）肿瘤性：常见于肺癌、乳腺癌及淋巴瘤转移心包所致，白血病也偶可侵入心包。

（7）放射损伤性：胸部接受放射线照射总剂量达1500rad以上时，可使心包发生血管炎症反应，照射剂量越大，心包炎出现越早。也有在照射后3个月甚至6年方出现心脏损害的临床表现，心肌、心内膜也可受损发生纤维化。

诊疗经过

本例患者考虑急性化脓性心包炎诊断明确，气管插管接呼吸机辅助呼吸、去甲肾上腺素静脉泵入维持血压。患者入EICU后完善相关检查。

1．常规检查

血常规：WBC 18.69×10^9/L，NEUT% 89.7%，Hb 84g/L，MCV 92.1fl，MCHC 327g/L，PLT 284×10^9/L。

血生化：ALT 31U/L，K 4.2mmol/L，Cr 101μmol/L，BUN 5.17 mmol/L，TBil 8.7μmol/L。

心肌损伤标志物：cTnI 9.770 μg/L，CK 251U/L，CK-MB 9.3 μg/L，NT-proBNP 4596pg/ml。

凝血功能：PT 14.2s，APTT 32.6s，Fbg 7.55g/L，D-Dimer 1.15mg/L。

血气分析：pH 7.41，$PaCO_2$ 34mmHg，PaO_2 110mmHg，Lac 0.9mmol/L。

2．免疫学检查

狼疮抗凝物、抗核抗体谱、HLA-B27、RF、ANCA、APS抗体、RA早期抗体：均（–）。

3．感染指标检查

心包积液培养回报：ESBL（–）肺炎克雷伯菌。胸腔积液：外观黄色微混，细胞总数470×10^6/L，白细胞总数69×10^6/L，黎氏试验（+），比重1.028；培养：ESBL（–）肺炎克雷伯菌。

4．影像学检查

超声心动图：LVEF 56%，心包粘连（警惕心包缩窄），少量心包积液，左心室舒张功能减低。

胸腹盆增强CT（图5-1）：双肺多发斑片条索影；心影增大，较前略减小；心包内积液较前减少；冠状动脉多发钙化；双侧胸腔积液，以左侧为著，伴双肺膨胀不全。

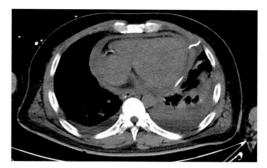

图 5-1 胸部增强 CT

5．治疗经过

（1）化脓性心包炎：经验性给予亚胺培南西司他丁钠500mg q6h+万古霉素1000mg q12h治疗10天，后调整为头孢他啶2g q8h抗感染，后体温逐渐正常。心包引流管1周拔除。

（2）左侧胸腔积液，多发纤维条索：胸腔积液病原学回报肺炎克雷伯菌，与心包积液结果相同，继续头孢他啶抗感染。放置两处胸引管引流胸腔积液，并间断注射尿激酶。胸外科评估患者存在感染，治疗以积极抗感染、充分通畅引流为主，待感染控制、一般情况改善后再胸外科门诊就诊评估胸膜剥脱指征。头孢他啶抗感染满2周，降阶梯为莫西沙星0.4g qd口服。

（3）合并症：糖尿病方面，继续阿卡波糖及瑞格列奈口服、地特胰岛素皮下注射降糖，测血糖：空腹5～8mmol/L，餐后2小时10～14mmol/L。冠心病方面，予阿司匹林0.1g qd、阿托伐他汀钙冠心病二级预防。关节痛：结合风湿免疫科会诊意见，结缔组织病、类风湿关节炎及脊柱关节病证据不充足，加用洛索洛芬钠（乐松）60mg qd对症治疗，关节痛较前可有改善。

患者病情平稳，予出院，出院后继续莫西沙星抗感染2周，呼吸内科门诊随诊指导后续治疗。

循证治疗策略

化脓性心包炎通过获取心包积液进行培养和显微镜检查得到诊断。许多急性患者存在心脏压塞的症状，获取心包积液同时具有诊断和治疗的作用。急性化脓性心包炎的治疗包括心包引流和抗生素治疗。

心包腔引流的方法很多，心包穿刺术是最简单迅速的方法，适用于急诊心脏压塞的患者。但黏稠的积液可能引流效果不佳，恢复后可能发生心包缩窄，可考虑进行心包腔内纤维蛋白溶解。剑突下心包切开术引流更彻底，欧洲心脏病学会2015年指南推荐将剑突下心包切开术作为首选的治疗方法，心包切除术适用于紧密粘连、包裹性和黏稠脓性积液、复发性心脏压塞、持续性感染以及进展至缩窄的患者。

抗生素治疗，一旦怀疑化脓性心包炎的诊断，应立即开始进行静脉内抗生素治疗。经验性抗生素治疗需考虑患者是否处于免疫抑制状态，发生感染的地点是医疗机构还是社区，身体其他部位是否同时存在感染，是否存在血管内置管或假体装置，当地抗生素耐药的模式以及患者近期是否接受抗生素治疗。对于免疫抑制患者或医疗机构内发生的感染，经验性治疗应覆盖革兰阳性和革兰阴性细菌，如万古霉素、碳青霉烯类药物。病原体确定后，针对具体病原体进行治疗。治疗疗程通常需要2~4周。静脉内治疗应持续至发热和感染的临床体征缓解且白细胞计数恢复正常时为止。

最终诊断

急性化脓性心包炎［ESBL（–）肺炎克雷伯菌］
　　心包积液
　　心脏压塞
　　　梗阻性休克
肺部感染
　　双侧胸腔积液
冠心病
　　双支病变（累及LCX、LAD）
　　心功能Ⅱ级（NYHA分级）
2型糖尿病

案例解析

患者中青年男性，急性病程，以发热起病，感染指标升高，迅速进展为休克，休克难以纠正。病因方面，患者发热及炎症指标升高，脓毒症休克需要考虑。但患者同时存在明显的心脏症状，胸痛、喘憋急性加重，有冠心病病史，外院影像学提示心肌缺血、心包积液，高度警惕心源性休克、梗阻性休克。床旁快速评估超声心动图是关键。检查发现了心脏压塞，紧急心包穿刺引流后，休克纠正。

本例提示在急诊抢救室，床旁超声对于诊断不明原因的血流动力学紊乱有巨大价值，值得急诊科广泛开展。

抗生素治疗方面，患者急性化脓性心包炎，近期使用免疫抑制剂，初始治疗选择了万古霉素和碳青霉烯类，病原体确定为ESBL（–）肺炎克雷伯菌后，根据药敏试验结果，降级为头孢他啶治疗。

参考文献

[1] GAIESKI D F, MIKKELSEN M E. Evaluation of and initial approach to the adult patient with undifferentiated hypotension and shock [DB/OL]. Beijing: Wolters Kluwer UpToDate. (2024-02-02). https://www.uptodate.cn/contents/zh-Hans/evaluation-of-and-initial-approach-to-the-adult-patient-with-undifferentiated-hypotension-and-shock.

[2] GAIESKI D, MIKKELSEN M E. Definition, classification, etiology and pathophysiology of shock in adults [DB/OL]. Beijing: Wolters Kluwer UpToDate. (2023-06-16). https://www.uptodate.cn/contents/zh-Hans/definition-classification-etiology-and-pathophysiology-of-shock-in-adults.

[3] IMAZIO M. Purulent pericarditis [DB/OL]. Beijing: Wolters Kluwer UpToDate. (2022-04-01). https://www.uptodate.cn/contents/zh-Hans/purulent-pericarditis.

[4] VINCENT J L, DE BACKER D. Circulatory shock [J]. N Engl J Med, 2013, 369(18): 1726-1734.

[5] ADLER Y, CHARRON P, IMAZIO M, et al. 2015 ESC Guidelines for the diagnosis and management of pericardial diseases: The Task Force for the Diagnosis and Management of Pericardial Diseases of the European Society of Cardiology (ESC)Endorsed by: The European Association for Cardio-Thoracic Surgery (EACTS) [J]. Eur Heart J, 2015, 36(42): 2921-2964.

病例 6 压力性食管破裂

患者，男性，58岁，

主诉：间断呕吐伴呕血2天，加重伴胸腹疼痛10小时。

入院情况

患者2天前饮酒后出现剧烈呕吐，开始为进食的食物，其后出现呕鲜红色血性液体，每次50~100ml，共呕吐4~5次，总量约500ml，伴排黑便3次，量共约500ml。10小时前患者再次呕血1次，量约200ml，伴胸部及上腹部疼痛，以胸骨后及剑突下为主，伴头晕、乏力、憋气。就诊于外院，查心电图：窦性心动过速，心率160次/分。外院考虑患者病情危重，120车转运至我院，为进一步诊治收入我院抢救室。

患者发病以来精神弱，睡眠一般，未进食，大便同前描述，小便如常，未监测体重。

相关病史：15年前因车祸致多发骨折住院治疗，出院后患者生活可自理，平素正常工作。脂肪肝病史约7年。否认高血压、糖尿病、冠心病、高脂血症、慢性肾衰竭、慢性肝病及肝硬化等慢性病史。否认结核病、乙肝、伤寒、猩红热等传染病史。吸烟30余年，60支/日，饮酒7年，每天饮烈性白酒约2斤（1000ml）。

查体：P 169次/分，R 25次/分，BP 109/47mmHg，SpO$_2$ 99%@RA。体型较胖。烦躁，可对答。结膜苍白，双侧瞳孔等大，直径左侧3mm，右侧3mm，对光反射迟钝。双肺呼吸音粗，未闻及干湿啰音。心律齐，心音可，各瓣膜听诊区未闻及明显病理性杂音。腹软，按压无痛苦表情，无明显腹肌紧张及反跳痛，肠鸣音稍活跃。四肢未见水肿。

患者入室后数分钟于排尿时出现心率骤降至59次/分，伴抽搐，意识丧失，呼吸停止，颈动脉搏动未触及，心电监护示室颤，立即持续胸外按压、电除颤、简易呼吸器辅助通气、气管插管、肾上腺素静推。复苏13分钟后恢复自主心率156次/分，测BP 87/56mmHg，SpO$_2$ 91%，患者休克状态，予去甲肾上腺素泵入维持血压。

入院诊断

胸腹痛原因待查

    急性冠脉综合征可能性大

    主动脉夹层不除外

呕血原因待查

    食管贲门黏膜撕裂可能

    食管-胃底静脉曲张出血不除外

高血压（3级，很高危）

诊断思维要点

患者中年男性，急性起病，基础外伤史，长期大量饮酒，此次就诊主要存在两个明显的临床特点：一为以消化道出血起病，二为入室后很快出现心搏骤停。危重症患者往往难以迅速明确诊断，而且消化道出血和心搏骤停均为急诊危重疾病，所以从鉴别诊断方面考虑：

心搏骤停遵从"6H6T"原则，即6H：hypovolemia（低血容量）；hypoxia（缺氧）；hypo/hyper pH（酸中毒/碱中毒）；hypo/hyper kalemia（低钾/高钾血症）；hypo/hyperthermia（低体温/高体温）；hypo/hyperglycemia（低血糖/高血糖）。6T：thrombosis heart（心脏血栓）；cardiac tamponade（心脏压塞）；thrombosis lungs（肺栓塞）；pneumothorax（气胸）；trauma（创伤）；tablets overdose（毒物/药物中毒）。结合患者临床表现考虑如下。

（1）低血容量（失血性）休克导致心搏骤停：患者消化道出血明确，长期饮酒史，可能存在消化性溃疡、酒精性肝硬化等消化道潜在疾病，同时患者病前明确反复呕吐史，需警惕食管贲门黏膜撕裂可能，应积极完善血红蛋白、血气分析、内镜、腹部影像学等检查明确诊断。

（2）消化道出血合并心脏事件导致的心搏骤停：①主动脉夹层：患者胸腹痛明显，合并消化道出血，应高度警惕为主动夹层撕裂后导致的应激性溃疡可能，完善主动脉CTA可辅助诊断。②消化道出血后心脏可发生心肌缺血：患者存在胸腹痛，同时长期饮酒为冠心病高危因素之一，消化道大出血继而出现心肌梗死、心源性猝死可能，但心电图并未提示ST段改变，需要进一步完善心肌酶等检查。③消化道出血后内环境紊乱：大量失血常合并严重的电解质紊乱/酸碱平衡失调，积极完善血气分析等检查可明确诊断。

（3）消化道出血病因方面：患者既往脂肪肝病史，长期饮酒，结合症状考虑上消化道出血可能性大，消化道出血的病因可能存在以下几种：①食管-胃底静脉曲张破裂出血。②胃及十二指肠溃疡。③食管贲门黏膜撕裂出血。④胃肠道肿瘤性出血等。

诊疗经过

1. 常规检查

血常规：WBC 6.37×10^9/L，NEUT% 62.1%，Hb 117g/L，PLT 143×10^9/L。

血气分析：pH 7.017，$PaCO_2$ 54.2mmHg，PaO_2 32.3mmHg，HCO_3^- 10.6mmol/L，Lac 12.7mmol/L。

血生化：ALT 98U/L，TBil 27.5μmol/L，DBil 7.7μmol/L；Cr 233μmol/L，BUN 23.78mmol/L；Glu 8.3mmol/L。

心肌损伤标志物：CK-MB-mass 5.5μg/L，cTnI 0.558μg/L，Myo 2095μg/L。

凝血功能：PT 14.1s，APTT 19.4s，Fbg 2.2g/L，D-Dimer 3.35mg/L FEU。

炎症指标：PCT＞100ng/ml。

2. 影像学检查

胸部CT（图6-1）：提示广泛皮下气肿、纵隔气肿、双侧少量气胸、双侧胸腔积液。

胸部增强CTA：未见动脉夹层表现。

头颅CT：未见明确异常。

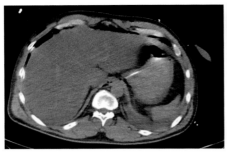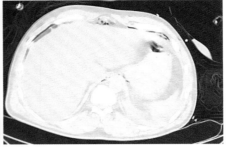

图 6-1　胸部 CT

置入胃管后发现引流液为暗红色血性液体（图6-2）。

CT提示患者左侧液气胸明显，胸外科予放置胸腔闭式引流，引流液性状与胃管引流液性状一致（图6-3）。

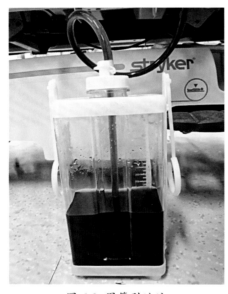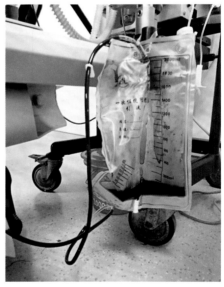

图 6-2　胃管引流液　　　　　　　　　图 6-3　左侧胸腔闭式引流液

3．治疗经过

患者诊断考虑自发性食管破裂，经多学科（消化内科、胸外科、基本外科）会诊后考虑患者存在液气胸，行左侧胸腔闭式引流，引流液与胃管引流液一致，考虑食管破裂诊断明确，积极禁食水、抑酸、补液、抗感染等治疗，患者自主循环恢复后血压需要大剂量血管活性药物维持，循环难以维持，内镜检查存在相对禁忌，外科手术难度极大，继续保守治疗。

患者病情进行性加重，逐渐出现血压进行性下降、高热、炎症指标显著升高，考虑合并感染性休克，虽经充分抗感染及补液治疗，但病情仍持续加重，血管活性药物极量也无法维持血压，继而出现心率减慢、心搏骤停。经心肺复苏抢救无效，宣布临床死亡。

诊断处理思路

完善检查后，患者心搏骤停原因可能是多方面的：首先食管破裂、纵隔感染、感染性休克、代谢性酸中毒可能是心搏骤停的首要因素，其次患者存在急性消化道大出血，但血红蛋白尚可，失血性休克直接导致患者心搏骤停的可能性放在次要位置。患者病情危重，检查提示存在多发皮下积气、纵隔积气、气胸，且左侧胸腔闭式引流液与胃管引流液性状一致，考虑患者存在食管破裂，为胃镜检查禁忌。但压力性食管破裂（自发性食管破裂或Boerhaave综合征）是由食管内压力突然升高联合胸腔内负压（如严重应力或呕吐）导致的自发性食管穿孔。自发性食管破裂多发生于食管下1/3段，最常发生在食管下段的左后外侧壁贲门上方2.5~7.5cm。一般认为食管下段走行偏左，食管在左膈弓向前成角以及周围缺乏支撑结构，故食管破裂大多数位于食管膈上段的左侧壁或者后壁，破入左侧胸腔多见。临床可表现为两个三联征。①Mackler三联征：呕吐、下胸痛和皮下气肿。②Barret食管破裂三联征：呼吸急促、腹肌触痛和颈部皮下气肿。影像学：CT是诊断标准之一。在疑似自发性食管破裂患者中，应进行水溶性造影剂如复方泛影葡胺的食管造影检查。虽然胸腔穿刺采集胸水不是食管穿孔诊断性检查的一部分，但其可作为辅助诊断手段之一，胸腔引流液可能含未消化的食物、pH<6或唾液淀粉酶水平升高。本例患者诊断为自发性食管破裂基本明确，但食管破裂与消化道出血的先后顺序难以确定，推测原因可能是患者病初存在呕吐，急剧升高的食管内压引起食管黏膜撕裂，进而导致自发性食管破裂。压力性食管破裂的治疗取决于穿孔的严重程度以及从穿孔到诊断之间的时间长短，包括内科治疗、内镜治疗及手术治疗。无论采取何种治疗方式，所有食管穿孔患者都需要采取下列措施：禁食水、肠外营养支持、静脉应用广谱抗生素、静脉应用质子泵抑制剂，以及积极引流积液、对感染和坏死组织进行清创，本例患者病情进展太快，未给治疗机会。

最终诊断

消化道大出血
压力性食管破裂
 纵隔感染
 感染性休克
 多器官功能障碍综合征
  心肌损伤
  急性肾损伤
  肝衰竭
  代谢性酸中毒
 胸腔积液
 双侧气胸
 纵隔积气
 皮下气肿
食管贲门黏膜撕裂不除外

案例解析

患者中年男性，急性起病，因"间断呕血2天，加重伴胸腹痛10小时"入院。患者既往外伤致多发骨折病史约15年，此次入院考虑胸痛及腹痛待查、消化道出血、休克，因病情危重收抢救室，患者入室排尿时即出现抽搐、意识丧失、心搏骤停，心肺复苏13分钟后自主循环恢复。复苏后行相关检查提示食管破裂诊断明确。经积极保守治疗，患者仍继发严重感染性休克，最终死亡。

剧烈呕吐、消化道出血患者，应警惕压力性食管破裂的存在。压力性食管破裂预后可能与诊断早晚、破裂口大小、进入胸腔胃内容物的数量、污染程度等有密切关系。破裂超过24小时者预后可能极差，如破裂后不超过24小时，积极早期行开胸、局部食管修复手术，也有愈合的机会。对于存在广泛基础合并症不能耐受手术的患者，可考虑采用内镜治疗食管穿孔。如果医院内有放置食管支架方面的经验，可考虑进行内镜下治疗。

从本例总结以下经验：压力性食管破裂是罕见却致命性疾病，及时识别是保证患者良好预后的重要环节之一，如患者条件允许，明确诊断的压力性食管破裂积极推动内镜或手术治疗，可能对患者预后有一定帮助。

参考文献

[1] TRIADAFILOPOULOS G. Boerhaave syndrome: effort rupture of the esophagus [DB/OL]. Beijing: Wolters Kluwer UpToDate. (2024-02-29). https://www.uptodate.cn/contents/boerhaave-syndrome-effort-rupture-of-the-esophagus.

[2] WANG C T, JIANG H, WALLINE J, et al. Tension hydropneumothorax in a Boerhaave syndrome patient: a case report [J]. World J Emerg Med, 2021, 12(3): 235-237.

病例 7 纵隔占位

患者，男性，21岁。

主诉：左肩背部及胸部疼痛伴发热1个月，胸闷12天。

入院情况

患者1个月前无明显诱因出现左侧肩背部及左胸部持续疼痛，与呼吸和活动无关，伴发热，T_{max} 38℃，自服布洛芬可缓解，未诊治。持续3天后出现左颈前部肿胀、疼痛，压痛明显，仍有发热，社区医院查血常规WBC 16.9×10^9/L，NEUT% 88.2%。34天前转至当地医院，血常规示WBC 24.7×10^9/L，NEUT% 84%，颈部超声示左侧颈部混合回声，考虑炎性包块。先后予"头孢、青霉素"效果不佳。24天前行全麻下左颈部切开排脓，术中见大量墨绿色分泌物，颈总动脉暴露。20天前术后腔内出血，二次手术，术中见血管糜烂，予以缝扎止血，填充碘仿纱布（共5条）。12天前再次出现肩背部疼痛、胸痛，伴胸闷、憋气、口唇发绀。超声心动图示心包积液伴分隔。换药后取出3块碘仿纱布。10天前转省级医院，予头孢哌酮舒巴坦和莫西沙星抗感染及补液等治疗。当日患者突发血压下降，SBP_{max} 80mmHg，予去甲肾上腺素维持血压。复查超声心动图示大量心包积液。行心包积液穿刺引流出黑褐色浑浊液体，引流液常规示WBC 6218×10^6/L，NGS（－），病理：大量中性粒细胞、淋巴细胞及退行细胞。颈胸部CT：左颈部团块伴高密度影，局部软组织缺损伴积气，胸廓入口及纵隔内多发渗出和积液，其中上纵隔积液呈包裹性，12cm×7cm，内见分隔；心包积液；双侧胸腔积液。进一步完善左侧胸腔积液穿刺引流：褐色浑浊，引流液常规WBC $10\,700 \times 10^6$/L。其间患者左上肢水肿，行左上肢静脉超声：左侧腋静脉、颈内静脉、锁骨下静脉血栓。增强CT：前纵隔实性肿物，内有分隔，考虑肿瘤性病变伴感染可能，余同前。多学科会诊调整为美罗培南+万古霉素抗感染。因患者肾功能进行性恶化，Cr 494μmol/L，3天前停万古霉素。患者循环逐渐好转，转至我院。

既往史：体健。

查体：T 37.2℃，P 98次/分，R 20次/分，BP 149/86mmHg，SpO_2 98%。慢性病容，神志清楚。颈胸部及双上肢多发丘疹，左颈部可见手术切口，无出血。左背部及心尖各留置引流管1根，引流液黑褐色。呼吸均匀，双肺呼吸音粗，左下肺散在湿啰音。心律齐，心率98次/分。腹部、神经系统（－）。

入院诊断

纵隔占位
    肿瘤可能性大
    脓肿不除外

血肿不除外

颈部脓肿切开引流术后

心包积液

胸腔积液

肺部感染

急性肾衰竭

诊断思维要点

患者以胸痛症状急性起病，病程已较长，但起病初期胸痛病因需先除外致命性胸痛，包括以下疾病需仔细鉴别。

（1）急性冠脉综合征（ACS）：包括ST段抬高型心肌梗死、非ST段抬高型心肌梗死和不稳定型心绞痛。符合下述标准即可诊断为心肌梗死：有心肌损伤标志物升高，首选心肌肌钙蛋白，同时具有下述至少一个条件：缺血症状、心电图出现病理性Q波、新出现的ST-T明显改变或新出现左束支传导阻滞、血管造影提示冠状动脉内血栓、影像学检查表明新发存活心肌丢失或新发节段性室壁运动异常。如果患者有提示ACS的缺血性症状，但无心肌损伤标志物升高，伴或不伴提示缺血的心电图改变，则认为是不稳定型心绞痛。

（2）主动脉夹层：根据受累血管不同症状不同，多为胸痛、背痛、腹痛，累及颈总动脉、头臂干等供应脑部血管时会出现晕厥、脑卒中症状，累及冠状动脉会出现心肌梗死、心力衰竭，累及内脏血管可出现相应表现终末器官缺血。

（3）肺栓塞：一般有胸痛、憋气、咯血等症状，辅助检查发现D-Dimer升高，血管超声提示双下肢静脉血栓，CTPA提示肺动脉充盈缺损，通气-灌注（V/Q）扫描提示通气/血流比值下降。

（4）张力性气胸：可发生于创伤或肺部操作后，也可自发于伴基础肺病和不伴基础肺病的患者。无论病因如何，气体积聚在胸膜腔均可导致张力性气胸伴纵隔受压，需立即处理。

（5）心脏压塞：指心包液在压力之下蓄积，从而导致心脏充盈受损，通常表现为憋气，如不能立即处理，随时可能心搏骤停。本例患者病程中曾有突发血压下降，超声心动图示大量心包积液，考虑心脏压塞可能性大，予心包积液穿刺引流后好转。

（6）纵隔炎：常见原因有牙源性感染、食管穿孔、心脏手术以及上消化道或呼吸道操作等造成的医源性并发症，病死率高。本例患者纵隔占位明确，炎症指标明显升高，需警惕纵隔炎可能。但结合外院化验检查及诊治经过，脓肿、肿瘤、血肿可能性均不能除外，需进一步检查以明确。

诊疗经过

1. 常规检查

血常规：WBC 6.71×10^9/L，NEUT% 50.0%，Hb 80g/L，PLT 302×10^9/L。

血生化：Cr 587～711μmol/L，BUN 15.01～17.13mmol/L。

炎症指标：PCT 0.76～0.24ng/ml，hs-CRP 5.10mg/L。

凝血功能：PT 13.4s，APTT 26.4s，D-Dimer 11.33mg/L FEU。

血气分析：pH 7.43，PaCO$_2$ 30mmHg，PaO$_2$ 74mmHg，Lac 1.0mmol/L（鼻导管2L/min）。

心电图：窦性心律，未见ST-T改变。

2．影像学检查

胸部CT平扫（图7-1）：前纵隔稍低密度肿物，肿瘤伴出血？脓肿？左颈部团块状高密度影；心包增厚，少量心包积液。

胸部增强CT（图7-2）：前纵隔囊实性占位，增强后囊壁及分隔可见强化；病变邻近的上腔静脉受推压，左侧无名静脉未见显影；左颈部团块状高密度影。

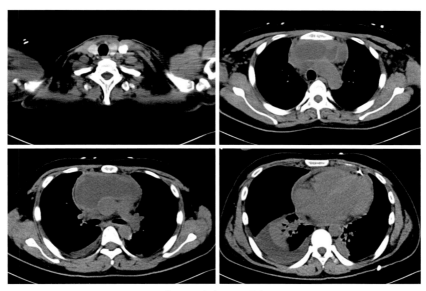

图 7-1 胸部 CT 平扫

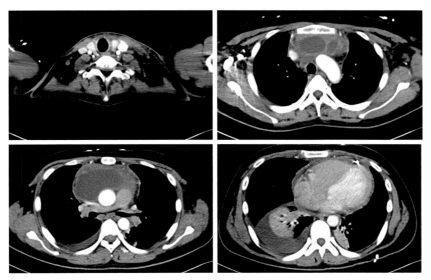

图 7-2 胸部增强 CT

3．治疗经过

患者诊断不明确，纵隔占位、脓肿、血肿均不能除外，且病情较重，曾有循环不稳定，已出现肾功能不全，请多学科会诊协助进一步明确诊断及制订治疗方案。

感染科：①进一步外科治疗，以明确纵隔病变。②目前纵隔感染不除外，建议继续抗感染治疗，哌拉西林钠他唑巴坦钠（特治星）及利奈唑胺（斯沃），需警惕药物不良反应。③需警惕颈深间隙感染，积极局部病变引流。

心外科、胸外科、耳鼻喉科、放射介入科：行CT引导下穿刺引流，进一步明确病变性质。肾脏方面，继续行连续性肾脏替代治疗。

介入科协助行CT引导下穿刺引流：引流液呈酱油色浑浊，WBC（4～6）×10^6/L，RBC 0；TP 17g/L，Alb 13g/L，ADA 125.9U/L，LDH 1227U/L，Glu 3.8mmol/L；AMY 80U/L，LIP 5931U/L，TBil、DBil（-）。

诊断进展如下。

（1）病程较长，细菌、真菌涂片+培养、抗酸染色、放线菌培养均（-），引流液常规非化脓性表现，考虑原发感染可能性不大。

（2）入院后监测血红蛋白变化：Hb 80g/L→81g/L→78g/L→80g/L，基本稳定，结合引流液常规及性状，血肿可能性不大。

（3）引流液淀粉酶及脂肪酶升高，完善泛影葡胺造影，除外食管穿孔，考虑有胰腺分泌功能的畸胎瘤可能性大。联系心外科行急诊手术。术中见囊肿后壁为黄色黏膜样（图7-3），大体标本见图7-4。术后病理：（纵隔肿瘤）成熟性畸胎瘤（含有胰腺组织、支气管黏膜及少量消化道上皮），周围纤维组织增生，有出血、坏死，胸腺组织及上皮增生。经支持治疗后患者肾功能恢复正常，术后1周出院。

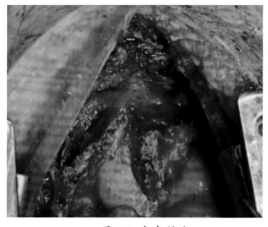

图 7-3 术中所见
注：囊肿后壁为黄色黏膜样。

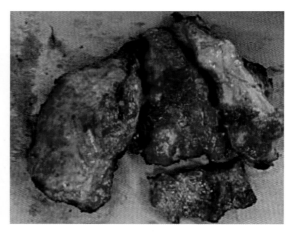

图 7-4 标本大体观

循证治疗策略

纵隔成熟畸胎瘤的治疗以手术治疗为主。

最终诊断

纵隔成熟畸胎瘤伴感染
    心包积液
    胸腔积液
肺部感染
急性肾衰竭

案例解析

患者青年男性，既往体健，以胸背痛急性起病，需鉴别急性冠脉综合征、主动脉夹层、张力性气胸、纵隔炎、心脏压塞等致命性胸痛病因。

本例患者CT提示纵隔占位性病变，需进一步鉴别感染、血肿及肿瘤性疾病，如有条件，行穿刺引流明确病变性质对患者进一步诊治非常重要。

本例患者引流液胰酶水平明显升高，一方面需警惕食管穿孔，另一方面需考虑有分泌功能的肿瘤。

本例患者行泛影葡胺造影明确无食管穿孔证据，结合CT表现，考虑有分泌功能的纵隔畸胎瘤可能性大，故行手术切除，术后病理证实了术前诊断。手术完全切除是患者治疗成功的关键。

另外，患者术前有急性肾衰竭，考虑与病程中休克低灌注等因素相关，去除诱因、避免应用肾损伤药物、积极脏器支持治疗，最终患者肾功能恢复正常。

参考文献

[1] OTA E, KUDO Y, MAEHARA S, et al. Ruptured mediastinal mature teratoma causing severe mediastinitis: report of a surgically resected case and a literature review [J]. Surg Case Rep, 2021, 7(1): 48.

[2] UCHIDA T, MATSUBARA H, HADA T, et al. Mediastinal mature teratoma with chest pain onset and subsequent perforation: a case report [J]. Int J Surg Case Rep, 2021, 81: 105807.

[3] EGE G, AKMAN H, CAKIROGLU G, et al. Spontaneous rupture of mediastinal cystic teratoma with high levels of amylase, lipase, CA 19-9, CA 125 and CEA in cystic fluid: a case report [J]. Acta Radiol, 2004, 45(1): 111-112.

呼吸困难 / 胸闷 / 咳嗽

病例 8 乙型流感合并金黄色葡萄球菌肺炎

患者，女性，34岁。

主诉：发热7天，咳血痰4天，憋气3天。

入院情况

患者于2021-12-06出现肌肉酸痛，伴有头晕，自觉有发热，体温未测量。自行口服"止痛片"后症状有所缓解。于家中观察，仍有上述症状。12-08出现咳嗽，伴咳少量黄绿色带血丝黏痰。12-09肌肉酸痛、头晕加重，伴有食欲减退、乏力、寒战、发热，T_{max} 39.5℃，无腹泻，无尿频、尿急、尿痛。再次自行口服"止痛片"，效果不佳。12-10上述症状仍进行性加重，伴有胸闷、憋气，再次自行口服"阿莫西林、复方氨酚烷胺胶囊、金果饮"治疗，效果不佳，遂当日于北京市延庆区医院就诊并入院治疗。查血常规：WBC 6.97×10^9/L，NUET% 84.3%，LY% 10.6%，Hb 124g/L，PLT 136×10^9/L，CRP 212mg/L；肝肾功能正常范围内；血气分析：pH7.45，$PaCO_2$ 31mmHg，PaO_2 54mmHg，Lac 1.4mmol/L；肺炎支原体IgM弱阳性。肺部CT：双肺散在片状、斑片状高密度影。12-11复查胸CT：双肺多发斑片实变，较昨日进展。住院期间予储氧吸氧，哌拉西林他唑巴坦2.5g bid，莫西沙星0.4 qd，奥司他韦75mg bid抗感染，特布他林、布地奈德雾化，甲泼尼龙、氨茶碱等治疗后患者症状无好转；咳痰量较前增多，胸闷、憋气症状加重；遂于12-12转至我院发热门诊就诊。入院时生命体征：P 133次/分，BP 111/73mmHg，R 18次/分，SpO_2 100%@储氧10L/min，T 38.3℃。血常规：WBC 12.12×10^9/L，PLT 162×10^9/L，NEUT% 91.3%，LY% 4.9%，Hb 126g/L；血生化：Alb 41g/L，ALT 10U/L，TBil 11.0μmol/L，DBil 5.4μmol/L，Cr 37μmol/L，BUN 1.27mmol/L，K 4.1mmol/L，Na 138mmol/L，Ca 2.26mmol/L，LDH 211U/L；心肌损伤标志物：CK 30U/L，cTnI<0.017μg/L，NT-proBNP 127pg/ml；血气分析：@储氧10L/min：pH 7.33，$PaCO_2$ 38mmHg，PaO_2 92mmHg，HCO_3^-（P）c 19.4mmol/L，ABEc −5.6mmol/L，Lac 0.9mmol/L；hs-CRP 306.98 mg/L，PCT 2.80ng/ml；胸部CT（12-12我院）：双肺多发磨玻璃、斑片、实变影，右肺中叶内侧段、左肺下叶后基底段为著。考虑诊断：肺部感染，Ⅰ型呼吸衰竭。予哌拉西林他唑巴坦4.5g q8h+莫西沙星0.4g qd静脉滴注抗感染，棕桉合剂止咳、盐酸氨溴索（沐舒坦）化痰，以及补液等对症治疗。治疗过程中患者曾出现一过性谵妄，约20分钟缓解。无抽搐，无呕吐及尿便失禁。后考虑患者病情危重，遂转入EICU进一步治疗。

患者发病以来，食欲减退，补液为主，排便2～3天一次，小便1～2次/天。

相关病史：既往体健，否认高血压、冠心病、糖尿病等慢性病史，否认肝炎、结核、伤寒、疟疾等传染病史，否认重大手术、外伤及输血史，否认药物、食物过敏史。4个月前完成新冠疫苗接种。两女儿12-01发热，其学校同学多有感冒发热症状。近2个月自行节食减肥，体重下降2.5～3kg。

查体：T 38.3℃，P 102次/分，R 43次/分，BP 110/62mmHg，SpO$_2$ 100%（储氧面罩10L/min）。神志清楚，自主体位，精神差，呼吸急促，查体合作。双肺呼吸运动对称，双侧语颤对称，无胸膜摩擦感，双肺呼吸音粗，双肺可闻及少量湿啰音。心率102次/分，心律齐，各瓣膜听诊区未闻及病理性杂音。腹软，无压痛、反跳痛，肝脾肋下未及，四肢无水肿。

入院诊断

重症肺炎
 Ⅰ型呼吸衰竭
 支原体感染待除外

诊断思维要点

患者急性起病，有以发热、咳嗽为主要临床症状，常规抗生素无效，胸部CT示双肺可见散在斑片状渗出影，考虑肺部感染诊断明确。病情程度方面，结合重症肺炎的诊断标准，主要标准：①需要有创机械通气。②感染性休克需要血管收缩药物治疗。次要标准：①呼吸频率≥30次/分。②氧合指数（PaO$_2$/FiO$_2$）≤250mmHg。③多肺叶浸润。④意识障碍/定向障碍。⑤氮质血症（BUN≥20mmol/L）。⑥白细胞减少（WBC＜4.0×10^9/L）。⑦血小板减少（血小板＜100×10^9/L）。⑧低体温（T＜36℃）。⑨低血压，需要强力的液体复苏。患者符合意识障碍、呼吸频率≥30次/分、炎症累及多肺叶，氧合指数＜250mmHg这3条次要标准。考虑重症肺炎、Ⅰ型呼吸衰竭诊断明确。病原方面考虑如下。

（1）病毒感染：导致社区获得性肺炎的常见病毒为腺病毒、鼻病毒、呼吸道合胞病毒、甲型和乙型流感病毒等。患者全身肌肉酸痛、发热、咳嗽，抗生素效果不佳，需考虑病毒感染的可能，胸部CT显示双肺多发斑片影，且其女儿有相似症状，女儿同学多有感冒症状，符合病毒性肺炎的症状及影像学特点。

（2）不典型致病菌感染：如支原体、衣原体、军团菌等，这类患者除发热外，常伴有干咳或腹泻、低钠血症等症状。本例患者外院支原体IgM（弱阳性），需考虑支原体感染的可能性，但患者起病后外院曾使用莫西沙星抗感染治疗，效果不佳，且病毒感染可致机体出现异常免疫反应，检测不典型病原体IgM可呈弱阳性表现，积极复查病原学检测以明确。

（3）细菌感染：常见如肺炎链球菌、金黄色葡萄球菌、流感嗜血杆菌及肺炎克雷伯菌等。本例患者青年女性，既往体健，此次起病急，咳痰量少，胸部CT示散在片状、斑片状高密度影，外院给予抗细菌感染治疗后效果不佳，暂不符合典型的单纯细菌所致社区获得性肺炎，可完善呼吸道病原学检测以明确。另外，在病毒感染后患者易合并出现细菌感染，常见如金黄色葡萄球菌感染，患者需在积极治疗的同时多次寻找病原学证据以警惕混合感染的发生。

（4）结核分枝杆菌感染：患者急性起病，无低热、盗汗、消瘦等典型结核感染的表现，考虑结核证据不足，可留取痰液，完善抗酸染色等相关检查，以除外结核分枝杆菌感染。

（5）真菌感染：真菌感染常见于免疫抑制人群，患者目前无免疫抑制基础，G试验阴性，但肺部CT可见少许小空洞，不能完全除外真菌感染，需要完善痰真菌涂片+培养以明确。

（6）免疫病相关肺受累：如系统性红斑狼疮、肉芽肿性多血管炎、嗜酸性肉芽肿性多血管炎等可累及肺部，患者出血双肺多发浸润且是年轻女性，需考虑免疫病的可能。本例患者无肾脏受累，也无皮疹、口腔溃疡、脱发、光过敏等表现，免疫球蛋白、补体检测阴性，暂不支持。

诊疗经过

1．常规检查

血常规：WBC 10.74×10^9/L，NEUT% 91.3%，RBC 3.59×10^{12}/L，Hb 109g/L，PLT 159×10^9/L。

血气分析：@储氧10L/min：pH 7.42，$PaCO_2$ 33mmHg，PaO_2 182mmHg，ctHb 10.7g/dl，$cHCO_3^-$（P）c 21.2mmol/L，AG 5.2mmol/L，cLac 0.8mmol/L，cK^+ 4.1mmol/L，cNa^+ 135mmol/L，cCa^{2+} 1.15mmol/L。

凝血功能：PT 13.7s，INR 1.17，Fbg 7.84g/L，APTT 39.3s，TT 14.7s，D-Dimer 1.67mg/L FEU。

炎症指标：PCT 0.73ng/ml，hs-CRP 225.88mg/L。

血生化：BUN 1.63mmol/L，Glu 6.7mmol/L，hs-CRP 180.68mg/L，ALT 59U/L，Cr 38μmol/L，K 3.6mmol/L，TBil 11.3μmol/L，DBil 6.3μmol/L。

补体2项+免疫球蛋白3项+抗链球菌溶血素O（ASO）：无明显异常。

2．病原学检查

甲型流感病毒/乙型流感病毒/RSV核酸检测：FluB RNA 阳性。

支气管镜检查后送检肺泡灌洗液+痰+毛刷病原（细菌、真菌、抗酸、结核Xpert），均阴性；肺泡灌洗液NGS：金黄色葡萄球菌（23），粪肠球菌（2）。痰细菌培养：金黄色葡萄球菌。

G试验+GM试验、布氏杆菌凝集试验、嗜肺军团菌抗体、痰抗酸染色、痰墨汁染色、痰六胺银染色、呼吸道病原体IgM 9联、肺炎支原体/衣原体抗体、鹦鹉热衣原体抗体、CMV-DNA+EBV-DNA、真菌涂片3次、细小病毒B19抗体、TORCH 10项、痰真菌培养×2次均无明显异常。

3．治疗经过

因患者重症肺炎、Ⅰ型呼吸衰竭，收住EICU，予储氧面罩吸氧支持，入院即发现乙型流感病毒核酸阳性，考虑存在乙型流感病毒感染，予奥司他韦（达菲）75mg bid×5d，阿奇霉素0.5g qd+头孢曲松2g qd静脉滴注抗感染（12-15至12-27），低分子量肝素2000U qd预防血栓形成。

12-26胸部CT（图8-2）与我院12-12（图8-1）对比：双肺多发结节、磨玻璃密度淡片及斑片影，部分实变及小空洞形成，其中双肺下叶后内基底段斑片实变范围较前略增加，部分病变内空洞较前增大、增多，考虑感染性病变可能性大；右肺门增大，右肺下叶近肺门侧片状实变影，范围较前明显减小；气管、支气管内多发密度增高影，痰栓可能，较前减少；两肺门及纵隔多发增大淋巴结，部分较前略小；双侧胸膜增厚。

但患者呼吸道症状仍持续存在，复查胸部CT发现肺部空洞有进展，完善支气管镜，根据病原学结果，考虑金黄色葡萄球菌肺脓肿诊断明确，遂调整抗生素为万古霉素1g q12h，2022-01-06复查胸部CT（图8-4）提示与2021-12-30（图8-3）对比肺部炎症较前减轻，患者出院后继续利奈唑胺0.6 q12h口服治疗。

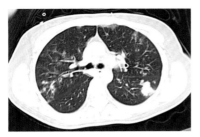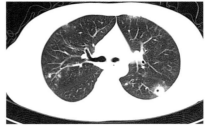

图 8-1 12-12 抗流感治疗前胸部 CT　图 8-2 12-26 抗流感治疗后胸部 CT

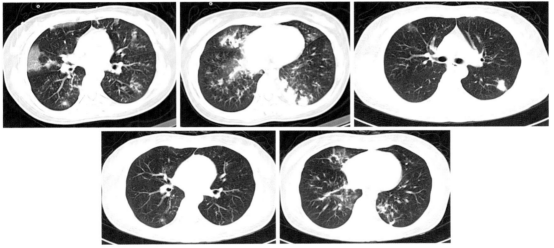

图 8-3 12-30 抗金黄色葡萄球菌治疗前胸部 CT

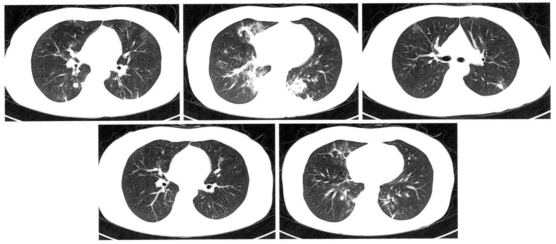

图 8-4 01-06 抗金黄色葡萄球菌治疗后胸部 CT

循证治疗策略

　　流感是甲型或乙型流感病毒导致的急性呼吸道疾病，主要发生在冬季。患者可出现上呼吸道和/或下呼吸道受累的症状和体征，并伴有全身性征象，如发热、头痛、肌痛和无力。

肺炎是流感的主要并发症，最常见于有基础慢性病的高危人群，患者可出现高热、呼吸困难，甚至进展为发绀。典型影像学表现包括双侧网状影或网状结节影，伴或不伴肺实变影。少数情况下，表现为局灶性肺实变区，尤其见于肺下叶，无网状影或网状结节影。高分辨率CT可能显示支气管血管周围或胸膜下多灶性肺实变影和/或磨玻璃样影。

继发性细菌性肺炎是流感的重要并发症，临床表现为初始急性流感症状好转，随后发热和呼吸道症状加重。发热可能在急性流感一日或多日后减轻，但病情不再继续好转，反而因继发性细菌性肺炎而复发，出现高热、咳嗽、咳脓痰及肺部浸润的影像学证据。

流感最常合并感染的细菌性病原体是金黄色葡萄球菌和肺炎链球菌，较少见的共感染细菌包括化脓性链球菌、铜绿假单胞菌、流感嗜血杆菌、肺炎克雷伯菌、卡他莫拉菌和大肠埃希菌。

病毒性和细菌性混合肺炎，患者常表现出病毒性和细菌性肺炎的双重特征。在这些病例中，患者或表现为病情逐步进展，或表现为短暂好转后恶化。痰液中通常可找到流感病毒和细菌病原体。

抗病毒治疗：①对于症状发作后<48小时就诊、确诊或疑似流感的住院患者，给予抗病毒治疗。②对于症状发作后≥48小时就诊的住院患者，给予抗病毒治疗，首选奥司他韦治疗。还可选择帕拉米韦或扎那米韦（胃肠外给药）。③通常给予住院患者5天抗病毒治疗。若患者持续存在重度下呼吸道疾病症状（尤其是免疫抑制状态下）且抗病毒治疗5天后检测到流感病毒RNA，则可延长抗病毒治疗时间（最长可达10天）。④对于呼吸衰竭和/或血流动力学不稳定，或抗病毒治疗及支持治疗3～5天仍无好转的患者，或退热后再发热的患者，除抗病毒治疗外，还建议给予针对肺炎的经验性抗菌治疗。

患者应经验性接受对肺炎链球菌和化脓性链球菌有效的药物（如头孢曲松、左氧氟沙星或莫西沙星）治疗。此外，对于重度或坏死性肺炎，应使用万古霉素或利奈唑胺进行针对耐甲氧西林金黄色葡萄球菌感染的经验性治疗。

本例患者急性起病，有肌肉酸痛、头晕、发热、咳嗽症状，且其女儿有相似症状，女儿同学多有感冒症状，肺部CT显示双肺多发结节、磨玻璃斑片影，需考虑流感肺炎的可能。查乙型流感病毒核酸阳性，乙型流感肺炎诊断明确，但患者在抗病毒治疗后肺部影像学仍出现进展，以空洞为主，需警惕继发细菌感染的可能。后完善支气管镜留取病原学为金黄色葡萄球菌，考虑金黄色葡萄球菌肺脓肿，治疗上静脉应用抗生素至少4周（万古霉素1g q12h），序贯利奈唑胺600mg q12h口服，总抗感染疗程8～12周，1个月后复查胸部CT，呼吸内科门诊随诊。

最终诊断

重症肺炎（乙型流感病毒、金黄色葡萄球菌）
　　Ⅰ型呼吸衰竭
　　肺脓肿（金黄色葡萄球菌）

案例解析

患者青年女性，急性起病。两女儿在患者发病前5天有发热，其学校同学多有感冒发热症状。近2个月自行节食减肥，体重下降2.5～3.0kg。此次以周身肌肉酸痛，发热为首发症状，伴头痛、乏力、食欲减退，逐渐出现咳嗽及咳血痰、使用多种抗生素效果不佳，并出现呼吸衰竭。外院查血常规白细胞正常范围、中性粒细胞比例轻度升高，淋巴细胞比例减低。hs-CRP明显升高，PCT轻度升高。血气分析提示Ⅰ型呼吸衰竭。

诊断方面，患者重症肺炎、Ⅰ型呼吸衰竭诊断明确。胸部CT提示双肺散在片状、斑片状高密度，复查CT进行性加重，且空洞形成；积极完善病原学筛查提示乙型流感病毒核酸阳性，病程中病情进展，复查痰培养为苯唑西林敏感的金黄色葡萄球菌感染，诊断乙型流感合并金黄色葡萄球菌肺炎。

治疗方面，此类患者一般可先给予高流量吸氧，根据患者情况调整氧疗方式，必要时行气管插管呼吸机辅助通气。本例患者乙型流感合并金黄色葡萄球菌感染，故予奥司他韦+万古霉素抗感染，盐酸氨溴索化痰治疗。有报道显示病毒感染可致免疫异常（如MDA5+或APS发生），急性病毒感染可引起血管内皮损伤，机体处于高凝状态，且患者卧床，易出现急性血栓事件，故予低分子量肝素2000IU qd预防血栓形成。

最后强调：对于流感性肺炎，经过积极治疗，如果病情仍有进展，需考虑合并细菌性肺炎的可能性，积极留痰，寻找病原学证据，尽早给予针对性的抗感染治疗，警惕急性呼吸窘迫综合征发生。

参考文献

[1] DOLIN R. Seasonal influenza in adults: clinical manifestations and diagnosis [DB/OL]. Beijing: Wolters Kluwer UpToDate. (2023-11-06). https://www.uptodate.cn/contents/seasonal-influenza-in-adults-clinical-manifestations-and-diagnosis.

[2] FILE T M Jr. Epidemiology, pathogenesis and microbiology of community-acquired pneumonia in adults [DB/OL]. Beijing: Wolters Kluwer UpToDate. (2023-03-03). https://www.uptodate.cn/contents/epidemiology-pathogenesis-and-microbiology-of-community-acquired-pneumonia-in-adults.

[3] KLEIN E Y, MONTEFORTE B, GUPTA A, et al. The frequency of influenza and bacterial coinfection: a systematic review and meta-analysis [J]. Influenza Other Respir Viruses, 2016, 10(5): 394-403.

病例 9　支原体肺炎

患者，女性，30岁。

主诉：咳嗽12天，加重伴发热4天，胸痛1天。

入院情况

患者12天前因着凉出现频繁刺激性呛咳，伴少量黄色黏痰，不易咳出，痰中无血，伴头痛、头晕，无发热、畏寒及寒战，无咽痛，无胸痛、胸闷、憋气，无恶心、呕吐、腹痛、腹泻，因在哺乳期，未服用药物，自述稍有缓解。2021-10-16饮少许红酒后出现咳嗽加重，性质同前，未就诊。2天后患者出现发热，T_{max} 40.0℃，咳嗽无缓解，少量痰，痰为黄色样痰，无血丝，发热时伴头痛、头晕，无胸痛及咯血，10-19就诊于我院急诊，查血常规未见明显异常，hs-CRP 36.63mg/L，肝功能未见异常，Cr 75μmol/L，BUN 4.51mmol/L，Ca 2.41mmol/L，K 3.4mmol/L，Glu 6.8mmol/L，血培养结果未出，胸部CT：左肺下叶片状、索条及结节影，考虑感染可能；胆囊多发结石。予阿奇霉素、厄他培南、赖氨匹林对症治疗，但患者仍持续发热，T_{max} 40℃，T_{min} 39.6℃。2天前出现后背酸痛，按之加重，与呼吸无关。昨日咳嗽时，咳出带血丝硬物（具体不清），今日晨起咳嗽时伴有左下侧胸痛，咳嗽时加重，平静呼吸时较减轻，无咯血，痰中无血丝，复查血常规：WBC 8.05×10^9/L，NEUT% 80.5%，NEUT# 6.47×10^9/L，PCT 0.20ng/ml，hs-CRP 143.50mg/L，ESR 89mm/h，生化指标：LDH 306U/L，CK 518U/L，其余未见异常，为进一步诊治于10-22收入我科。

自发病以来，精神可，睡眠时间增多，食欲欠佳，平素有便秘，昨日大便1次，为成形粪便，稍有黑色。小便如常，体重无明显变化。

相关病史：既往乙肝病毒携带者，有剖宫产史2次，无输血史，吸烟史5年，10支/日，因妊娠已戒烟1年半，无大量饮酒史，无疫区旅居史，无动物密切接触史。月经初潮13岁，行经天数5～7天，月经周期28～30天，末次月经2020-10-25，目前处于哺乳期。适龄结婚，育2子，体健。家族史无特殊。

查体：T 36.9℃，P 112次/分，R 26次/分，BP 115/67mmHg，SpO_2 97%@RA。心脏无异常，胸部视诊呼吸频率增快，未触及胸膜摩擦感，叩诊呈清音，左下肺呼吸音稍粗，可闻及少量湿啰音，未闻及胸膜摩擦音，背部有压痛。腹软，无腹膜刺激征，肝脾未触及。双下肢无水肿。

入院诊断

社区获得性肺炎

　　心包积液

　　肌酶升高

双肺结节

胆囊多发结石

2次剖宫产术后

乙肝病毒携带者

诊断思维要点

患者青年女性，急性病程，临床表现为频繁咳嗽，干咳为主，伴咳痰、发热，T_{max} 40℃，无憋气，抗生素治疗后缓解不明显，进展出现左侧下胸壁及背部疼痛，辅助检查示白细胞计数不高，中性粒细胞比例偏高，CRP↑，LDH↑，胸部CT提示左肺下叶片状、索条及结节影。综上考虑患者社区获得性肺炎（CAP）诊断明确。

肺炎病原学分析如下。①非典型病原体：包括支原体、衣原体、军团菌，可表现为高热、咳嗽、咳痰、胸痛等症状，血WBC可正常，且常规抗生素治疗效果欠佳，同本例患者临床特点比较吻合，故需警惕非典型病原体感染的可能，可完善呼吸道病毒、支原体、衣原体、军团菌等检查以明确诊断。②细菌感染：CAP常见细菌为肺炎链球菌、金黄色葡萄球菌、流感嗜血杆菌等，可呈大叶性肺炎表现，血WBC常明显升高，本例患者化验血WBC正常，为不支持点，可完善痰细菌病原学检查进行评估。③机会性病原体：包括巨细胞病毒（CMV）、真菌（包括耶氏肺孢子菌）等，常见于免疫功能受损患者，且肺部影像学常有相对比较典型的表现，与本例患者临床特点不符，可完善痰、血液等病原检查进行排查。

鉴别诊断：①急性支气管炎：与肺炎相比，以持续性咳嗽为主，症状较轻，一般不出现精神状态改变和/或其他全身感染迹象。胸部听诊应无实变征象（啰音、痰鸣音或触觉语颤）。②肺结核：常有午后低热、咳嗽、咯血症状，本例患者为持续性高热，体温波动在40℃左右，肺部未见结核相应改变，可先完善痰结核分枝杆菌、抗酸染色等检查。③肺癌：部分肺内肿瘤（中央型肺癌）会引起刺激性干咳，伴有发热、乏力、食欲减退、体重下降等不适症状，且为慢性病程，但本例患者急性起病，虽胸部CT示肺内多发微、小结节，考虑可能性不大。

并发症方面：虽然大多数CAP患者经适当抗生素治疗可恢复，但有些患者即使给予适当治疗也会进展和/或出现并发症（临床治疗失败），而有些患者症状无改变（非消散性肺炎）。需警惕向重症肺炎进展所导致的急性呼吸窘迫综合征、脓毒血症，监测患者肺部体征、感染指标、必要时完善血气分析进行评估。

诊疗经过

1．病原学检查

血病原体检查：肺炎支原体抗体、衣原体抗体、嗜肺军团菌抗体检测、G试验、巨细胞病毒DNA、EB病毒DNA、TORCH-IgM（－）。

三套血培养需氧菌+厌氧菌培养：均（－）。

咽拭子呼吸道病毒（甲型流感病毒、乙型流感病毒、RSV）：均（－）。

痰细菌、真菌涂片、结核、非结核分枝杆菌核酸测定，结核分枝杆菌及利福平耐药基因检测（Xpert）（痰）均（－）。

2．影像学检查

胸腹盆CT（图9-1）：左肺上叶新见散在结节、斑片影，感染较前进展，心包积液较前增多，双侧胸腔新见积液。

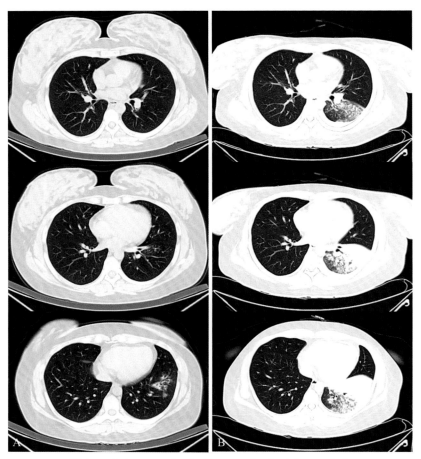

图 9-1　患者 10-19（A）到 10-25（B）胸部 CT 变化

3．治疗经过

入院予亚胺培南西司他丁（泰能）和莫西沙星治疗，10-25查肺炎支原体（痰）+（咽拭子）均阳性，痰培养回报：光滑念珠菌，菌量（++），后多次留取痰培养结果同前，予西吡氯铵含漱液治疗。同时送检的NGS基因测序结果回报：肺炎支原体、白念珠菌（+）。根据病原学结果将泰能降阶为莫西沙星+头孢他啶治疗。后患者体温迅速下降，恢复至正常。10-28改为单药莫西沙星静脉输液治疗至11-05，后序贯为口服莫西沙星0.4g qd。

患者于10-24晚出现腹泻、脐周部疼痛，查体轻压痛，解大便后可缓解，晨起查难辨梭菌、痢疾杆菌培养均为（−），便OB（+），后复查便常规，便OB持续阳性，10-28可见白细胞2～4个，回报CDAB毒素测定（+），考虑肠道难辨梭菌感染，改甲硝唑为万古霉素（口服）q6h，疗程10天至11-08，治疗后患者腹泻迅速好转。

胸部CT变化见图9-2。

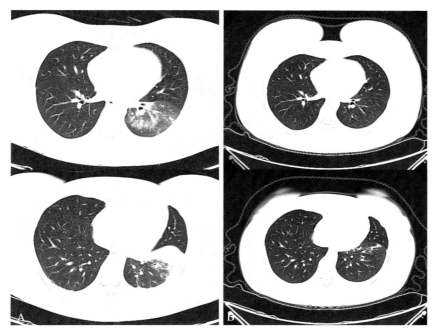

图 9-2 患者 11-01（A）到 11-19（B）胸部 CT 变化

循证治疗策略

肺炎支原体是常见的呼吸道细菌性病原体。目前只有4种已确定为人类病原体：肺炎支原体、人型支原体、生殖支原体、解脲脲原体。

上呼吸道感染（URI）和急性支气管炎是肺炎支原体感染的最常见表现，但也可发生肺炎。肺炎支原体肺炎通常为社区获得性，病情轻微。通常起病缓慢，可能有头痛、不适、低热、咽痛等前驱表现，可有干咳、咳痰和呼吸急促，累及胸膜时伴有胸膜炎性胸痛，持续性咳嗽引起胸痛是常见的主诉。症状和体征随疾病阶段而异。呼吸道外的临床表现如脑炎、溶血性贫血和心脏炎较为少见，可以伴随呼吸道感染发生，也可单独发生。

随肺炎可同时出现URI的其他症状和体征，如流涕、中耳炎、鼻窦炎和颈部淋巴结肿大。肺炎支原体与其他病原体引起的CAP相比，呼吸困难、低氧血症、低血压和神志改变不常见。病程早期胸部听诊可能无异常，之后可能出现啰音和哮鸣音。胸部影像学检查往往显示网状结节状阴影或斑片状实变，而不是大片实变或大叶性肺实变。

与其他病原体引起的肺炎相比，超过一半的肺炎支原体感染患者有溶血的证据，也可能更常见轻度转氨酶升高，白细胞计数通常正常。溶血在肺炎支原体感染相关实验室检查结果中最独特，通常表现为血红蛋白水平降低，并伴有非结合胆红素、乳酸脱氢酶和网织红细胞计数升高。肺炎支原体相关溶血一般呈轻度、自限性。

肺炎支原体肺炎的CT常见表现有：小叶中心结节状和树芽状阴影（呈斑片状分布），小叶或节段性磨玻璃样阴影或实变，以及支气管血管束增粗。

大多数CAP患者在诊断时病因未知，可采取经验性治疗。美国推荐的经验性治疗方案大多包含可同时覆盖典型病原体如肺炎链球菌，以及非典型病原体如肺炎支原体。对于门诊患者，经验性治疗方案通常包含大环内酯类（如阿奇霉素）、多西环素或针对呼吸系统感染的喹诺酮类（如左氧氟沙星或莫西沙星）。对于不需要收入ICU的住院患者，一线治疗大多可选择针对呼吸系统感染的喹诺酮类，或使用β-内酰胺类药物（如头孢曲松或头孢噻肟）联合大环内酯类。对于收入ICU的CAP患者，大多数推荐的经验性治疗方案都包括针对呼吸系统感染的喹诺酮类或大环内酯类。

对于微生物学确诊肺炎支原体肺炎的患者，一线治疗选择包括大环内酯类（如阿奇霉素）、四环素类（如多西环素）和针对呼吸系统感染的喹诺酮类（如左氧氟沙星或莫西沙星）。

对于发生于呼吸道外的临床表现，诊断和治疗方法通常根据以下因素个体化决定：一些非呼吸道表现可能由免疫介导，用糖皮质激素或静脉用免疫球蛋白作为辅助治疗或许有益。关键的预防措施包括手卫生和呼吸道卫生。

在罕见且特殊的情况下，可能需要进行暴露后预防，如暴发期间或免疫功能严重受损的患者。

最终诊断

支原体肺炎
  双侧胸腔积液
  心包积液
轻度贫血
低蛋白血症
乙肝病毒携带者
  肝功能异常
难辨梭菌肠炎
双肺结节
胆囊多发结石
剖宫产术后

案例解析

患者青年女性，以干咳为主，伴有肌痛、发热，体温波动在40℃左右，查体提示左下肺有湿啰音，实验室检查示WBC正常且处于低值，NEUT%↑，CRP↑，PCT↑，ESR↑，CK↑，胸部CT提示左下肺片状、索条、结节影，根据CAP的诊断标准：①新出现的咳嗽、咳痰，或原有呼吸道疾病症状加重，并出现脓性痰，伴或不伴胸痛。②发热。③肺实变体征和/或湿性啰音。④WBC$>10\times10^9$/L，或$<4\times10^9$/L，伴或不伴核左移。⑤胸部X线片示片状、斑片状浸润性阴影，或间质性改变，伴或不伴胸腔积液。以上①~④中任何一项，加上⑤，并除外肺结核、肺部肿瘤、非感染性间质性肺疾病、肺水肿、肺不张、肺栓塞、肺嗜酸性粒细胞浸润症、肺血管炎等。本例患者存在⑤以及①②③，考虑CAP诊断明确。

肺炎病情评估方面：患者血WBC正常，常规抗细菌感染效果不佳，需重点考虑非典型病原体感染可能性，包括支原体、衣原体、军团菌、呼吸道病毒等，目前CURB-65评分为1分

（RR＞30次/分），但仍有持续高热，需警惕病情进一步加重可能。根据CURB-65评分：神志改变（对人、地点、时间的认知障碍）；BUN＞7mmol/L；RR＞30次/分；BP＜90/60mmHg；年龄＞65岁：每一项1分，本例患者1分，需要住院治疗。根据PSI分级，患者仅有T≥40℃，存在≥1个危险因素，进一步考虑实验室和影像学检查结果，患者存在的各项危险因素的得分总和为35分，未超过70分，评为Ⅱ级，不符合重症肺炎诊断标准。

病原方面，患者肺炎支原体抗体阳性，考虑诊断支原体肺炎明确，积极给予莫西沙星抗感染治疗后，患者病情好转，肺部影像学吸收。需要注意的是，患者在病程中出现难辨梭菌肠炎，考虑与患者前期使用的广谱抗生素有关，体现了早期寻找病原、早期降阶梯治疗的必要性。

最后强调，对于临床表现为频繁咳嗽，干咳为主，伴少量痰的肺部感染患者，WBC升高不明显，常规抗生素治疗后，缓解不明显，且合并LDH升高，轻度溶血表现的患者，肺部CT显示小叶中心结节状和树芽状阴影（呈斑片状分布），小叶或节段性磨玻璃样阴影或实变，要高度警惕支原体、衣原体肺炎的可能性，经验抗生素选择覆盖不典型病原菌，如大环内酯类或呼吸道喹诺酮类。

参考文献

[1] BAUM S G. *Mycoplasma pneumoniae* infection in adults [DB/OL]. Beijing: Wolters Kluwer UpToDate. (2023-01-03) . https://www.uptodate.cn/contents/mycoplasma-pneumoniae-infection-in-adults.

[2] LUBY J P. Pneumonia caused by Mycoplasma pneumoniae infection [J]. Clin Chest Med, 1991, 12(2): 237-244.

[3] VALADE S, BIARD L, LEMIALE V, et al. Severe atypical pneumonia in critically ill patients: a retrospective multicenter study [J]. Ann Intensive Care, 2018, 8(1): 81.

[4] SARAYA T, OHKUMA K, TSUKAHARA Y, et al. Correlation between clinical features, high-resolution computed tomography findings and a visual scoring system in patients with pneumonia due to Mycoplasma pneumoniae [J]. Respir Investig, 2018, 56(4): 320-325.

病例 10 军团菌肺炎

患者，男性，51岁。

主诉：发热、咳嗽6天，意识障碍2天。

入院情况

患者家属代述：患者于6天前（2022-07-17）无明显诱因出现发热、乏力，T_{max} 39℃，伴畏寒、寒战，偶有咳嗽、咳痰，无尿频、尿急、尿痛、腹痛、腹泻，在家自行服用"感冒冲剂、藿香正气水"，效果不佳。4天前清晨出现站立不稳及呼吸急促、喘憋，跌倒一次，测体温39℃，家人拨打120就诊于外院，测生命体征T 37.7℃，P 122次/分，R 27次/分，BP 159/96mmHg，SpO_2 99%（储氧面罩8L/min），喘息状，全身皮肤黏膜散在花斑，皮温凉，左下肺可闻及湿啰音，查血气分析：pH 7.45，$PaCO_2$ 22mmHg，PaO_2 79mmHg，Lac 2.3mmol/L，BE −8.7mmol/L；血常规：WBC 10.5×10^9/L，NEUT% 93.1%，Hb 137g/L，PLT 91×10^9/L；血生化：ALT 28U/L，BUN 17.4mmol/L，Cr 360μmol/L，K 3.3mmol/L，Na 130mmol/L，Cl 97mmol/L，CRP 270.3mg/L；头颅CT示颅内多发梗死灶可能；胸部CT示左肺下叶炎症。予以储氧面罩吸氧，头孢噻肟钠舒巴坦、阿奇霉素抗感染。3天前患者憋喘加重，不能平卧，尿量减少，24小时尿量42ml，外院查体发现两下肢皮肤散在花斑，肢端皮温凉，两肺可闻及湿啰音。床旁超声心动图显示左心增大、左心室壁运动幅度普遍减低、左心室收缩功能减低；复查血常规：WBC 5.9×10^9/L，NEUT% 94.9%，Hb 96g/L，PLT 44×10^9/L；PCT>200ng/ml；血生化：ALT 102U/L，Alb 28g/L，Cr 917μmol/L，BUN 31.6mmol/L，CRP 241.68mg/L，LPS 338.9U/L，AMY 158.3U/L，K 4.1mmol/L，Na 134mmol/L；心肌损伤标志物：CK 30 857U/L，CK-MB 15.6μg/L，cTnI 1811.5pg/ml。给予无创呼吸机辅助通气、CRRT，抗生素升级为亚胺培南西司他丁。2天前患者出现神志不清，间断谵妄，查头颅CT未见明显异常。为进一步诊治于2022-07-22转入我院急诊。

相关病史：高血压病史10余年，血压最高200mmHg，未规律诊治。曾查体发现肌酐升高，具体不详，未诊治。长期吸烟史。

查体：T 35℃，P 80次/分，R 25次/分，BP 160/80mmHg，SpO_2 94%（储氧面罩10L/min）。急性面容，神志模糊，查体不配合。双侧瞳孔等大正圆，直径约3mm，对光反射灵敏。颈静脉充盈。双肺呼吸音粗，可闻及少许干啰音及左下肺湿啰音。未闻及心脏杂音。腹软，压之无痛苦表情。双下肢无水肿，可见花斑。双侧Babinski征阴性。

血气分析：pH 7.51，$PaCO_2$ 29mmHg，PaO_2 61mmHg，Lac 1.8mmol/L。

血常规：WBC 6.51×10^9/L，NEUT% 91.9%，Hb 92g/L，PLT 76×10^9/L。

血生化：ALT 154U/L，Alb 33g/L，LDH 1070U/L，BUN 22.18mmol/L，Cr 564μmol/L，hs-CRP 223.10mg/L，Na 138mmol/L，K 3.6mmol/L。

心肌损伤标志物：Myo 21 848μg/L，CK 23 659U/L，CK-MB-mass 10.8μg/L，cTnI 3.060μg/L，NT-proBNP＞35 000pg/ml。

凝血功能：PT 15.6s，PT% 57.7%，INR 1.36，Fbg 6.52g/L，D-Dimer 28.22mg/L。

PCT：＞100ng/ml。

ECG：V_4～V_6导联ST段压低。

胸部CT：双肺下叶感染，左肺为著，左侧胸腔积液，心影大。

入院诊断

重症肺炎

 Ⅰ型呼吸衰竭

 左侧胸腔积液

意识障碍

 脓毒症脑病可能

 中枢神经系统感染不除外

多器官功能衰竭

 急性肾损伤

 横纹肌溶解

 肝功能异常

 心力衰竭

 血小板减少

 中度贫血

高血压（3级，很高危）

慢性肾衰竭

诊断思维要点

患者中年男性，起病急，病程短，症状进行性进展，出现呼吸衰竭、多器官功能不全、意识障碍。患者既往长期吸烟，查体桶状胸，双肺呼吸音减弱，双肺可闻及少许干啰音及左下肺湿啰音，肺部CT提示双肺部感染（渗出+实变+胸腔积液），肺部感染诊断明确。根据IDSA/ATS重症肺炎诊断标准：①主要标准，需要有创机械通气；感染性休克需要缩血管药物治疗。②次要标准，RR≥30次/分；氧合指数≤250mmHg；多肺叶浸润；T≥39.0℃；WBC＜4.0×10⁹/L；PLT＜100×10⁹/L；低血压、需要强力的液体复苏；BUN≥20mg/dl。符合1项主要标准或≥3项次要标准可诊断重症肺炎。本例患者目前需有创呼吸机辅助呼吸，氧合指数≤250mmHg、T≥39.0℃、RR≥30次/分，诊断重症肺炎成立。

肺炎病原学方面：①细菌性感染表现为典型炎症浸润，发热，咳嗽，咳脓痰，培养可有致病菌生长等。本例患者血常规提示中性粒细胞增多，白细胞总数基本正常，胸部CT提示双肺渗出+实变+双侧胸腔积液，痰涂片未出，考虑细菌感染为主。同时患者有长期吸烟史，存在长期定植菌可能，需考虑革兰阴性杆菌如铜绿假单胞菌、肠杆菌属感染可能，需积极留取、送检呼吸道标本寻找病原学证据。②不典型致病菌，如嗜肺军团菌、肺炎支原体等不典型病原肺炎常以支气管肺炎为主要表现，影像学多变，可以有多种肺外表现。本例患者神志改变，受累脏器较多，不能除外，需完善支原体、衣原体、嗜肺军团菌抗体等相关检查。③肺结核，多有全身中毒症状（午后低热、盗汗、乏力、体重减轻），X线片可见病变多在肺尖或锁骨上下，密度不均，消散缓慢且可形成空洞或肺内播散，痰中可找到结核分枝杆菌，一般抗菌治疗效果不佳。本例患者虽否认既往结核病史且无明显结核中毒症状，需完善痰抗酸染色、结核/肺结核分枝杆菌、Xpert等检查，完善T-SPOT.TB等检查。④病毒感染大多发生于冬春季节，起病急，发热、头痛、全身酸痛等表现突出，肺部影像以磨玻璃影、片状影或广泛浸润影为主要表现。本例患者临床表现及影像学不符合，需完善呼吸道病毒抗体等相关检查进一步排除。

脏器受累方面：患者目前需有创呼吸机辅助呼吸，继续呼吸机支持治疗，需根据患者情况调整呼吸机参数。患者脓毒症合并急性肾衰竭、心力衰竭、横纹肌溶解，床边CRRT优化容量管理及清除炎症介质；密切监测患者外周循环特别是下肢血运状况，维持循环及灌注稳定，必要时给予血管活性药物，维持MAP在65mmHg以上。

诊疗经过

入院后予储氧面罩吸氧，予美罗培南1g q12h、阿奇霉素0.5g qd抗感染，因急性肾损伤、横纹肌溶解、心力衰竭、无尿行CRRT治疗。心肌损伤标志物升高方面请心内科会诊，ACS证据不足，考虑与横纹肌溶解和重症感染相关可能性大。

患者意识障碍持续存在且合并呼吸衰竭，予气管插管接呼吸机辅助通气。插管后行床旁纤维支气管镜检查，见气道内少量白痰，行右肺中叶支气管肺泡灌洗，灌洗液送病原学检查。

因患者不能除外中枢神经系统感染，行腰椎穿刺检查，脑脊液无色透明，测压力为190mmH$_2$O。

1. 病原学检查

血：血培养2套（－），G试验、GM试验（－），呼吸道病原体IgM抗体9项（－），EBV-DNA、CMV-DNA（－），肺炎支原体、肺炎衣原体、鹦鹉热衣原体抗体（－），嗜肺军团菌IgM、IgG（＋）。

BALF：真菌涂片提示白念珠菌，抗酸染色、奴卡菌涂片、六胺银染色、墨汁染色（－），mNGS回报嗜肺军团菌阳性。

2. 脑脊液检查

白细胞总数2×10^6/L，单核细胞2×10^6/L；Glu 4.8mmol/L，Cl 125mmol/L，Pro 0.21g/L，Lac 1.5mmol/L。

3. 免疫学检查

抗核抗体谱、ANCA、抗GBM、抗磷脂抗体谱：（－）。

4. 影像学检查

泌尿系超声：右肾皮质厚0.7cm，左肾皮质厚0.8cm，无肾盂输尿管扩张。

肾动静脉超声：右肾内动脉阻力增高，双侧肾静脉未见明显异常。

超声心动图：左心增大，左心室肥厚，升主动脉增宽，轻度主动脉瓣关闭不全，左心室舒张功能减低（Ⅰ级）。

双侧下肢深静脉彩超检查：双侧小腿肌间静脉及右侧胫后静脉血栓形成。

5. 治疗

肺炎方面，根据mNGS结果和嗜肺军团菌抗体的阳性结果，军团菌感染诊断明确，除外中枢神经系统感染后，抗生素调整为莫西沙星0.4g qd静脉滴注。07-26患者神志清楚，氧合改善，能配合咳嗽，拔除气管插管。08-14复查胸部CT：双肺多发斑片影，左肺下叶实变、较前缩小、右肺下叶实变影较前吸收（图10-1）。呼吸科会诊，建议停用抗生素、加强呼吸锻炼、拍背排痰、自主呼吸排痰。

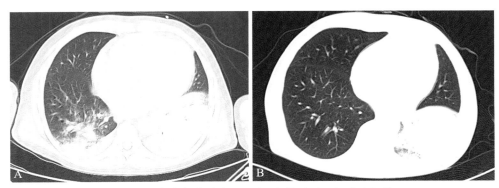

图 10-1 患者复查胸部 CT（A）较前（B）明显好转

肾脏方面，CRRT治疗，尿量逐渐增加，Myo、CK逐渐降至正常，但肌酐仍高，请肾内科会诊，考虑高血压相关慢性肾脏病基础上发生急性肾损伤可能，后肌酐稳定下降，逐渐停CRRT治疗。

血栓方面，患者双侧小腿肌间静脉血栓、右侧胫后静脉血栓形成，结合血管外科会诊意见，初予静脉泵入肝素抗凝，肌酐稳定后改为口服华法林抗凝治疗，维持INR在2~3。

6. 病情转归

患者呼吸功能改善，肌酐下降并稳定于150μmol/L左右，每日尿量1000~2000ml，准予出院，呼吸科门诊随诊。

循证治疗策略

军团菌导致的肺炎在临床和影像学上的表现与其他类型肺炎相似，主要症状包括发热、咳嗽和呼吸急促。当不明原因肺炎合并以下表现时，需要警惕军团菌肺炎：胃肠道症状，如恶心、呕吐和腹泻，低钠血症，转氨酶升高，意识障碍，CRP水平超过100mg/L，β-内酰胺类单药治疗对肺炎无效。

肺外军团菌疾病罕见，可能作为军团菌肺炎的并发症发生，也可单独发生，大多见于免疫功能低下的患者。已报道的肺外表现范围广泛：蜂窝织炎、皮肤和软组织脓肿、化脓性关节炎、人工关节感染、骨髓炎、心肌炎、心包炎、自体瓣膜和人工瓣膜心内膜炎、腹膜炎、肾盂肾炎、脑膜炎、脑脓肿和手术部位感染。

由于左氧氟沙星和阿奇霉素可杀菌，能达到较高的细胞内浓度，可穿透肺组织，且能有效对抗可造成人类感染的各种军团菌，故为军团病的首选治疗用药。此外，还可选用其他喹诺酮类（如莫西沙星或环丙沙星）、其他大环内酯类（如克拉霉素或罗红霉素）和四环素类（如多西环素）。

一般最少治疗5天，直到患者临床情况稳定且至少48小时无发热时才考虑停止治疗。重症肺炎或同时患有其他慢性病的患者可能见效较慢，通常需要治疗7～10天。有并发症（如肺脓肿、脓胸或肺外感染）和免疫抑制的患者通常需要延长治疗时间到14天或以上。大多数军团病患者治疗后立即见效，2～5天退热。

影像学异常的消退通常滞后于临床改善，但大多数在2个月内恢复透射性。高达44%的患者需要入住ICU，病死率为1%～10%。与结局较差相关的因素有：医院感染、未及时采用恰当的抗生素治疗、年龄大、免疫抑制和合并其他慢性病。

最终诊断

重症肺炎（嗜肺军团菌）
　Ⅰ型呼吸衰竭
　左侧胸腔积液
横纹肌溶解
肝功能损伤
凝血功能异常
心功能不全
　慢性心功能不全急性加重可能性大（HYNA分级Ⅰ级）
　应激性心肌病不除外
血小板减少
慢性肾功能不全急性加重
　肾性贫血
下肢深静脉血栓形成
高血压（3级，很高危）

案例解析

本例患者中年男性，以肺炎伴意识障碍、横纹肌溶解、急性肾衰竭、肝损伤为主要表现，进展快，病情重。对于社区获得性肺炎，非典型病原体感染始终应该考虑，尤其是对于非呼吸道感染季节（5月初至10月初）发病、年龄＜60岁、男性和没有慢性阻塞性肺疾病基础的患者，应高度怀疑非典型病原体所致肺炎。需要注意的是，军团菌肺炎常合并肺外表现，肝损伤、胃肠道症状、意识障碍、电解质紊乱（尤其是低钠血症）较常见，急性肾衰竭、横纹肌溶解、冷凝集等较少见。在社区获得性肺炎初始治疗中，应考虑非典型病原体感染的可能，可单药使用或联合使用呼吸喹诺酮类、大环内酯类药物覆盖这些病原体。但在中国，由于肺炎链球菌、肺炎支原体对于阿奇霉素的耐药率升高，已不建议首选阿奇霉素治疗社区获得性肺炎。但相对于喹诺酮类药物，阿奇霉素的中枢不良反应少见，对于老年、有中枢神经系统基础病、意识障碍的患者，尚可选择阿奇霉素治疗。本例患者意识障碍明显，初始治疗也选用了阿奇霉素，在确定嗜肺军团菌感染后才调整为莫西沙星。

参考文献

[1] MURDOCH D, CHAMBERS S T. Clinical manifestations and diagnosis of *Legionella* infection [DB/OL]. Beijing: Wolters Kluwer UpToDate. (2022-10-17) . https://www.uptodate.cn/contents/clinical-manifestations-and-diagnosis-of-legionella-infection.

[2] MURDOCH D, CHAMBERS S T. Treatment and prevention of *Legionella* infection [DB/OL]. Beijing: Wolters Kluwer UpToDate. (2022-10-17) . https://www.uptodate.cn/contents/treatment-and-prevention-of-legionella-infection.

病例 11　鹦鹉热肺炎

患者，男性，36岁。

主诉：咳嗽、发热2周，嗜睡、活动后喘憋1周，加重1天。

入院情况

患者2周前（2021-11-13）在外地出差受凉后出现头痛，剧烈干咳，无流涕、咽痛、鼻塞，无胸闷、胸痛、咯血，无腹痛、腹泻，无尿频、尿急、尿痛。11-15下午出现寒战，自觉发热，未测体温，伴全身乏力、恶心，无肌肉酸痛，自服药物（具体不详），症状无缓解。11-18起出现恶心，呕吐3次，呕吐物为胃内容物，并出现腹泻，为黄色稀水样便，3~4次/天。11-20出现活动后喘憋，仍有发热伴咳嗽。11-21呼120至当地医院就诊，查血常规：WBC 8.00×10^9/L，NEUT% 90.0%，Hb 155g/L，PLT 96×10^9/L；血生化：ALT 227U/L，AST 626U/L，TBil 60.3μmol/L，DBil 23.03μmol/L，K 3.30mmol/L，Na 126.0mmol/L，CK>18 870U/L，LDH 3258.44U/L；新冠病毒核酸（-）；胸部CT：双肺炎症，心包少量积液。予头孢曲松抗感染，效果不佳。11-23体温升至40.2℃，并出现反应迟钝、嗜睡，收住当地医院，查CRP 128.3mg/L，IL-6 531.41pg/ml，PCT 0.694ng/ml；呼吸道合胞病毒IgM、腺病毒IgM、流感病毒A型IgM、肺炎支原体IgM、肺炎衣原体IgM、嗜肺军团菌IgM、柯萨奇B病毒IgM、埃可病毒IgM、柯萨奇B病毒IgM、副流感病毒IgM均阴性，予头孢哌酮舒巴坦钠联合利奈唑胺抗感染、磷酸奥司他韦抗病毒等治疗。11-26复查胸部CT较前加重，为进一步诊治，转至我院急诊。患者就诊时憋喘加重，伴大汗，测SpO$_2$ 77%@NC 2L/min，转入抢救室。

起病以来，患者精神弱，进食差，大小便正常。10-25患者及同事曾于外省某军马场出差，曾有鸽子接触史，患者同事与患者同时有相同咳嗽、发热症状，但自服药物后好转。

相关病史：身体素质一般，否认慢性疾病、传染病相关病史，否认药物过敏、手术及输血史。

查体：T 36.3℃，P 92次/分，R 22次/分，BP 106/76mmHg，SpO$_2$ 92%@NC 3L/min。精神萎靡，皮肤、巩膜无黄染，口周见疱疹，部分已结痂。心律齐，未闻及明显杂音。左肺底可闻及湿啰音。腹软，无压痛、反跳痛及肌紧张，双下肢无水肿。

血气分析：pH 7.46，PaCO$_2$ 35mmHg，PaO$_2$ 131mmHg，SpO$_2$ 98.5%，Lac 1.1mmol/L，HCO$_3^-$ 25.3mmol/L。

血常规：WBC 5.97×10^9/L，NEUT% 71.2%，Hb 142g/L，PLT 239×10^9/L。

炎症指标：hs-CRP 25.39mg/L，PCT 0.14ng/ml。

凝血功能：PT 13.0s，D-Dimer 7.29mg/L FEU。

血生化：Alb 33g/L，TBil 23.7μmol/L，DBil 13.3μmol/L，LDH 647U/L，ALT 92U/L，Cr 54μmol/L，CK 1990U/L，cTnI<0.017μg/ml，NT-proBNP<35pg/ml，CK-MB-mass 7.1μg/L，

LIP 75U/L，AMY 66U/L，Amon 37μmol/L。

胸部CT：左肺上下叶，右肺下叶多发斑片实变影，考虑感染性病变，右肺中叶微小结节影，两肺门及纵隔多发小淋巴结显影，心包少量积液。

下肢深静脉彩超：双侧小腿肌间静脉血栓形成。

入院诊断

肺部感染
    Ⅰ型呼吸衰竭
横纹肌溶解
下肢肌间静脉血栓
口周疱疹

诊断思维要点

结合病史及辅助检查，患者社区起病，有发热、咳嗽症状，双肺可见炎性渗出性病变，考虑社区获得性肺炎诊断明确。

患者已于外院住院治疗6天，根据外院资料，患者符合重症肺炎IDSA/ATS的3条次要诊断标准，即神志改变、PLT$<100\times10^9$/L、多叶浸润。目前重症肺炎、横纹肌溶解、下肢肌间静脉血栓诊断基本明确。肺部病变方面需做以下考量。

1. 感染病原体的鉴别诊断

（1）病毒：患者急性起病，以上呼吸道感染症状为主，发病初期血白细胞计数升高不明显，胸部CT可见斑片状渗出影，部分实变，常规抗菌药物无效，符合病毒性肺炎的症状及影像学特点。常见致病病毒如流感病毒、腺病毒、鼻病毒、呼吸道合胞病毒等，老年人是上述病毒的易感人群。本例患者发病于季节交替时期，虽然目前病毒相关检测均为阴性，但病毒相关检测敏感性并不高，主要以支持治疗为主。

（2）结核分枝杆菌及其他不典型病原体：患者急性起病，前期以上感症状为主，无低热、盗汗、消瘦等典型结核感染的表现，结核抗酸染色等相关检测均为阴性，结核感染证据不足，仍需在治疗期间关注患者症状变化及治疗效果。其次，支原体、军团菌等不典型致病菌常也为肺部感染致病病原，常伴有干咳或腹泻、低钠等相关症状，影像学上无特异性表现，需完善病原学检测明确。再者，鹦鹉热衣原体感染多有鸟类密切接触史，主要症状表现为呼吸系统疾病，可影响多个系统，实验室检查结果均为非特异性，可显示肝功能异常、贫血及白细胞减少，肺部影像学表现同样不具备特异性。本例患者主要表现为上呼吸道症状，伴有头痛、呕吐、腹泻，10-25曾于野外与鸟类密切接触，予完善鹦鹉热衣原体抗体检测寻找病原学证据。

（3）细菌：细菌感染为社区获得性肺炎的主要致病因素，常见如肺炎链球菌、金黄色葡萄球菌、流感嗜血杆菌、肺炎克雷伯菌及铜绿假单胞菌等。本例患者细菌涂片均为阴性，且咳痰少，PCT升高不明显，常规抗感染效果不佳，暂不符合典型的细菌感染情况。目前感染病原体未明，很多病原体感染易合并细菌感染，且患者有明显进展的呼吸衰竭，抗感染治疗需覆盖常见细菌感染，在积极治疗的同时应寻找病原学证据明确细菌感染的可能性。

（4）真菌：真菌感染常见于免疫抑制人群，目前未发现免疫抑制线索，且患者起病急，不符合典型真菌感染病程特点，暂不考虑真菌感染，暂不应用抗真菌药物。可在治疗期间关注病原学结果，追踪G试验、GM试验结果，如有明确感染的真菌可加用抗真菌药物。

2. 肺部病变的鉴别诊断

（1）肿瘤：部分肿瘤可通过肺或淋巴系统迅速播散，以致随后发生的呼吸衰竭可能被误认为是急性呼吸窘迫综合征（ARDS）。如果出现对抗生素等支持治疗无反应，应考虑肿瘤可能。本例患者病程较短，目前影像学未见实体占位性病变，不支持肿瘤，但隐匿性占位或非实体瘤很难通过常规影像学发现，必要时需经穿刺活检病理或PET/CT发现。患者中年男性，无长期吸烟等肺部肿瘤危险因素，且发病时间较短，目前无肿瘤证据，可治疗观察后评估，待肿瘤标志物回报寻找肿瘤相关线索。

（2）免疫性疾病：部分免疫相关疾病如肺血管炎、嗜酸性粒细胞性肺炎等可引起急性炎症反应，当肺部为主要受累器官时可出现急性发作的双肺浸润和低氧血症，难与ARDS鉴别。但免疫性疾病大部分病程较长，且大多伴有免疫方面典型症状，如皮疹、溃疡、脱发、光过敏及血管炎表现等。本例患者日常无上述症状，从外院抗核抗体谱回报看仅ANA轻度升高，其余均阴性，且感染引起的炎症反应也可引起该项指标轻度升高，故目前考虑免疫引起可能性较小，追踪其余免疫相关化验回报，并通过观察患者症状、体征变化寻找相关线索。

横纹肌溶解方面：患者CK、ALT、AST显著升高，横纹肌溶解诊断明确，且在支持治疗后，肌酶水平显著下降，具体原因：①感染，横纹肌溶解与多种病毒和细菌感染相关，如甲型和乙型流感病毒、柯萨奇病毒、EB病毒、单纯疱疹病毒、副流感病毒、腺病毒等，结合病史及辅助检查特点，目前考虑感染引起的横纹肌溶解可能性大。②物理损伤：引起的横纹肌溶解可引起肌酶显著升高，升高的肌酶以CK为主，但患者病前无明显外伤史，无典型肌痛表现，物理损伤证据尚不充分，继续监测肌酶变化，警惕急性肾功能不全。③药物：处方药和物质滥用均与横纹肌溶解有关，如酒精、阿片类药物过量，他汀类降脂药、达托霉素，等等。本例患者无饮酒及滥用上述药物史，药物所致的横纹肌溶解可能性不大。

诊疗经过

予鼻导管吸氧5L/min氧疗，莫西沙星0.4g qd静脉抗感染、还原型谷胱甘肽1.2g qd静脉保肝、依诺肝素6000U q12h抗凝及水化治疗。完善病原学相关检查。

（1）感染指标：G试验、GM试验（－），PCT＜0.072ng/ml。

（2）血清学：柯萨奇病毒A16型IgM、肥达-外斐试验、嗜肺军团菌抗体、HAV-IgM、HEV-IgM（－）；鹦鹉热衣原体IgG（＋）、IgM（＋），肺炎衣原体IgG（＋），肺炎支原体抗体≥1：160（＋），沙眼衣原体IgG（＋）、IgM（－）。

（3）核酸：甲型、乙型流感病毒核酸（－），腺病毒DNA、鼻病毒DNA、CMV-DNA、EBV-DNA（－）、PCP-DNA、肺炎支原体DNA、肺炎衣原体DNA（－）。

（4）支气管肺泡灌洗液（BALF）：结核/非结核分枝杆菌DNA、细菌培养、真菌涂片、墨汁染色、奴卡菌涂片、抗酸染色、六胺银染色均（－），mNGS：鹦鹉热衣原体。

根据患者明确的禽类接触史及mNGS结果，考虑鹦鹉热衣原体感染可能性大，12-01起停用莫西沙星，改口服多西环素100mg q12h抗感染，并予氨溴索、复方氯化铵甘草口服液治疗后，患者症状改善。12-14复查胸部CT提示双肺多发斑片实变影较前明显吸收（图11-1），监测转氨酶、肌酸激酶、肌红蛋白降至正常。

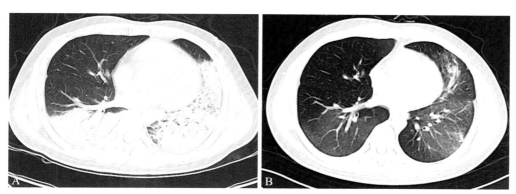

图 11-1 治疗前后胸部 CT 变化
注：A.治疗前；B.治疗后。

下肢深静脉血栓方面，予依诺肝素6000U q12h ih×2周→利伐沙班10mg qd po×1周抗凝治疗，12-14复查下肢深静脉超声提示未见明显血栓。患者病情平稳，准予出院。

嘱继续口服多西环素治疗2周，感染内科门诊随诊。

循证治疗策略

鹦鹉热衣原体感染是社区获得性肺炎（CAP）的一种罕见病原体，约占全部CAP的1.03%，又称鹦鹉热。

鹦鹉热衣原体是革兰阴性的专性细胞内细菌。患者通常有鸟类以及其他动物如绵羊、山羊、狗等接触史，但仅有少数患者可以提供。几乎所有的患者在第一次就诊时都表现出不明原因的CAP，其中部分患者可能恶化为重症肺炎。针对常见CAP病原体的药物通常不能覆盖鹦鹉热，所以早期诊断很重要。鹦鹉热没有特殊的症状、体征或常规实验室检查，诊断依赖于有针对性的血清学和病原学检查，因此这种疾病常被忽视。

鹦鹉热衣原体作为一种非典型CAP的病原体，有非典型肺炎的特点。一项包括980例CAP患者的研究显示，非典型肺炎分别与非呼吸道季节（5月初至10月初）、年龄<60岁、男性和没有慢性阻塞性肺疾病有关。另一项研究建议，有鸟类接触史、年龄<65岁且发生在非呼吸道季节的CAP患者应考虑检测鹦鹉热衣原体。

除肺炎外，鹦鹉热可以有多种肺外表现。①肾脏：出现蛋白尿、一过性少尿，有时会出现急性肾衰竭，可能与肾小管坏死有关。②肝脏：转氨酶升高常见，但少见黄疸型肝炎。③神经系统：鹦鹉热衣原体可引起中枢神经系统感染、感染后吉兰-巴雷综合征。④骨骼肌肉：引起反应性关节炎，但游走性关节炎和对称性多关节炎也有报道，重症肺炎也可伴发横纹肌溶解。⑤血液系统：产生冷凝集，有报道继发于鹦鹉热的急性血小板减少性紫癜、严重全血细胞减少和血栓性血小板减少性紫癜。⑥心血管系统：引起心内膜炎、心肌炎和心包炎。⑦妊娠期感染可引起流产，严重者可引起孕妇严重呼吸衰竭、肝衰竭和弥散性血管内凝血（DIC）。⑧其他：尚有皮肤和眼部并发症，如葡萄膜炎。

血清学检测是诊断鹦鹉热的经典方法，包括补体固定法、微免疫荧光法和酶联免疫吸附法，检测针对鹦鹉热的特异性抗体。普通PCR是准确检测病原体DNA的低通量方法，已被建议作为临床实践中的标准检测方法。mNGS是一种快速、全面检测生物体的革命性技术，可以提高传染病的诊断率，尤其是像鹦鹉热这样的罕见疾病。几乎所有的标本都可用于mNGS和PCR检测，但下呼吸道样本是更好的选择，大多数报道的mNGS检测样本是BALF、痰液和支气管吸液，而肺组织、血液和脑脊液也可用于检测。

四环素类药物是鹦鹉热的一线治疗药物。对于轻中度患者，多西环素100mg q12h po通常能产生快速的临床反应。对于危重患者，可静脉注射多西环素，一般治疗7～10天。当存在四环素类药物禁忌时，通常推荐使用红霉素或阿奇霉素等大环内酯类药物作为二线治疗药物。喹诺酮类药物尚需进一步评价。

最终诊断

鹦鹉热
重症肺炎
　Ⅰ型呼吸衰竭
肝功能异常
横纹肌溶解
下肢肌间静脉血栓
口周疱疹

案例解析

青年男性，急性起病，表现为社区获得性重症肺炎、意识障碍、转氨酶升高、横纹肌溶解，发病前有鸟类接触史，mNGS提示鹦鹉热衣原体。鹦鹉热衣原体是CAP的少见病原体，但鹦鹉热衣原体不仅来源于鹦鹉，鸽子等禽类也可以是传染源。由于发病率低，检测难度大，常被忽略，尤其是不能提供明确鸟类接触史时。鹦鹉热的诊断主要依赖血清学、PCR，病原体培养常无阳性结果。

鹦鹉热衣原体的血清学检查有诸多弊端：①由于抗体血清转换通常发生在感染后的1～2周，依靠血清学的诊断有一定的滞后性，常为回顾性诊断。②难以鉴别现症感染和既往感染。③鹦鹉热衣原体与其他衣原体、支原体有交叉反应，难以明确病原体。本例患者肺炎支原体、肺炎衣原体、沙眼衣原体抗体均为阳性，而mNGS只检测到鹦鹉热衣原体，可见抗原交叉反应十分严重。PCR是诊断该病的重要方法，但为低通量检测，需要临床医师考虑到该病原体感染才能开具相关检查。本例确诊依赖mNGS，该方法为高通量检测方法，可以敏感地检测出多种病原体，是不明原因感染的有效检测方法。

参考文献

[1] RICHARDS M J. Psittacosis [DB/OL]. Beijing: Wolters Kluwer UpToDate. (2022-08-23) . https://www.uptodate.cn/contents/psittacosis.

[2] RAEVEN V M, SPOORENBERG S M, BOERSMA W G, et al. Atypical aetiology in patients hospitalised with community-acquired pneumonia is associated with age, gender and season; a data-analysis on four Dutch cohorts [J]. BMC Infect Dis, 2016, 16: 299.

[3] RYBARCZYK J, VERSTEELE C, LERNOUT T, et al. Human psittacosis: a review with emphasis on surveillance in Belgium [J]. Acta Clin Belg, 2020, 75(1): 42-48.

病例 12　耶氏肺孢子菌肺炎

患者，女性，62岁。

主诉：气促1个月，加重伴咳嗽10天，发热5天。

入院情况

患者1个月前无明显诱因出现气促，活动后明显，无发热、咳嗽，无心悸、胸痛，自觉不影响生活，未诊治。10天前无明显诱因气促加重，伴干咳，无发热。5天前患者出现发热，T_{max} 38.9℃，持续4天，曾自服退热药（具体药物及剂量不详）。为进一步诊治今日就诊我院急诊。自发病以来，患者神志清楚，精神可，二便无明显改变，饮食睡眠可，体重无明显变化。

相关病史：1995年因"腿痛、关节痛、视物模糊、皮疹"于外院行皮肤活检诊断"系统性红斑狼疮"，给予泼尼松50mg qd，5年内逐渐减停，2000年未再服药，未再发作。2021-08-24患者因"系统性红斑狼疮活动胃肠道受累"予甲泼尼龙40mg qd ivgtt×7d→甲泼尼龙片（美卓乐）48mg qd po，10-20美卓乐减量至32mg qd服用至11-21（1个月前），皮疹、胃肠道症状已明显缓解。否认糖尿病、冠心病、肾衰竭等慢性病史。

查体：T 35.4℃，P 95次/分，R 17次/分，BP 122/78mmHg，SpO_2 86%@RA。轮椅入室，四肢、后背部及面部可见红色皮疹。心脏查体无特殊，双肺可闻及爆裂音，腹软，无压痛。右下肢凹陷性水肿。

血常规：WBC $5.52×10^9$/L，LY# $0.34×10^9$/L，余大致正常。

肝肾功能：LDH 771U/L，Alb 34g/L，TBil 13.2μmol/L，DBil 4.7μmol/L，ALT 30U/L，BUN 6.68mmol/L，Cr 54μmol/L。

炎症指标：hs-CRP 51mg/L。

胸部CT平扫（图12-1）：双肺弥漫间质性病变；双肺局限性肺气肿伴肺大疱；双肺门及纵隔多发淋巴结，部分稍大。

下肢深静脉彩超检查：右侧小腿肌间静脉血栓形成。

入院诊断

肺部感染

　耶氏肺孢子菌肺炎可能性大

　Ⅰ型呼吸衰竭

双肺局限性肺气肿伴肺大疱

系统性红斑狼疮

　胃肠道受累

右侧小腿肌间静脉血栓形成

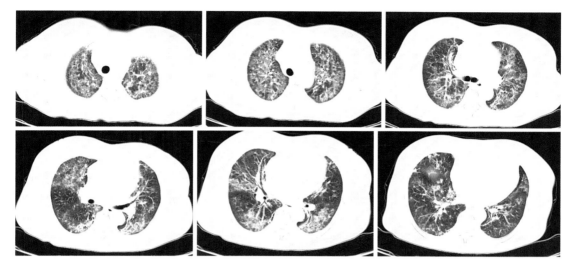

图 12-1 胸部 CT 平扫

诊断思维要点

患者以气促、咳嗽等呼吸道症状为突出表现，伴发热，查体双肺可闻及爆裂音，CT提示弥漫性间质性改变，综上，诊断肺部感染明确。肺部感染病原学方面，本例患者有基础免疫病，长期糖皮质激素治疗，存在免疫抑制基础，具有肺孢子菌肺炎（PCP）危险因素，且肺部CT表现符合耶氏肺孢子菌肺炎典型表现，即存在弥漫性磨玻璃样改变，应考虑PCP的诊断。

感染人类的肺孢子菌种命名已由卡氏肺孢子菌改为耶氏肺孢子菌，以此与感染大鼠的肺孢子菌种相区分。

PCP多发生于免疫功能受损的个体，CD4细胞计数较低的HIV感染者发生PCP的风险最高。风险较高的其他个体包括造血干细胞移植者、实体器官移植受者、癌症患者，以及接受糖皮质激素、化疗药物和其他免疫抑制剂治疗的患者。

PCP表现为"症状重，体征轻"，发生PCP的非HIV感染者通常表现为暴发性呼吸衰竭（常为Ⅰ型呼吸衰竭），伴发热和干咳，肺部查体可为阴性或少许干湿啰音。非HIV感染者中PCP的典型放射影像学特征为双侧弥漫性间质浸润，特别是广泛的磨玻璃样不透光区或囊性病灶，较少见的表现包括肺叶浸润、单个或多个结节等。LDH、$1,3-\beta-D-$葡聚糖试验（G试验）升高常是疑诊PCP的临床标志。

对于弥漫性磨玻璃样改变的肺炎患者，如果具有PCP危险因素，特别是对于存在免疫功能受损或正在接受免疫抑制治疗（如糖皮质激素、免疫抑制剂）的患者，应考虑PCP诊断。

LDH、$1,3-\beta-D-$葡聚糖升高具有提示意义，确诊PCP需要对呼吸系统样本（痰液、支气管肺泡灌洗液等）进行六胺银染色发现肺孢子菌的包囊或滋养体，或耶氏肺孢子菌DNA检测以识别肺孢子菌。

鉴别诊断方面，免疫抑制的患者同样容易发生CMV感染，影像学表现和PCP难以区分，可完善病原学检查，同时给予经验性治疗，若检查结果未发现CMV证据及时停用。

此外，本例患者同时发现小腿肌间静脉血栓形成，需高度警惕肺栓塞，可进一步完善CTPA明确是否同时合并肺栓塞。

诊疗经过

1. 常规检查

血气分析：pH 7.44，$PaCO_2$ 34mmHg，PaO_2 57mmHg，Lac 2.2mmol/L。

血常规：WBC 4.28×10^9/L，NEUT% 92.7%，LY# 0.30×10^9/L，PLT 192×10^9/L。

血生化：ALT 28U/L，Cr 53μmol/L，Alb 31g/L，Ca 2.01mmol/L，hs-CRP 10.97mg/L，LDH 537U/L。

心肌损伤标志物：cTnI＜0.017μg/L。

G试验：627.9pg/ml。

痰PCP-DNA：阳性（＋）。

2. 治疗经过

肺炎方面，PCP诊断明确，予复方磺胺甲噁唑片3# qid po+头孢他啶2g q12h ivgtt+莫西沙星0.4g qd ivgtt+更昔洛韦0.25g q12h ivgtt抗感染，以及甲泼尼龙40mg q12h ivgtt×5d→40mg qd ivgtt×5d→泼尼松片40mg qd po抗炎，低分子量肝素6000U ih q12h→利伐沙班10mg qd po等治疗。进一步筛查肺炎支原体、肺炎衣原体、嗜肺军团菌等不典型菌及其他细菌学均为阴性，CMV-DNA筛查阴性，根据病原学接结果停用相关治疗，最终方案为复方磺胺甲噁唑片3# qid po+泼尼松片40mg qd po。

合并症：SLE方面，系统评估后SLE轻度活动，风湿免疫科会诊后建议足量糖皮质激素治疗，风湿免疫科门诊就诊。

治疗后患者体温热峰下降至持续正常，炎症指标及胸部CT均显著好转，出院后继续抗PCP、抗炎治疗，呼吸科及风湿免疫科门诊随诊。

循证治疗策略

1. 对于非HIV感染的PCP患者

首选复方磺胺甲噁唑（TMP-SMX）治疗。肾功能正常患者的TMP-SMX总剂量为15～20mg/（kg·d）、分3次或4次静脉给药或口服；该给药剂量以TMP（甲氧苄啶）成分计，正常体重的患者一般给予3# qid。治疗周期一般为21天。

对TMP-SMX过敏的患者最好予以脱敏处理，若患者有严重过敏史（如Stevens-Johnson综合征、中毒性表皮坏死松解症），则不应使用TMP-SMX，也不应进行脱敏治疗，而应启用伯氨喹、克林霉素等二线治疗。

非HIV感染者在呼吸室内空气时动脉血气显示氧分压＜70mmHg或肺泡-动脉（A-a）氧分压差≥35mmHg，或脉搏血氧测定提示低氧血症（如@RA时SpO_2＜92%），需辅助性使用糖皮质激素：泼尼松40mg bid po×5d→20mg bid po×5d→20mg qd po×11d。

2. 对于HIV感染的中度或重度PCP患者

首选TMP-SMX，每天15～20mg/kg，每6～8小时分次静脉注射，临床情况改善后可改用口服制剂。疗程21天。无法耐受 TMP-SMX和治疗失败的患者，可进行替代治疗，即联用克林霉素+伯氨喹。且对于这类患者，应该给予糖皮质激素治疗，越早越好。

由于PCP感染者多为免疫抑制人群，易合并感染其他病原体，如肺炎链球菌等社区获得性肺炎等常见病原体、CMV、革兰阴性杆菌等，因此诊断初常联合呼吸喹诺酮/阿奇霉素+第三代头孢菌素类+更昔洛韦，待相关病原回报决定是否继续抗感染或停用相对应药物。

对于患者基础病的治疗，特别是使用糖皮质激素、免疫抑制剂的患者，需请相关专科会诊评估是否停用免疫抑制剂，以及糖皮质激素剂量及减停方案。

最终诊断

耶氏肺孢子菌肺炎
　Ⅰ型呼吸衰竭
双肺局限性肺气肿伴肺大疱
系统性红斑狼疮
　胃肠道受累
右侧小腿肌间静脉血栓

案例解析

患者中老年女性，亚急性病程，临床表现以气促、干咳为主，病程中出现发热，无寒战，实验室检查提示氧分压降低，影像学表现提示双肺弥漫磨玻璃影及斑片影，考虑肺部感染明确。病原学方面，患者近3个月曾使用糖皮质激素及免疫抑制剂，为PCP机会性感染易感因素，以气促起病，伴干咳，LDH明显升高，血常规淋巴细胞减少，G试验明显升高，肺CT表现为双肺弥漫磨玻璃影，高度符合PCP肺部感染临床表现，痰PCP-DNA阳性进一步佐证PCP诊断。

其他需要考虑的病原体可分为三类：以肺炎链球菌、流感嗜血杆菌、卡他莫拉菌、金黄色葡萄球菌、克雷伯菌属或大肠埃希菌、微需氧菌和厌氧菌（与误吸有关）为主的典型细菌，以军团菌、肺炎支原体、肺炎衣原体为主的不典型病原体，以及各种呼吸道病毒。本例患者无寒战等全身中毒表现及WBC计数升高，但不排除混合感染可能；长期大剂量糖皮质激素治疗常伴CMV机会性感染，完善CMV病原学检查，同时可经验性抗CMV治疗。针对这三类病原体，患者在治疗初期曾合用头孢他啶2g q12h+莫西沙星0.4g qd+更昔洛韦0.25g q12h抗感染，经过呼吸道标本与血CMV相关筛查均阴性，停用上述抗菌药物及抗病毒治疗。

只要提高对于高危因素人群PCP感染的认识，对于PCP肺炎的识别并不困难，治疗方案也较为固定，该案例是临床上较为经典的PCP肺炎。

参考文献

[1] THOMAS C F Jr, LIMPER A H. Treatment and prevention of *Pneumocystis* pneumonia in patients without HIV [DB/OL]. Beijing: Wolters Kluwer UpToDate. (2024-01-09). https://

www.uptodate.cn/contents/treatment-and-prevention-of-pneumocystis-pneumonia-in-patients-without-hiv.

[2] THOMAS C F JR, LIMPER A H. Epidemiology, clinical manifestations, and diagnosis of *Pneumocystis* pneumonia in patients without HIV [DB/OL]. Beijing: Wolters Kluwer UpToDate. (2023-11-16). https://www.uptodate.cn/contents/epidemiology-clinical-manifestations-and-diagnosis-of-pneumocystis-pneumonia-in-patients-without-hiv.

[3] 施文，沈恺妮. 协和内科住院医师手册[M]. 3版. 北京：中国协和医科大学出版社，2021.

患者，男性，65岁。

主诉：发热伴恶心、呕吐16天，进行性喘憋6天。

入院情况

患者04-06饮大量未煮熟井水后出现发热，T_{max} 39.4℃，有畏寒、寒战，伴恶心、呕吐、腹泻，具体量不详，自服布洛芬退热，但反复发热，每日2~3个热峰，逐渐出现胸闷、气短、乏力、全身肌肉酸痛、尿量减少。04-09外院就诊，查K 5.65mmol/L，凝血功能：APTT 42s、D-Dimer 36.92mg/L FEU，FDP 66.4mg/L，胸部CT示右肺支气管扩张伴炎症、肺气肿，予输液治疗（具体不详），无好转，当晚收入ICU诊治，予左氧氟沙星0.5g治疗。04-10查血气分析：pH 7.34，$PaCO_2$ 26mmHg，PaO_2 81mmHg，HCO_3^- 13.9mmol/L；Lac 2.71mmol/L；血常规：WBC 19.34×10^9/L，Hb 122g/L，PLT 35×10^9/L；血生化：Cr 486.5μmol/L，BUN 30.6mmol/L，ALT 166U/L，AST 348U/L，TBil 26.13μmol/L，DBil 22.82μmol/L，Alb 24.4g/L；PCT＞50ng/ml；凝血功能：PT 16.1s，APTT 57.2s，D-Dimer 102.32mg/L FEU，Myo＞1000ng/ml；血培养：（ESBL−）肺炎克雷伯菌，升级抗生素为哌拉西林钠他唑巴坦钠（特治星）2.25g bid。04-11患者发热伴血压下降，BP_{min} 80/40mmHg，复查胸腹部CT：左肺新见散在分布磨玻璃结节，肝内低密度影；予持续去甲肾上腺素静脉泵入、CRRT治疗，维持BP在110/60mmHg左右，肾功能好转，尿量逐渐恢复至1300ml。04-12减停去甲肾上腺素。04-13患者仍高热，出现咳嗽、咳痰，间断血性痰，憋气逐渐加重，需高流量吸氧40L/min，50% FiO_2，SpO_2 95%左右，升级美罗培南0.5g tid治疗。患者仍间断发热，每天2~3个热峰，无明显畏寒、寒战，一般状态好转，每日尿量恢复至2L左右（10mg呋塞米），04-17转普通病房。04-18患者持续高热伴寒战，复查床旁胸部X线片左肺实变较前显著进展，腹部超声示肝右叶内脓肿较前增大（4.5cm×4.3cm→4.6cm×6.0cm），未液化，无法穿刺引流，加用莫西沙星联合美罗培南治疗。04-19患者再次发热伴喘憋，听诊双肺布满湿啰音，SpO_2 70%@高流量60L/min，FiO_2 60%，查cTnI、NT-proBNP（−），予气管插管辅助通气治疗（CPAP，FiO_2 48%），插管后间断吸出血性痰，血压下降，BP 130/80mmHg@去甲肾上腺素 0.01μg/（kg·min），患者病情进展，04-22 120转运至我院抢救室。入院查血常规：WBC 5.78×10^9/L，Hb 84g/L，PLT 120×10^9/L。血气分析：pH 7.24，$PaCO_2$ 72mmHg，PaO_2 131mmHg，HCO_3^- 29.4mmol/L，Lac 1.1mmol/L，Cr 136μmol/L，BUN 16.57mmol/L，K 5.7mmol/L，Alb 33g/L；hs-CRP 154.1mg/L，PCT 5.5ng/ml；予美罗培南1g q12h抗感染治疗，行CT引导下肝脓肿置管引流术、CRRT治疗，患者持续Ⅱ型呼吸衰竭，呼吸机支持条件较高、需CRRT治疗，04-23收住EICU。

既往史：患慢性阻塞性肺疾病30余年，未诊治，未规律服药。未规律体检。否认高血压、冠心病、糖尿病等慢性病史。否认吸烟、酗酒史。平素务农，体力可。

查体：T 37.2℃，P 125次/分，R 30次/分，BP 175/85mmHg，SpO$_2$ 94%@气管插管呼吸机辅助通气（VC 400ml，FiO$_2$ 100%，PEEP 4cmH$_2$O，RR 20次/分）。持续镇静镇痛肌松状态，GCS评分：E1VTM1，桶状胸，右侧明显，左肺弥漫细湿啰音。心率125次/分，律齐，心音正常，各瓣膜听诊区未闻及杂音。腹软，无腹肌紧张，肠鸣音正常，余腹部查体因镇静状态无法配合。腰骶部及四肢均未见明显水肿。

04-10血培养（需氧/厌氧）：ESBL（−）肺炎克雷伯菌。

04-11腹部超声：肝右叶内可见4.5cm×4.3cm囊实性回声，边界尚清、回声欠均匀，内未见明显血流信号。

04-11胸腹部CT（图13-1）：双肺多发炎症表现，肝右叶团块状稍低密度影。

04-12～04-22胸部影像学（图13-2）：逐步加重。

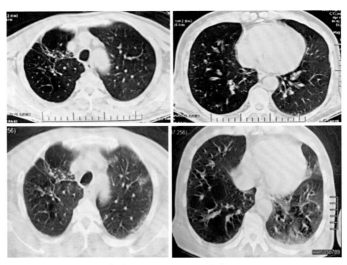

图13-1 患者04-11入院时胸部CT

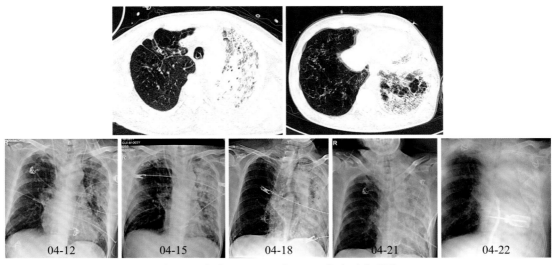

图13-2 患者从04-12到04-22复查胸部影像

入院诊断

侵袭性肝脓肿综合征［ESBL（−）肺炎克雷伯菌］

 肝脓肿

 肺部感染

  Ⅱ型呼吸衰竭

血流感染

 感染性休克

急性肾损伤（KDIGO 3期）

 高钾血症

低白蛋白血症

凝血功能异常

中度贫血

慢性阻塞性肺疾病

诊断思维要点

患者老年男性，急性起病，表现为高热伴恶心、呕吐、喘憋，血培养可见肺炎克雷伯菌，影像学检查提示肝脓肿、肺炎，抗感染治疗后脏器功能部分恢复，但仍反复高热，出现喘憋加重，Ⅱ型呼吸衰竭。结合临床表现、辅助检查结果及治疗反应，考虑侵袭性肺炎克雷伯肝脓肿综合征。侵袭性肺炎克雷伯肝脓肿综合征由肺炎克雷伯菌感染导致，可引起肝脓肿及肝外多部位浸润性感染，如脑膜炎、眼内炎、脓胸、脓毒性肺栓塞、坏死性筋膜炎、化脓性关节炎、血流感染等，病情进展迅速，病死率高。引起侵袭性肺炎克雷伯肝脓肿综合征者称为高毒力肺克。患者治疗过程中病情加重需要考虑以下情况。

（1）感染灶清除引流不充分：患者病情进展后复查肺内病变、肝内病变较前进展，此为支持点。肝内病灶首选穿刺引流，肺内病灶需加强痰液引流，故转至我院后立即予肝脓肿穿刺引流，后续可通过翻身拍背排痰、俯卧位、支气管镜加强痰液引流。根据侵袭性肝脓肿综合征特点，需警惕其他隐匿病灶可能，如颅内、瓣膜、眼内等部位，需完善评估、积极引流清除病灶。

（2）抗感染治疗不充分：包括药物选择、剂量、疗程三个层面。药物选择方面，患者外院病原学结果为ESBL（−）肺炎克雷伯菌，哌拉西林钠他唑巴坦钠、美罗培南均可覆盖该菌，药物选择问题证据不足。药物剂量方面，患者起病时存在急性肾损伤（AKI），抗菌药物根据估算肌酐清除率减量，哌拉西林钠他唑巴坦钠为2.25g bid，美罗培南为0.5g tid，两者属于β-内酰胺类，为时间依赖性抗生素，根据《抗菌药物药代动力学/药效学理论临床应用专家共识》，该类药物用于重症感染时需增加给药次数、延长滴注时间以优化治疗。哌拉西林钠他唑巴坦钠常规剂量为3.375g q6h，严重感染时需增加剂量至3.375g q4h；美罗培南常规剂量为1g q12h，重症感染时可增至2g q8h，静脉滴注；美罗培南稳定性较好，对于重症感染，可采用2g负荷剂量静脉滴注，延长滴注时间（3~4小时），或3~4g，24小时连续滴注提高疗效。患者虽存在

AKI，但早期液体复苏抗休克治疗、CRRT治疗、低蛋白血症均可增加药物代谢，后期肾功能恢复，但仍持续高热、病情进展，美罗培南用量未做调整，病情进展考虑与剂量不足有关。疗程方面，肝脓肿治疗疗程长，但患者起病后外院已持续治疗近2周，虽未达到足疗程，但持续抗感染治疗未中断，不考虑为病情进展因素。综上，患者病情进展与引流不充分、抗生素剂量不足相关。

诊疗经过

1．评估

（1）病灶评估

眼科：未见眼内炎表现。

胸腹盆增强CT：肺气肿双肺多发斑片影，肝右叶不均匀强化低密度影，肝脓肿可能。

超声心动图：EF 75%，重度肺动脉高压，中度三尖瓣关闭不全，左心室肥厚，未见瓣膜赘生物。

头颅MRI：未见颅内感染。

（2）病原学检查

气管插管吸取物：偶见G⁻杆菌；抗酸、真菌（－）。

肝脓肿穿刺液培养：16小时报警G⁻杆菌，微生物鉴定，全敏感肺炎克雷伯菌。

血培养：培养5天未见细菌生长。

（3）脏器功能检查

血气分析：pH 7.19，$PaCO_2$ 64mmHg，PaO_2 65mmHg，HCO_3^- 23.7mmol/L，Lac 0.6mmol/L。

血常规：WBC 7.12×10^9/L，NEUT% 69.5%，Hb 86g/L，PLT 140×10^9/L。

PCT：1.60ng/ml。

血生化：Alb 30g/L，GGT 173U/L，ALP 218U/L，PA 77mg/L，TG 1.74mmol/L，K 5.0mmol/L。

凝血功能：PT 14.9s，INR 1.35，APTT 46.7s。

病情严重程度评分：SOFA评分14分，APACHE Ⅱ评分28分。

2．治疗经过

（1）积极抗感染治疗：患者重症感染，入院后持续肝脓肿引流，持续CRRT治疗，予美罗培南1g q12h治疗，监测其谷浓度2.1μg/ml，峰浓度12.9μg/ml，美罗培南加量至1g q8h治疗，患者肾功能恢复，脱离CRRT，监测其谷浓度16.8μg/ml，峰浓度31.1μg/ml。调整剂量为0.5g q8h治疗，监测体温、炎症指标好转，05-02降级为头孢他啶治疗，05-05患者肺内病变反复、CRP升高，再次升级美罗培南治疗，后积极抗炎、气道管理治疗，患者肺内病变好转，05-11成功降级为头孢他啶治疗至出院。

（2）呼吸支持：持续气管插管接呼吸机辅助通气，患者左肺重症肺炎、右肺慢性阻塞性肺疾病急性加重期（AECOPD），根据呼吸力学调整其参数，04-24患者病情进一步恶化，呼吸机支持已达极限仍不能维持氧合，严重呼吸酸中毒仍不能纠正，于当天行VV-ECMO支持，后续积极气道管理，气管镜下吸痰+q4h振肺排痰+q2h～q4h吸痰，增加气道湿化、雾化、扩张支气管治疗，监测血气、APTT调整参数，患者肺内逐渐出现哮鸣音，内源性PEEP增加，考虑

AECOPD，04-27至05-01予甲泼尼龙40mg治疗，患者肺内哮鸣音显著好转，停用激素后患者肺内哮鸣音明显，脱机困难，05-05再次加用甲泼尼龙40mg qd后肺内哮鸣音逐渐减少，于05-07撤除ECMO，05-09复查胸部CT左肺实变较前好转，但左肺容积减小，右肺牵拉（图13-3）。完善基础病评估，免疫球蛋白3项+补体2项+铁4项：IgA 6.70g/L，Fe 68μg/dl，Fer 511ng/ml；补体（－）；抗核抗体谱（17项）、系统性血管炎相关自身抗体谱（4项）：（－）；肿瘤标志物：促胃液素（GAS）79pg/ml，CA125 117.0U/ml，Cyfra 211 4.4ng/ml；余（－），未见自身免疫病、肿瘤证据，继续激素治疗，患者呼吸状况持续好转，于05-10拔除气管插管，改无创呼吸机序贯治疗及后续高流量至低流量氧疗，后续激素逐渐减量。

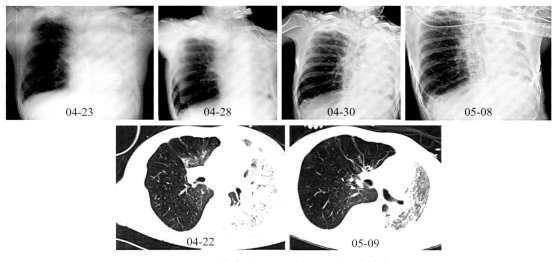

图 13-3 患者从 04-22 到 05-09 影像学变化

（3）CRRT治疗：患者AKI，入院后CRRT治疗优化容量管理，监测尿量逐渐恢复，04-29停CRRT。后续监测Cr、BUN、尿量较好。

（4）其他：根据患者肠道情况予胃肠营养支持、保护胃黏膜、肠道益生菌治疗。

循证治疗策略

面对侵袭性肺炎克雷伯肝脓肿综合征的患者，诊和治要同时进行。识别高危患者，全面评估病灶，积极引流，脏器支持，充分足量抗感染治疗。重症、多种脏器功能不全、需要脏器支持的患者抗菌药物药代动力学（PK）/药效动力学（PD）异于普通患者。患者年龄、性别、体重、感染严重程度、肝肾功能障碍、严重低蛋白血症可明显影响药物的PK和PD。此外，药物自身特性、清除途径、CRRT滤器及治疗参数也会影响药物代谢。

（1）药物自身特性对CRRT时药物清除的影响：相对分子质量<5000的药物可通过弥散作用被清除，相对分子质量越小，通过透析清除的速度越快。血液滤过主要通过对流对药物进行清除，对流对药物的清除主要与超滤率有关，超滤率越大，清除率越高，与相对分子质量大小关系较小。表观分布容积（Vd）越小，药物在血液中的浓度越高，CRRT时越容易被清除；

Vd越大，CRRT时越不易被清除。药物的蛋白结合率（PB）越高，游离状态的药物越少，CRRT对药物的清除影响越小；相反，则CRRT对药物的清除率大。目前临床所用大多数滤器的血液侧带正电荷，能吸附带负电荷的抗菌药物，此类药物的清除增加。药物的相对分子质量、PB、电荷及滤过膜的特性均可影响筛过系数（Sc）。Sc越接近0说明药物越难被清除；越接近1，则药物越容易被清除。

（2）药物清除途径的影响：通常药物的清除是经肾脏清除、肾外器官清除和体外清除的总和。若药物主要通过肾脏清除，则在AKI时CRRT可能是该药物的主要清除途径，须关注药物剂量的调整；若药物清除以肾外途径为主（如主要经肝脏清除），CRRT对药物的清除影响不大，一般不需调整剂量。

（3）CRRT滤器及治疗参数：滤膜的孔径决定滤膜的最大截留相对分子质量，一般在35 000 ~ 55 000，最大截留相对分子质量越大，抗菌药物清除越快。高通透性滤膜最大截留相对分子质量>60 000，使得高PB抗菌药物的清除显著增加。滤膜面积越大，对药物的清除越多。滤膜的吸附能力也是CRRT清除溶质的途径之一，影响滤膜吸附能力的因素主要有以下几个方面。①滤膜材质：不同膜材吸附能力不同，如与天然膜材相比，聚丙烯腈膜对氨基糖苷类和左氧氟沙星的吸附能力较强。②滤膜面积：滤膜面积越大，吸附能力越强。③滤膜所带电荷：多数膜材血液侧带正电荷，对带负电荷的抗菌药物吸附能力较强，但不容易吸附带正电荷的药物（如氨基糖苷类）。④滤器使用时间：滤膜对药物吸附清除是一个逐渐饱和的过程，滤器使用时间越长，通过吸附清除抗菌药物的量越小。滤膜两侧跨膜压越大，对药物的清除率越高。

（4）CRRT模式：主要通过肾脏清除的药物（如β-内酰胺类）持续静脉-静脉血液滤过透析（CVVHDF）的清除效率高于持续静脉-静脉血液滤过（CVVH）。对于非肾清除药物，CRRT对其清除影响小。治疗剂量越大，药物清除速度越快。

ECMO治疗对抗菌药物代谢的影响。①ECMO改变药物Vd：ECMO时，预冲和液体复苏主要增加抗菌药物的Vd，使血药浓度下降。对于Vd小的亲水性药物建议ECMO时增加负荷剂量。②ECMO增加药物吸附、降低血药浓度：ECMO管路和膜肺直接对药物的吸附作用可造成药物被吸附扣留。ECMO对不同药物的吸附存在差异，主要与膜材和药物本身的性质有关，特别是对亲脂性药物和高PB药物影响较大。吸附增加药物的Vd，降低血药浓度。美罗培南是亲水性（log P-0.6）、PB低（约2%）的时间依赖性抗生素，主要经肾清除。体外实验显示美罗培南在ECMO回路内显著丢失。成人体内研究指出，在ECMO下接受美罗培南治疗的患者，标准剂量（1g q8h）便能达到常规的靶血药浓度。本例患者单用ECMO治疗时使用美罗培南1g q8h剂量，其药物浓度远高于临床需求。

推荐重症患者用药过程中需监测药物浓度调整用量。

最终诊断

侵袭性肝脓肿综合征［ESBL（-）肺炎克雷伯菌］
肝脓肿
肺部感染

Ⅱ型呼吸衰竭

　　血流感染［ESBL（‑）肺炎克雷伯菌］

　　感染性休克

急性肾损伤

高钾血症

低白蛋白血症

凝血功能异常

中度贫血

慢性阻塞性肺疾病急性加重

案例解析

　　患者起病早期即明确诊断肝脓肿、肺部感染、血流感染、感染性休克、急性肾损伤，致病菌为敏感肺炎克雷伯菌，根据病原学及肾功能情况予抗感染治疗，效果欠佳，病情进展，一方面考虑与疾病早期脓肿无法充分引流有关，另一方面可能与抗生素剂量不足相关，故该类患者需根据病原学药敏情况，监测抗生素血药浓度，足量使用抗生素，尤其需注意CRRT、ECMO支持治疗对血药浓度的影响。虽然目前可通过公式推算，但药物分布代谢影响因素较多，条件允许应监测血药浓度调整剂量。患者第二个特点为肺内病变，左肺实变、右肺为COPD表现，其呼吸机参数设置需兼顾两者病变特点，个性化调整设置。病程中患者在足量抗感染、积极引流病灶情况下出现喘憋加重、CRP升高，激素治疗后好转，后复查胸部CT可见左肺容积较前减小，因ECMO持续抗凝无法完成支气管镜下活检获得病理诊断，结合临床、治疗反应综合分析，考虑感染诱发的炎症反应可能性大。

参考文献

[1] 中国医药教育协会感染疾病专业委员会. 抗菌药物药代动力学/药效学理论临床应用专家共识[J]. 中华结核和呼吸杂志，2018，41（6）：409-446.

[2] 章媛，曾振华，张庆，等. 体外膜肺氧合对抗菌药物药代动力学影响的研究进展[J]. 南方医科大学学报，2021，41（5）：793-800.

[3] SHEKAR K, FRASER J F, TACCONEFS, et al. The combined effects of extracorporeal membrane oxygenation and renal replacement therapy on meropenem pharmacokinetics: a matched cohort study [J]. Crit Care, 2014, 18(6): 565.

患者，女性，66岁。

主诉：憋气4天，加重6小时。

入院情况

患者约4天前无明显诱因出现憋气，活动时明显，静息状态下减轻，夜间可平卧，无咳嗽、咳痰、发热，无胸痛、咯血，无意识障碍、黑朦，未就诊。6小时前患者晨起后憋气加重，喘息明显，就诊于我院急诊，测BP 134/99mmHg，HR 117次/分，SpO$_2$ 95%，查血气：pH 7.45，PaCO$_2$ 33mmHg，PaO$_2$ 59mmHg，Lac 2.2mmol/L，HCO$_3^-$ 22.1mmol/L；心肌损伤标志物：CK-MB（–），cTnI 0.150μg/L，NT-proBNP 156pg/ml；D-Dimer 4.88mg/L FEU。心电图：Ⅰ导联S波，Ⅲ导联T波倒置。急诊超声：左侧胫后静脉及小腿肌间静脉血栓形成；CTPA：右肺动脉主干及分支、左肺动脉分支多发充盈缺损（图14-1）。考虑"急性肺栓塞"，给予依诺肝素注射液6000U皮下注射，转入抢救室。

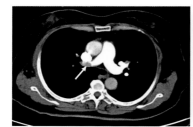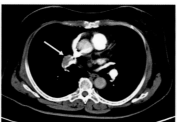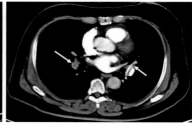

图 14-1 CTPA

注：显示肺栓塞。

患者自发病以来，神志清楚，饮食可，大小便正常，体重变化不详。

既往史：2020-07因憋气于我院诊断为"肺栓塞"，为双侧肺动脉分支，详细筛查后具体病因不明，规律口服利伐沙班20mg qd，曾两次复查CPTA提示无肺动脉充盈缺损，于2021-06停药。高血压病史20年，血压最高150/100mmHg，平素口服苯磺酸氨氯地平5mg qd，昨日测BP 144/90mmHg，平素未规律监测。否认糖尿病、冠心病、肾衰竭等慢性病史。

查体：P 120次/分，BP 95/74mmHg，SpO$_2$ 99%@鼻导管3L/min。双肺呼吸音清，未闻及干湿啰音及胸膜摩擦音。心律齐，P$_2$>A$_2$。腹软，无压痛、反跳痛。左下肢轻度可凹性水肿。

血常规：PLT 191×10^9/L，WBC 11.99×10^9/L，NEUT% 80.1%，NEUT# 9.61×10^9/L，RBC 4.93×10^{12}/L，Hb 153g/L，HCT 42.7%。

血生化：肝肾功能正常。

入院诊断

急性肺动脉栓塞（右肺动脉主干及分支、左肺动脉分支，高危）

    Ⅰ型呼吸衰竭

    梗阻性休克可能性大

左胫后静脉、小腿肌间静脉血栓形成

高血压（1级，低危）

诊断思维要点

患者老年女性，急性起病，有憋气、喘息的症状，根据临床症状、体征，既往静脉血栓栓塞（VTE）病史，临床诊断首先考虑肺栓塞（PE）。结合Wells评分，患者符合下肢深静脉血栓形成（DVT）临床表现（3分）、临床提示PE可能性大于其他疾病（3分）、HR＞100次/分（1.5分）、既往PE病史（1.5分），总分9分＞6分，为高度可能。进一步完善辅助检查，CK、CK-MB、cTnI均为阴性，D-Dimer升高，超声提示下肢DVT，CTPA可见明确肺动脉充盈缺损，急性PE诊断明确，部位也已明确。

危险分层方面，血流动力学不稳定的PE又称大块或高危型PE，血流动力学不稳定指引起低血压的PE。低血压有两种定义：SBP＜90mmHg或SBP与基线相比下降≥40mmHg，且持续时间＞15分钟；或需要血管加压药或正性肌力药物支持，并且用其他原因不能解释的低血压。血流动力学稳定的PE，若伴有右心室负荷增加或心肌损伤则称为次大块或中危型PE。无右心室负荷增加或心肌损伤证据则称为低危型PE。本例患者存在血压下降趋势，SBP下降≥40mmHg，心率代偿性增快，考虑为循环不稳定代偿，同时存在心肌损伤标志物升高等心肌损伤的表现，因此危险分层为高危。

鉴别诊断方面，对于有PE症状和体征的患者，主要的鉴别诊断包括心力衰竭、肺炎、心肌缺血或梗死、心包炎、慢性阻塞性肺疾病急性加重、气胸和肌肉骨骼疼痛等。多数可通过CTPA来明确。PE的确定性影像学检查包括CTPA，以及少数情况下应用通气/灌注（V/Q）显像或其他影像学检查。对于血流动力学不稳定且行确定性影像学检查不安全的患者，可采用床旁超声心动图或下肢静脉超声来获得PE的推定诊断。

诊疗经过

结合患者临床症状、体征、辅助检查，PE诊断明确，存在血压下降趋势，SBP下降≥40mmHg，心率代偿性增快，考虑为循环不稳定代偿，同时存在心肌损伤标志物升高等心肌损伤的表现，考虑高危PE，存在溶栓指征。与患者家属交代病情后，家属同意溶栓，予阿替普酶50mg以25mg/h静脉泵入，后序贯为普通肝素持续静脉泵入，目标APTT在基础值的1.5～2倍，之后患者憋气有所减轻，血压回升，BP 135/82mmHg，HR 75次/分，SpO_2 99%@NC 2L/min。

呼吸内科专科会诊，2天后停用肝素，调整为低分子量肝素6000U q12h皮下注射，监测D-Dimer下降，患者无憋气、胸痛等，将抗凝方案改为利伐沙班15mg bid po，门诊继续随诊调整后续诊疗。

循证治疗策略

PE的治疗方案需根据病情严重程度而定，因此必须迅速、准确地对患者进行危险度分层以制订相应的治疗策略。

PE患者出现休克或低血压时住院期间死亡风险极高，尤其在入院最初数小时内，除给予血流动力学和呼吸支持外，起始抗凝首选静脉普通肝素。

一旦诊断（或高度怀疑）高危型PE，应结合患者的风险状况和现有医疗条件选择最佳的再灌注方案，包括全身溶栓、手术取栓或导管介入治疗。其中，直接再灌注治疗，尤其全身溶栓，是高危型PE患者的最佳治疗选择。在急性PE起病48小时内即开始行溶栓治疗，能够取得最大的疗效，但对于有症状的急性PE患者在6～14天行溶栓治疗仍有一定作用。

我国临床上常用的溶栓药物有尿激酶和重组组织型纤溶酶原激活剂（rt-PA）阿替普酶两种。

（1）尿激酶：2014年欧洲心脏病协会推荐方法为：负荷量4400U/kg，静脉注射10分钟，随后以每小时4400U/kg持续静脉滴注12～24小时；或采用2小时溶栓方案：300万U持续静脉滴注2小时。《中国急性肺栓塞诊断与治疗专家共识（2015）》建议我国尿激酶治疗急性PE的用法为：20 000U/kg每12小时静脉滴注。需要注意的是，使用尿激酶溶栓期间勿同时使用普通肝素。

（2）rt-PA：2014年欧洲心脏病协会推荐方法为：100mg，2小时内静脉给予；或按0.6mg/kg给药，静脉注射15分钟。《中国急性肺栓塞诊断与治疗专家共识（2015）》建议50～100mg持续静脉滴注，无需负荷量。rt-PA溶栓时是否停用普通肝素无特殊要求，输注过程中可继续应用。溶栓治疗结束后，应每2～4小时测定APTT。当其水平低于基线值的2倍时，开始规范的肝素治疗，推荐溶栓治疗后的数小时继续给予普通肝素，然后可切换成低分子量肝素或磺达肝癸钠。

最终诊断

急性肺动脉栓塞（右肺动脉主干及分支、左肺动脉分支，高危）
　　Ⅰ型呼吸衰竭
　　梗阻性休克可能性大
左胫后静脉、小腿肌间静脉血栓形成
高血压（1级，低危）

案例解析

患者老年女性，既往肺栓塞且规律治疗史，此次起病、临床表现均较典型，以憋气起病，心电图未见典型ACS表现，下肢不对称水肿，既往PE病史，均是临床需高度警惕PE的征象，患者在循环尚可代偿阶段即快速完善了具有确诊意义的CTPA，给后续的溶栓治疗决策奠定了基础。

当高度怀疑高危型PE但又不能快速完善CTPA时，可借助床旁超声心动图评估右心室负荷，同时可与心肌梗死进行鉴别。对于疑似高危型PE患者，应立即启动静脉普通肝素抗凝治疗，一旦明确诊断或高度怀疑高危型PE，首选全身溶栓治疗。

溶栓治疗绝对禁忌证：①出血性脑卒中。②6个月内缺血性卒中。③中枢神经系统损伤或肿瘤。④近3周内重大外伤、手术或头部损伤。⑤1个月内消化道出血。⑥已知的出血高风险患者。

相对禁忌证：①6个月内短暂性脑缺血发作（TIA）。②应用口服抗凝药。③妊娠或分娩后1周。④不能压迫止血部位的血管穿刺。⑤近期曾行心肺复苏。⑥难于控制的高血压（SBP＞180mmHg）。⑦严重肝功能不全。⑧感染性心内膜炎。⑨活动性消化性溃疡。

需要注意的是，对于危及生命的高危型PE，大多数禁忌证应视为相对禁忌证。有溶栓禁忌或溶栓失败伴血流动力学不稳定的患者，可行外科手术取栓。对全量全身溶栓有禁忌或溶栓失败者，也可行经皮导管介入治疗。

由此可见，本例患者成功救治的第一步是快速准确识别PE，明确PE后快速进行危险分层的评估，在患者循环尚可代偿阶段但已表现为血流动力学不稳定（SBP明显下降、HR增快）时即进行了全身溶栓治疗，诊断、危险分层、治疗决策均有效、快速，为高危型PE溶栓治疗成功救治的典型病例。

参考文献

[1] THOMPSON B T, KABRHEL C, PENA C. Clinical presentation, evaluation and diagnosis of the nonpregnant adult with suspected acute pulmonary embolism [DB/OL]. Beijing: Wolters Kluwer UpToDate. (2024-01-19). https://www.uptodate.cn/contents/clinical-presentation-evaluation-and-diagnosis-of-the-nonpregnant-adult-with-suspected-acute-pulmonary-embolism.

[2] 中华医学会心血管病学分会肺血管病学组. 急性肺栓塞诊断与治疗中国专家共识（2015）[J]. 中华心血管病杂志，2016，44（3）：197-211.

[3] KONSTANTINIDES S V, TORBICKI A, AGNELLI G, et al. 2014 ESC guidelines on the diagnosis and management of acute pulmonary embolism [J]. Eur Heart J, 2014, 35(43): 3033-3069.

[4] KONSTANTINIDES S V, MEYER G, BECATTINI C, et al. 2019 ESC Guidelines for the diagnosis and management of acute pulmonary embolism developed in collaboration with the European Respiratory Society （ERS）: the task force for the diagnosis and management of acute pulmonary embolism of the European Society of Cardiology （ESC） [J]. Eur Respir J, 2019, 54(3): 1901647.

患者，女性，25岁。

主诉：反复发热、憋气3周，加重4天。

入院情况

2022-05-28患者进食羊肉串后恶心、呕吐2次，无腹痛、腹泻，无呛咳，当天夜间出现发热，体温未测，感憋气，略咳嗽，无咳痰。于当地住院治疗，体温波动于38.5～38.8℃，血常规：WBC 26.1×10^9/L，NEUT% 94.9%，LY% 1.4%，Hb 142g/L，PLT 164×10^9/L；血生化、凝血功能、尿常规、便常规（－）；超声心动图未见瓣膜赘生物。予头孢唑肟抗感染、退热、利尿等对症支持治疗3～4天发热、憋气较前好转，05-30复查血常规：WBC 11.3×10^9/L，NEUT% 79.4%，Hb 151g/L，PLT 183×10^9/L；06-03超声心动图：动脉导管未闭术后，导管水平未见分流，左心室整体功能增强，LVEF 82.6%；06-03颈部血管彩超（－）。06-05好转出院。06-06患者再次出现发热、憋气、不能平卧，静息状态下仍喘憋明显，略咳嗽，无咳痰、咯血，遂再次于当地住院治疗，查T-SPOT.TB（－）、继续头孢唑肟抗感染、退热、利尿等对症支持治疗3～4天症状再次缓解。06-14停药返家当天再次发热、憋气，T_{max} 39.5℃，06-15头胸腹CT：双肺背侧感染，余未见明显异常，继续头孢唑肟抗感染、退热、利尿等对症支持治疗，仍反复发热。遂于06-17转至当地另一医院，血常规：WBC 7.27×10^9/L，NEUT% 71.0%；抗布氏杆菌抗体（－）；PCT 0.33ng/ml；BNP 122.53pg/ml；血生化（－）；补体+免疫球蛋白：C3 0.87g/L，IgM 7.83g/L，凝血功能（－）、便常规+OB（－）；予莫西沙星抗感染、呋塞米利尿及对症支持治疗，效果不佳，遂于当日出院。06-18来我院急诊，查血气分析：pH 7.44，$PaCO_2$ 27mmHg，PaO_2 59mmHg，HCO_3^- 18.1mmol/L，Lac 4.5mmol/L；血常规：WBC 15.59×10^9/L，NEUT% 96.0%，PLT 160×10^9/L，Hb 127g/L；PCT 1.90ng/ml；hs-CRP 24.90mg/L；肝肾功能、心肌损伤标志物（－），NT-proBNP 202pg/ml；胸部CT：双肺弥漫磨玻璃影，双下肺大片实变。抢救室予以文丘里面罩吸氧、美罗培南+莫西沙星抗感染等治疗，并收入EICU。发病以来，患者神志清，精神差，饮食睡眠较前差，大小便未见明显异常，体重无明显变化。

相关病史：患者诉近7年家中可闻及"霉味"，近4年干咳，在家中较严重，居住于其他环境时减轻，2个月前起每日于家中使用加湿器，加湿器内部极少清洗，有异味。2021-08出现活动耐量下降，诊断动脉导管未闭，毛细血管前性肺动脉高压，口服安立生坦、他达拉非，2021-09-06行右心导管检查+左心导管检查+主动脉弓造影+动脉导管未闭封堵术，术后活动耐量正常。2022-04复查右心漂浮导管：SPAP 42mmHg，04-12停用安立生坦、他达拉非，改为西地那非20mg tid，因发热时伴喘憋，后改为安立生坦5mg qd、他达拉非20mg qd。2021-08发现高尿酸血症，非布司他治疗10余天后尿酸900μmol/L→400μmol/L后停药，无痛风发作。2021-08发现亚临床甲状腺功能减退症，未用药。2021-08超声提示脂肪肝。个人史、家族史无特殊。

查体：T 38.0℃，P 105次/分，R 38次/分，BP 121/53mmHg，SpO$_2$ 100%@文丘里面罩10L/min、FiO$_2$ 40%。神志清，精神差，全身皮肤黏膜未见黄染、出血点，全身浅表淋巴结未触及肿大。呼吸急促，双肺呼吸音粗，双下肺可闻及散在湿啰音。心率105次/分，心律齐，各瓣膜听诊区未闻及病理性杂音。腹软，无压痛、反跳痛，肠鸣音3次/分，肝脾肋下、剑下未及。四肢无水肿，双侧Babinski征阴性。

入院诊断

重症肺炎
　Ⅰ型呼吸衰竭
肺动脉高压（WHO分级Ⅲ级）
　动脉导管未闭封堵术后
　右心衰竭
高乳酸血症
急性胃肠道感染可能
亚临床甲状腺功能减退症
脂肪肝

诊断思维要点

患者青年女性，亚急性病程，临床表现为反复发热、干咳，伴呼吸困难。近1周症状加重，表现为持续发热、呼吸困难加重、呼吸衰竭。查体双下肺可闻及湿啰音。化验提示近期白细胞增多及中性粒细胞比例升高，其他炎症指标也明显升高。影像学方面，2022-04胸部CT大致正常，2022-06-18胸部CT显示双上肺弥漫磨玻璃影，局部可疑气体陷闭，肺尖部局部可见磨玻璃密度气腔结节，双下肺病变较重，表现为对称性磨玻璃及实变影伴局部小叶间隔增厚。结合病程、发热、呼吸道症状及血常规和炎症指标升高，以及影像学表现，首先考虑肺部感染。

结合患者起病地点，考虑为社区获得性肺炎（CAP）可能性大，CAP且表现为重症肺炎者常见病原体包括肺炎链球菌、非典型病原体及病毒等。本例患者胸部影像学主要特点为双肺弥漫性间质改变，弥漫分布，双肺上叶可见磨玻璃密度气腔结节，部分融合，伴可疑气体陷闭。再结合抗生素治疗效果欠佳，肺部病变可能存在的原因如下。

（1）病毒感染：患者可有肺间质病变表现，如腺病毒及流感病毒等，可完善病原学检查，同时进一步完善T/B细胞亚群寻找间接证据。

（2）病毒感染诱发急性呼吸窘迫综合征：患者存在急性加重的呼吸衰竭，双肺弥漫性病变，重力依赖区为重，需警惕感染继发的急性呼吸窘迫综合征。

（3）过敏性肺炎：患者家中长期有异味，近期有加湿器使用史，存在过敏性肺炎的可疑暴露因素，影像学所示上肺磨玻璃影、磨玻璃气腔结节及可疑气体陷闭可符合急性/亚急性过敏性肺炎表现，但不支持点在于下肺病变为著。可完善胸部高分辨率CT（HRCT）+吸气呼气相进一步评估有无气体陷闭，可完善支气管镜，送检BALF细胞分类及T细胞亚群以协助诊断。

（4）肺水肿：患者有先心病病史，CT可见小叶间隔增宽，NT-proBNP较基线值升高，需警惕，但患者经动脉导管未闭封堵术后症状改善，肺动脉压下降，左心功能正常，无水肿等表现，不支持。

（5）其他发热病因的鉴别诊断：①感染性心内膜炎，患者动脉导管未闭封堵术后，心脏内存在异物，血流感染风险较高，但外院超声心动图未见赘生物，心脏听诊未闻及杂音，2套外周血培养阴性，暂无支持证据，可复查超声心动图，重点观察封堵器周围有无赘生物。②隐匿性感染，患者血常规及炎症指标升高，除肺部外，还需警惕其他脏器隐匿性感染，但目前无指向性症状体征，右下腹压痛已自行缓解，必要时完善腹盆CT。③非感染性疾病，青年女性，炎症指标升高，抗生素无效，应警惕自身免疫病，但无多器官受累表现，ANA、ANCA均阴性，目前无结缔组织病、ANCA相关性血管炎证据。对于青年女性的不明原因发热还应警惕大动脉炎，但本例患者查体未闻及血管杂音，四肢血压对称可测出，外院颈动脉超声正常，目前无证据，且不能解释肺内病变，暂不考虑。

综上，重点考虑两方面病因：未知病原的肺部感染继发急性呼吸窘迫综合征和过敏性肺炎。

诊疗经过

1．常规检查

血气分析@文丘里40%：pH 7.39，PaO_2 36.3mmHg，$PaCO_2$ 123mmHg，HCO_3^- 21.7mmol/L，BE −2.2mmol/L。

血常规：WBC 17.83×10^9/L，LY% 2.9%，NEUT% 94.7%，Hb 114g/L，PLT 149×10^9/L。

血生化：ALT 9U/L，Cr（E）53μmol/L，BUN 3.13mmol/L，Alb 35g/L。

炎症指标：PCT 2.70ng/ml；hs-CRP 86.40mg/L。

心肌损伤标志物：CK 21U/L，cTnI<0.017μg/L，NT-proBNP 257pg/ml。

抗核抗体谱（17项）、ANCA（4项）、GM试验（−）。

补体2项+免疫球蛋白3项：IgM 2.77g/L。

2．病原学检查

外周血培养×2未报阳；G试验、GM试验、CMV+EBV-DNA、细小病毒B19、军团菌抗体均阴性；T/B细胞亚群11项：LY# 840/μl，B# 75/μl，NK# 65/μl，T4# 422/μl，T8# 269/μl，38T8% 76.7%，DRT8% 13.8%，T4/T8 1.57%。

06-19行床旁支气管镜，镜下未见异常分泌物，BALF GM试验、细菌涂片、真菌涂片、抗酸染色、墨汁染色、NGS（−），细胞分类：LY% 71%，CMV-DNA、EBV-DNA、PCP-DNA（−）。

3．影像学检查

头颅CT：未见明显异常。

06-18胸部CT平扫（图15-1）：新见双肺多发斑片、淡片影，双肺下叶为著，肺水肿？炎性改变？双肺多发微、小结节，较大者长径约6mm，均较前新见，原结节因斑片影受遮蔽显示欠清；前上纵隔淋巴结可能。

胸部HRCT+吸气呼气相（图15-2）：呼气相可见明显气体陷闭，双上肺磨玻璃样病变加重，双下肺实变较前吸收。

超声心动图：动脉导管未闭封堵术后，封堵器在位，未见明显赘生物。

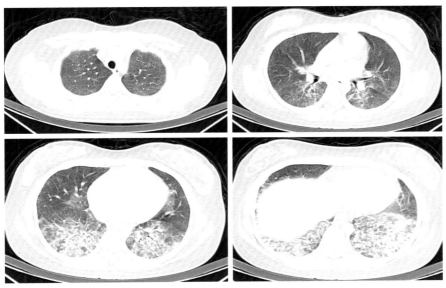

图 15-1　胸部 CT 平扫

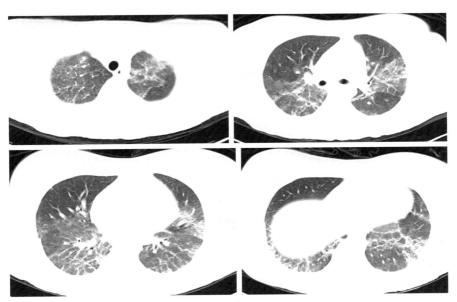

图 15-2　胸部 HRCT

4. 治疗经过

（1）原发病方面：患者家中长期有异味，近期有加湿器使用史，存在过敏性肺炎的可疑暴露因素，影像学所示上肺磨玻璃影、磨玻璃气腔结节及可疑气体陷闭符合急性/亚急性过敏性炎表现。复查胸部HRCT+吸气呼气相CT，呼气相可见明显气体陷闭，双上肺磨玻璃样病变加重，双下肺实变较前吸收。支气管镜检查送检BALF细胞分类：LY% 71%，病原学阴性。结合以上病史及影像学、病原学结果，诊断考虑过敏性肺炎。06-24起予泼尼松40mg治疗，其间按需氧气支持，逐渐从HFNC、文丘里面罩下调，06-27起脱氧，SpO_2可维持在93%以上，憋气好转，活动耐量改善。

（2）感染方面：06-18起曾经验性予以亚胺培南西司他丁500mg q6h+莫西沙星0.4g qd经验性抗感染治疗，病原学回报后停用亚胺培南西司他丁，继续莫西沙星0.4g qd抗感染治疗，患者未再发热，咳嗽好转。监测WBC 17.83×10^9/L→4.41×10^9/L，NEUT% 94.7%→67.2%，hs-CRP 118.4mg/L→1mg/L，PCT 2.7ng/ml→0.33ng/ml。

（3）肺动脉高压、心力衰竭方面：继续安立生坦5mg qd、他达拉非20mg qd，控制液体入量，间断予呋塞米利尿，患者整体出入量平衡，NT-proBNP维持正常，无急性心力衰竭发作。

（4）左眼结膜炎方面：患者入院后出现左侧睑结膜及眼睑肿胀，请眼科会诊后予以冲洗结膜囊，重组牛碱性成纤维细胞生长因子滴眼液（贝复舒）修复黏膜，妥布霉素滴眼液（托百士）局部消炎，1周后好转。

循证治疗策略

过敏性肺炎（HP）又称外源性过敏性肺泡炎，分为急性、亚急性或慢性。对于病史、工作或家中环境检查和/或血清特异性IgG提示诱发性抗原暴露的患者，HRCT显示典型特征时可确诊，典型特征包括小叶中心性小结节、磨玻璃影、密度降低和血供减少的小叶区域。BALF淋巴细胞增多（>20%）可进一步支持诊断，但不一定必需。

怀疑HP做HRCT时，应让患者取仰卧位连续采集2次影像：一次在患者深吸气时摄片，另一次在长呼气后1秒时摄片。比较吸气相和呼气相HRCT图像，是获取空气潴留证据（马赛克衰减）的最佳方式。

HP的治疗：患者应完全避免持续暴露于刺激性抗原，特别是进展性疾病患者。一种例外情况是，某些初始症状迅速消退的HP患者可能在持续低水平暴露后仍表现良好。对于有轻度或间歇性症状且肺功能测定几乎没有异常的急性HP患者，回避致病抗原通常可使症状和肺功能好转。对于有症状的急性或亚急性HP患者，若肺功能受损、HRCT显示有弥漫性肺病但无感染迹象，除回避抗原外，还建议给予1个疗程的口服糖皮质激素治疗，可缩短症状持续时间。常规初始剂量为0.5mg/（kg·d）泼尼松等效剂量，最大剂量为30mg/d；初始剂量维持1～2周。一旦患者症状改善，在接下来的2～4周逐渐减少泼尼松剂量至停药。极少需要维持治疗，通常仅在患者无法回避致病抗原时进行。

对于慢性HP患者，应根据需要给予支持治疗，如戒烟、接种季节性流感疫苗和肺炎球菌疫苗、肺部康复以及辅助供氧。对于慢性或纤维性HP患者，建议尝试口服糖皮质激素。糖皮质激素的常规初始剂量为0.5mg/（kg·d）泼尼松等效剂量，最大剂量为30mg/d，持续4～8周，之后在3个月内逐渐减量至20mg/d，随后根据症状和肺功能情况逐渐减量至停药。另外，在症状和肺功能受损为轻度且无炎症表现时，也可不给予糖皮质激素。对于尝试糖皮质激素治疗但无炎症表现的患者，在3个月后再次评估，若无明确获益证据则迅速逐渐减少泼尼松剂量至停药。

硫唑嘌呤和吗替麦考酚酯已用于抗原移除和全身性糖皮质激素治疗无效的慢性HP患者，

并取得了一定成功，但缺乏临床试验数据。

大多数急性或亚急性HP患者几乎可完全恢复肺功能，某些病例在停止刺激性暴露后可能需要数年才能恢复。与炎症表现更多的患者相比，纤维性组织病理学表现更多的患者预后更差。存在成纤维细胞灶和致密胶原纤维化可能是死亡或需要肺移植的独立预测因素。

最终诊断

亚急性过敏性肺炎
重症社区获得性肺炎（病毒性肺炎不除外）
　Ⅰ型呼吸衰竭
肺动脉高压（WHO 分级 Ⅱ级）
动脉导管未闭封堵术后
左眼结膜炎
亚临床甲状腺功能减退症
脂肪肝

案例解析

患者青年女性，有明确环境诱发因素，病程中完善胸部HRCT+吸气呼气相：呼气相可见明显气体陷闭，双上肺磨玻璃样病变加重，双下肺实变较前吸收。支气管镜检查BALF细胞分类：LY% 71%，BALF：CMV-DNA、EBV-DNA、PCP-DNA（－）。结合病史，考虑HP诊断明确，予泼尼松治疗后症状明显缓解，活动耐量改善。

本例患者在病初就诊时诊断重症肺炎，但如果初始治疗效果不佳，需完善病原学、细胞学等检查明确具体感染微生物或其他可能的病因。

参考文献

[1] SELMAN M, PARDO A, KING T E Jr. Hypersensitivity pneumonitis: insights in diagnosis and pathobiology [J]. Am J Respir Crit Care Med, 2012, 186(4): 314-324.

[2] GIRARD M, ISRAËL-ASSAYAG E, CORMIER Y. Pathogenesis of hypersensitivity pneumonitis [J]. Curr Opin Allergy Clin Immunol, 2004, 4(2): 93-98.

[3] SALISBURY M L, MYERS J L, BELLOLI E A, et al. Diagnosis and treatment of fibrotic hypersensitivity pneumonia. Where we stand and where we need to go [J]. Am J Respir Crit Care Med, 2017, 196(6): 690-699.

病例 16 肺泡出血

患者，女性，80岁。

主诉：腰痛1个月，发热1周，呼吸困难伴咯血3天。

入院情况

患者1个月前（2021-04-07）洗澡后出现双腰区隐痛，双大腿肌肉酸痛，无下肢放射痛，无发热等不适，自行按摩治疗、卧床1周，腰部疼痛不能缓解。04-21就诊当地诊所，静脉输液治疗（甘露醇+舒筋活络药物，具体不详，共3天），腰痛及双大腿肌肉酸痛减轻，但有头晕，伴恶心，偶心悸，04-24就诊于当地医院，查血常规：WBC 7.88×10^9/L，Hb 79g/L，PLT 263×10^9/L；血生化：Cr 105μmol/L，ALT 47U/L，Alb 23g/L，CRP 165.41mg/L，ESR 126mm/h。尿常规：红细胞计数 2405.7/μl，尿蛋白（++）；补体、ASO、血尿免疫固定蛋白电泳、肿瘤标志物等大致正常。心脏CTA提示冠状动脉多支多处斑块形成，管腔中度狭窄，心肌损伤标志物阴性，考虑"冠心病"，予阿司匹林100mg qn（后患者Hb进行性下降停用，具体停药时间不详）抗血小板治疗，阿托伐他汀20mg qn降脂、美托洛尔12.5mg bid控制心室率、硝酸异山梨酯5mg bid扩冠等治疗，效果不佳。查ANCA抗体谱：抗中性粒细胞胞质抗体阳性，c-ANCA 阳性，PR3-ANCA>200AU/ml，MPO-ANCA 0.69AU/ml；ANA两项：ANA阳性1：100。行骨髓穿刺：骨髓有核细胞显著增生，细胞形态基本正常。胸部CT（04-30）提示双肺感染（图16-1），考虑"ACNA相关性血管炎，肺部感染，肾功能损伤"，予美罗培南+莫西沙星抗感染，地塞米松（10mg qd，05-05～05-08）及甲泼尼龙（40mg bid 05-09）等治疗。05-02患者出现发热，T_{max} 37.8℃，无畏寒、寒战，可自行降至正常。05-07晚患者突发胸闷、喘憋、咳嗽、咳血性痰，端坐无缓解，呼吸困难进行性加重，伴咳血性泡沫痰2次，量约3ml，05-08复查肺部CT（图16-2）提示双肺斑片状阴影较前明显增多，监测Hb较前进行性下降，为51g/L（05-09），于05-10晨转入我院抢救室，入室SpO$_2$ 66%@储氧面罩，血常规：WBC 17.83×10^9/L，Hb 68g/L，

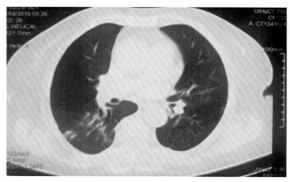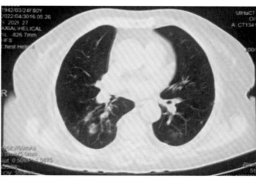

图 16-1 04-30 胸部 CT

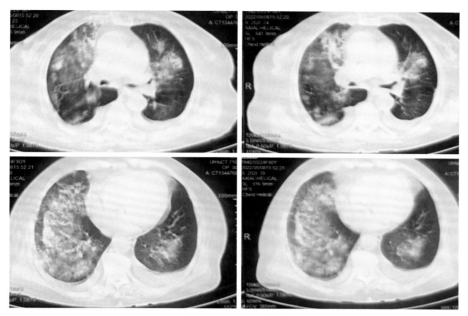

图 16-2 05-08 胸部 CT

PLT 279×10⁹/L；血生化：Cr 237μmol/L，ALT 19U/L，CRP 110.7mg/L。C3 0.677g/L，C4及免疫球蛋白正常范围，ANCA抗体谱：cANCA-IgG 1∶80（＋），PR3-ANCA（CLIA）＞4000 AU/ml。考虑"呼吸衰竭、ANCA相关性血管炎，肺泡出血可能性大，肺部感染不除外"，予以气管插管呼吸机辅助通气、镇痛、镇静后血压下降，经皮右颈深静脉置管泵入去甲肾上腺素维持血压、头孢他啶2g once+莫西沙星0.4g once抗感染、氢化可的松100mg once后收入EICU。

病程中，患者饮食欠佳，大小便如常，否认肉眼血尿及尿量减少，近期体重无明显变化。

相关病史：高血压病史6年，最高血压不详，规律口服缬沙坦80mg qd，血压控制情况不详。冠心病病史6年，平素服用"稳心颗粒、心可舒片"治疗。个人史、婚育史、月经史、家族史无特殊。

查体：T 37.2℃，P 110次/分，R 24次/分，BP 161/73mmHg@去甲肾上腺素0.1μg/（kg·min），SpO₂ 94%@气管插管接呼吸机辅助呼吸（P-A/C，PC 18cmH₂O，PEEP 5cmH₂O，f 12次/分，FiO₂ 60%）。Ht 157cm，Wt 60kg，BMI 24.34。镇痛镇静状态，CPOT评分0分，RASS评分−3分。发育正常，查体无法配合。全身皮肤黏膜未见黄染、破溃，腹部皮肤可见皮下淤斑。全身浅表淋巴结未触及肿大。右侧颈内静脉置管留置中，气管插管中。颈软无抵抗，颈静脉无充盈、怒张，肝颈静脉回流征（−）。气管居中，双侧颈部未闻及血管性杂音。胸廓正常，双肺呼吸运动对称，双肺呼吸音粗，可闻及广泛湿啰音。心率110次/分，心律齐，各瓣膜听诊区未闻及病理性杂音。腹软，压痛反跳痛检查不能配合，肠鸣音2次/分，肝脾肋下、剑下未及。双下肢及腰骶部无水肿。

入院诊断

ANCA相关性血管炎

弥漫性肺泡出血可能性大

　　Ⅰ型呼吸衰竭

　急性肾损伤（KDIGO 3级）

　中度贫血

肺部感染不除外

　双侧胸腔积液

高血压（3级，很高危）

冠心病

诊断思维要点

如患者出现进行性呼吸困难、咯血/咳粉红色泡沫痰，抗感染治疗无效，同时存在Hb进行性下降，双肺病变为双肺弥漫性多发斑片影+磨玻璃影+索条影，需考虑肺泡出血。同时要进行以下相关分析和鉴别。

1．分类

根据病理机制，肺泡出血分为4种类型。

（1）血管本身病变引起的肺泡出血。①血管炎性病变：如ANCA相关性血管炎，其中最易发生肺泡出血的是显微镜下多血管炎（MPA），其次是嗜酸性肉芽肿性多血管炎（EGPA）。EGPA出现弥漫肺泡出血相对少见。抗肾小球基底膜病也容易出现肺泡出血，通常完善抗GBM抗体协助明确诊断。此外，过敏性紫癜、冷球蛋白相关小血管炎等小血管炎也会引起肺泡出血。②血管病方面：如抗磷脂综合征（APS），多引起血栓及女性流产，少数患者可出现微血管血栓形成继发肺泡出血，通常出现肺泡出血为灾难性APS。

（2）肺泡损伤引起的肺泡出血：腺病毒、新型冠状病毒、SARS病毒、流感病毒等感染，以及吸入性因素、药物性因素均可引起肺泡出血表现。其次，重症胰腺炎、休克等肺外因素也可引起肺泡损伤导致肺泡出血。

（3）遗传性肺泡出血：如特发性含铁血黄素沉积症，但一般发病年龄小，肺内表现为慢性进展以及反复肺泡出血、逐渐出现的肺纤维化表现。

（4）特发性弥漫性肺泡出血：病因不明，但糖皮质激素治疗有效，需除外其他因素才可诊断。

2．鉴别诊断

（1）急性左心衰竭：典型临床表现为咳粉红色或白色泡沫痰，也可表现为明确的血性痰，伴端坐呼吸、夜间阵发性呼吸困难等；影像学表现为肺超声B线增多，胸部X线片双肺门肺纹理增粗、Kerley线、肺实质渗出、不同程度胸腔积液及叶间裂积液等表现；实验室检查存在NT-proBNP升高，但基本不会出现Hb下降表现。

（2）肺栓塞：多表现为突发呼吸困难、咯血、胸痛，有部分患者为轻度、渐进性呼吸困难，CT影像学多为楔形实变影，而非弥漫磨玻璃影或斑片影，基本不会出现Hb下降情况。

（3）支气管扩张/肺动静脉畸形所致咯血：以咯血为首要临床表现，继而出现呼吸困难、继发感染表现，少量咯血时Hb无明显下降，影像学多表现为支气管扩张及其周围渗出或沿支气管血管束分布局灶渗出，出现双肺散在弥漫性渗出情况可能性极小。

（4）原发性细支气管肺泡癌：临床表现多为渐进性呼吸困难、活动耐量下降，可出现痰中带血，但很少出现咯血或咳粉红色泡沫痰，胸部CT可表现为弥漫性肺实质浸润，不存在Hb进行性下降。

诊疗经过

1．常规检查

血常规+网织红细胞：WBC 12.23×10^9/L，NEUT% 89.6%，Hb 62g/L，RET% 1.94%，RET# 42.10×10^9/L，PLT 197×10^9/L。

血生化：Alb 29g/L，LDH 286U/L，BUN 11.89mmol/L，Cr 252μmol/L，TRF 0.87g/L，TIBC 123μg/dl，TS 96.2%，Fer 798ng/ml，SFA 3.6ng/ml，sTfR 10.42nmol/L，TfR/F 4.0，LDL-C 1.61mmol/L；cTnI 0.43μg/L。

炎症指标：CRP 84.98mg/L，ESR 30mm/h。

凝血功能：PT 14.8s，PT% 60.1%，INR 1.32，APTT 32.6s，D-Dimer 4.18mg/L FEU。

血气分析：pH 7.35，PaCO$_2$ 37mmHg，PaO$_2$ 98mmHg，HCO$_3^-$ 20.1mmol/L，Lac 0.9mmol/L。

甲状腺功能：T3 0.42ng/ml，T4 4.20μg/dl。

尿常规：WBC 15cells/μl，BLD 200cells/μl，PRO≥3.0g/L。

24小时尿总蛋白定量：0.44g/24h。

便常规+OB：OB（＋）。

肿瘤标志物：Cyfra 211 6.6ng/ml，ProGRP 281.0pg/ml。

2．免疫学检查

狼疮抗凝物、Coombs试验、抗肾小球基底膜抗体：均（－）。

3．血液检查

外周血细胞形态学分析：红细胞大小不等，可见大红细胞，余未见异常。

血浆游离血红蛋白、尿含铁血黄素试验、因子Ⅷ抑制物：均（－）。

4．病原学检查

军团菌抗体（IgG+IgM）+肺炎支原体+肺炎衣原体抗体、甲流/乙流/RSV核酸检测（Xpert）、细小病毒B19 IgM抗体检测、TORCH-IgM、G试验+GM试验、T-SPOT.TB：均（－）。

支气管肺泡灌洗病原学及NGS：（－）。

颈内静脉导管尖培养：（－）。

05-13、05-19尿培养：屎肠球菌；05-28尿培养：季也蒙念珠菌。

05-18合格痰细菌涂片：革兰阴性球杆菌较多，杂菌少量，革兰阴性杆菌较多，革兰阳性球菌少量，培养：（－）。

05-25合格痰真菌培养：烟曲霉、近平滑念珠菌。

5．影像学检查

气管镜检查：镜下见左下叶、右下叶背段和基底段、右上叶均可见中-大量红色黏痰。

6. 治疗经过

综上，考虑ANCA相关性血管炎、弥漫性肺泡出血、Ⅰ型呼吸衰竭、急性肾功能不全、心脏受累不除外。

（1）血管炎方面：05-10风湿免疫科及肾内科会诊，考虑ANCA相关性血管炎诊断明确，予甲泼尼龙80mg qd ivgtt+环磷酰胺（累计1.2g）治疗，同时血浆置换（05-10、05-11、05-12、05-13、05-16、05-20共6次）治疗，辅以补钙、抑酸，复方磺胺甲噁唑1# qd po预防机会性感染，后复查患者PR3 ANCA效价逐渐下降（＞4000AU/ml→1536AU/ml→1022AU/ml→990AU/ml），05-19激素减量至甲泼尼龙40mg qd ivgtt。考虑患者肾功能恢复困难，建议继续甲泼尼龙40mg qd×2周。环磷酰胺改为0.2g 每3~4天一次，密切监测血常规，灵活调整用药频率，警惕骨髓抑制，必要时可再用人丙种球蛋白。

（2）呼吸方面：继续气管插管接呼吸机辅助呼吸，头孢他啶2g q8h ivgtt（05-11起调整剂量为1g q12h）+莫西沙星0.4g qd ivggt×3天经验性抗感染，05-13因肺泡灌洗液及痰液细菌学回报均阴性且无非典型病原菌感染证据，考虑呼吸衰竭病因主要为弥漫性肺泡出血，05-13起停用莫西沙星。05-18患者试脱机状态下氧合稳定，生命体征尚平稳，行支气管镜充分吸痰后予以拔除气管插管，鼻导管吸氧并逐渐下调氧流量至2L/min，监测患者呼吸情况稳定，$SpO_2 \geqslant 95\%$，复查胸部CT示肺内病变逐步好转（图16-3）。05-25痰培养烟曲霉、近平滑念珠菌，结合患者肾功能，开始卡泊芬净0.5g qd ivgtt抗真菌治疗，同时根据肌酐水平调整头孢他啶用量为0.5g qd ivgtt。

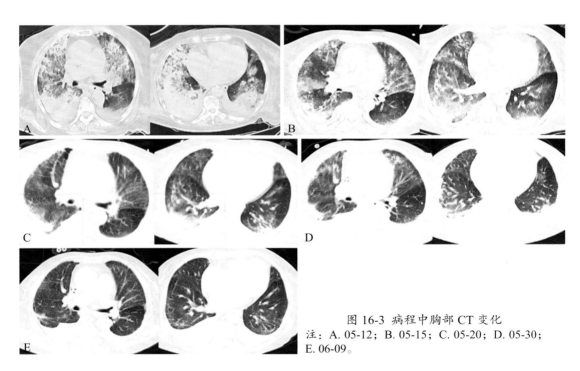

图16-3 病程中胸部CT变化
注：A. 05-12；B. 05-15；C. 05-20；D. 05-30；E. 06-09。

（3）肾脏方面：患者入室后少尿伴肌酐水平升高、容量负荷重，予CRRT支持减轻容量负荷。加用琥珀酸亚铁0.2g tid po、促红细胞生成素3000U ih 每周3次纠正肾性贫血。患者容量负荷改善后停用CRRT，监测患者尿量可，但肌酐及尿素氮水平持续高位，且患者恶心、呕吐明显，05-27于局麻下行半永久透析导管置入，并间断行床旁血滤支持，后逐渐脱离血液净化。

（4）心脏方面：患者入室后心肌损伤标志物轻度升高，考虑血管炎心脏受累可能，ACS不除外。05-20心房颤动发作，HR 160～170次/分，BP 100/50mmHg，胺碘酮转复效果欠佳，HR逐渐升至220次/分，BP降至64/45mmHg，予双向同步电复律150J 1次、200J 3次，均不能转复，同时予去甲肾上腺素静脉泵入升压，完善血气及血常规未见明确可逆性因素，请心内科会诊考虑心房颤动，建议伊布利特10ml静脉注射，约5分钟后患者转复窦律，HR 80～90次/分，BP 120/40mmHg左右，加用胺碘酮及地尔硫䓬口服维持窦律及控制心室率，心电监护示偶发房性及室性期前收缩，未再出现心房颤动，HR波动在70～90次/分，但监测患者心肌损伤标志物水平仍偏高，复测ECG有ST-T动态变化，心内科随诊，考虑ACS明确，病因与基础冠心病、贫血、急性肾损伤等相关，建议如排除活动性出血，且PLT稳定在60×10^9/L以上，同时无其他禁忌，可试用氯吡格雷75mg qd，加单硝酸异山梨酯、美托洛尔等。因患者肺泡出血尚未稳定，且血小板低，未加用抗血小板药物。

（5）感染方面：05-20患者发热，PCT较前升高，尿常规提示白细胞125cell/μl，且入室后尿培养2次均为尿肠球菌，考虑存在泌尿系感染，加用万古霉素1.0g q12h静脉抗感染治疗，05-22患者血流动力学稳定且为预防导管相关性感染拔除右颈内静脉导管，导管尖培养阴性，05-23回报万古霉素浓度67μg/ml，遂停用万古霉素，监测万古霉素浓度53μg/ml（05-26）→20.7μg/ml（05-30），故暂未恢复万古霉素治疗，05-28尿培养回报季也蒙念珠菌，考虑卡泊芬净可覆盖，暂未加用其他药物。

（6）营养方面：入室后因患者镇静镇痛、气管插管接呼吸机辅助呼吸，遂予肠内营养1000ml/d。拔除气管插管后患者恢复自主进食，食欲可，耐受可。

治疗后患者一般情况好，病情相对稳定，转入普通病房继续治疗后出院。

（7）病程中肺部CT变化：见图16-3。

循证治疗策略

肺泡出血（DAH）因原发疾病不同，治疗方案有所差异，主要治疗原则为病因治疗+支持治疗。

1．病因治疗

停用致病药物/停止暴露、逆转过度抗凝、治疗感染。肺泡出血需与感染所致急性呼吸窘迫综合征鉴别，必须排除感染后才能开始全身糖皮质激素和免疫抑制治疗。通常在等待微生物检查时即开始经验性抗感染治疗。

（1）毛细血管炎性DAH：可危及生命，需要立即治疗。大多数毛细血管炎病因的治疗都是全身糖皮质激素+免疫抑制治疗，如环磷酰胺、利妥昔单抗或血浆置换。通常在等待毛细血管炎具体病因确诊性检查结果的同时开始用大剂量糖皮质激素，之后再根据检查结果选择其他免疫抑制治疗。先静脉用甲泼尼龙冲击治疗（500～2000mg/d，分次给予），最多持续5天，然后转为口服药并逐渐减量，最后维持使用。其他免疫抑制治疗方案的选择取决于疾病的严重程度、预计的糖皮质激素治疗效果以及具体基础疾病。

（2）药物诱发的DAH：如果怀疑是药物诱发的DAH，应停用可疑药物。此外，对于大部分已有或即将发生呼吸衰竭的患者，建议开始全身糖皮质激素治疗。如果患者情况稳定，且有全身糖皮质激素治疗的禁忌证，停用可疑药物后也可观察。

（3）过度抗凝或出血性疾病：如果DAH由药物或病变引起的出血性疾病所致，则主要治疗方案是逆转过度抗凝及纠正出血素质。

2．支持治疗

氧疗支持、必要时无创/有创机械通气、体外膜氧合（ECMO）。

最终诊断

ANCA相关性血管炎
 弥漫性肺泡出血
  Ⅰ型呼吸衰竭
 慢性肾功能不全急性加重
  高钾血症
 血液系统受累
  中度贫血
   肾性贫血
   营养性贫血（铁、叶酸缺乏）
  血小板减低
 心脏受累不除外
肺部感染（近平滑念珠菌、烟曲霉）
 双侧胸腔积液
泌尿系统感染（屎肠球菌、季也蒙念珠菌）
巨细胞病毒感染
高血压（3级，很高危）
类固醇性糖尿病
冠心病
 急性非ST段抬高型心肌梗死
心功能不全（NYHA分级Ⅲ级）
心律失常
 阵发性心房颤动
 房性期前收缩
 室性期前收缩

案例解析

患者老年女性，亚急性病程。病程初期表现为腰痛、尿蛋白（+），肌酐升高，需从肾脏本身疾病（肾小球肾炎、肾病综合征等）以及全身疾病肾脏受累（结缔组织病、高血压肾病等）

两方面进行鉴别。

进一步完善检查：c-ANCA及p-ANCA阳性，嗜酸性粒细胞计数不高，病程中无紫癜样皮疹，无自发性流产史，除外嗜酸性肉芽肿性多血管炎、过敏性紫癜、抗磷脂综合征等，明确诊断ANCA相关性血管炎。

治疗过程中患者出现突发呼吸困难、咯血、呼吸衰竭，影像学显示双肺散在斑片影+磨玻璃影，抗感染治疗无效，监测Hb进行性下降，双肺斑片+磨玻璃影较前加重，需考虑血管炎控制不佳继发肺泡出血的可能，条件允许下尽快行支气管镜肺泡灌洗可快速支持明确诊断（灌洗液血性程度越来越重）。

在急诊患者中，当疾病病程中存在免疫色彩，同时出现突发咯血/咳粉红色泡沫痰（<7天），双肺快速进展弥漫渗出，无法用心力衰竭/感染解释时，需关注患者气道分泌物颜色及性状、Hb水平，警惕肺泡出血，在完善病原学前经验性抗感染治疗保驾的基础上尽早给予糖皮质激素、免疫抑制剂等治疗以改善患者预后。

参考文献

[1] DANOFF S K, HALLOWELL R. The diffuse alveolar hemorrhage syndromes [DB/OL]. Beijing: Wolters Kluwer UpToDate. (2023-01-03). https://www.uptodate.cn/contents/the-diffuse-alveolar-hemorrhage-syndromes.

[2] JENNINGS C A, KING TE Jr, TUDER R, et al. Diffuse alveolar hemorrhage with underlying isolated, pauciimmune pulmonary capillaritis [J]. Am J Respir Crit Care Med, 1997, 155(3): 1101-1109.

[3] SCHWARZ M I, BROWN K K. Small vessel vasculitis of the lung [J]. Thorax, 2000, 55(6): 502-510.

病例 17 运动神经元病

患者，女性，71岁。

主诉：呼吸费力伴四肢乏力3月余，加重10天。

入院情况

患者气管插管女儿代诉：3月余前患者无明显诱因出现呼吸费力，呈持续性，平卧好转，活动后加重，无发热、咳嗽、咳痰，无喘鸣、胸痛等不适，夜间可平卧，伴四肢乏力，下肢为著，仍可做饭，在助行器下走动，无肌肉酸痛、皮疹、关节痛，无饮水呛咳，肢端无手套、袜套样感觉减退，后症状逐渐加重，表现为呼吸费力加重，咳痰费力，翻身、梳头困难，遂由家属带至医院就诊，查血常规：WBC 5.95×10^9/L，NEUT% 79.5%，Hb 150g/L，PLT 263×10^9/L；血气分析：pH 7.43，$PaCO_2$ 50mmHg，PaO_2 65mmHg，HCO_3^- 33.1mmol/L（不吸氧）；D-Dimer 1060μg/L，FDP 3.3μg/ml；肿瘤标志物（-）；CTPA未见肺栓塞；胸部CT：右肺上叶胸膜下多发炎性结节；头颅CT：右侧颞部侧裂池网膜囊肿；颈椎CT：颈3~6椎体平面椎管减压、双侧椎弓根部内固定术后，颈椎生理曲度侧凸、变直，颈椎骨质退行性变；胸腰椎MRI：胸4~11椎体平面黄韧带肥厚，腰1椎体陈旧性压缩；腰2椎体结节状异常信号。腰4~5椎间盘轻度膨出。腰椎间盘退行性变。因呼吸费力无法配合完成肺功能。患者食欲减退，合并憋气，当地予头孢噻肟、二羟丙茶碱、氨基酸、葡萄糖、电解质等治疗1周，症状好转，后行家庭氧疗，间断布地奈德、特布他林雾化治疗，患者症状趋于稳定。10天前患者突发咳痰费力伴窒息感，家属雾化、拍背后窒息感好转，但仍憋气，进行性加重，外院就诊，查血气分析：pH 7.45，$PaCO_2$ 53mmHg，PaO_2 124mmHg，HCO_3^- 34.3mmol/L；胸部CT：右肺中叶炎症，予哌拉西林钠他唑巴坦钠抗感染，鼻导管吸氧治疗，患者嗜睡、气短明显，复查血气分析：pH 7.2，$PaCO_2$ 89mmHg，PaO_2 140mmHg，予无创呼吸机辅助通气，患者呼吸急促，RR 32次/分，SpO_2 95%，予气管插管，后支气管镜下见右侧支气管中叶蛋清样异物堵塞，予泼尼松10mg tid×1天，哌拉西林他唑巴坦4.5g q8h（03-06~03-08）→头孢他啶2g q8h（03-08~03-15）+莫西沙星0.4g qd（03-14~03-15），患者喘憋好转，脱机困难，膈肌起搏治疗效果欠佳，SIMV模式，PS 12cmH₂O，PEEP 5cmH₂O，FiO_2 45%，患者气促，RR 35次/分，HR 120次/分，复查气管镜可见双下肺痰液较多，黏稠，咳痰困难。为进一步诊治转我院急诊抢救室，完善评估，血气分析：pH7.5，$PaCO_2$ 39mmHg，PaO_2 84mmHg，HCO_3^- 30.6mmol/L，CRP 115.6mg/L，D-Dimer 15.83mg/L，PCT、血常规、肝肾功能大致同外院，左小腿肌间静脉血栓形成，胸部CT双侧胸腔积液，双下肺膨胀性不全，头颅CT（-），为进一步诊治转EICU。

相关病史：2019-04出现便血，诊断直肠癌，外院行直肠癌根治术，手术前后化疗3次，复查无复发。2020-06因"右膝关节磨损"疼痛明显在外院行右膝关节置换术，术后服用艾瑞昔布3个月，利伐沙班2周。2021-06因"双下肢乏力、步态异常"外院就诊考虑椎管狭窄，颈椎压迫，并行颈椎椎管减压、双侧椎弓根内固定术，术后服药不详，恢复尚可，生活可自理，双下肢乏力减轻，步态异常恢复，可借助行器行走。否认高血压、冠心病、糖尿病等慢性病史，否认肝炎、结核、伤寒、疟疾等传染病史，否认外伤及输血史，否认药物、食物过敏史。曾接种一剂新冠疫苗，具体时间不详。

查体：气管插管连接呼吸机辅助通气，查体欠配合，面纹对称，无上睑下垂，双上肢近端肌力3$^+$级，远端肌力4$^+$级，双下肢肌力2级，四肢感觉、躯体感觉查体欠配合。双肺呼吸音粗，双下肺痰鸣音，双下肢无水肿。

入院诊断

肌无力原因待查
 神经肌肉病可能性大
 颈椎压迫损伤待除外
肺部感染
 Ⅱ型呼吸衰竭
 双侧胸腔积液
左小腿肌间静脉血栓形成
颈椎椎管减压及椎弓根内固定术后
右膝关节置换术后
直肠癌根治术后
腰椎陈旧性压缩性骨折

诊断思维要点

患者老年女性，隐匿起病，逐渐加重，慢性病程，累及四肢骨骼肌、呼吸肌，无意识障碍、无肌痛，无感觉异常，无尿潴留、便秘，因气管插管查体欠配合，主要为四肢肌力下降，可疑呼吸肌受累。辅助检查提示慢性Ⅱ型呼吸衰竭，血白细胞、CRP、肌酶大致正常，头颅CT、MRI以及颈椎、腰椎MRI未见明确病灶。目前需呼吸机支持，脱机困难。结合肌无力病史，考虑如下。

1. 定性诊断

隐匿起病，逐渐进展，符合神经系统变性特点。其次，需考虑代谢和营养性可能，但患者无酗酒、偏食、异食病史，可完善相关检查除外。无明确家族史，中年起病，遗传性、先天性疾病证据不足，但不除外基因突变或中年起病先天性疾病可能，必要时进一步检查除外。无明确毒物接触史，若其他疾病无法解释可进一步检查除外。无发热等全身系统症状受累，抗感染治疗无效，不支持感染性病变。隐匿起病，影像学无阳性发现，不支持血管性、外伤性病变。

2. 定位诊断

肌力、肌张力下降，存在肌萎缩，定位在肌肉、下运动神经元，腱反射欠配合，上运动神经元受累情况待定。

3．鉴别诊断

（1）重症肌无力：最常见的神经肌肉接头疾病。抗体介导的T细胞依赖性免疫攻击作用于乙酰胆碱受体和/或受体相关蛋白导致肌无力。特征为眼肌、延髓肌、四肢肌和呼吸肌无力不同组合，症状晨轻暮重。本例患者存在四肢肌和呼吸肌无力，但无眼肌受累，症状逐渐进展无明显波动，均不支持，可完善肌电图协助鉴别，必要时通过血清学检查除外。

（2）运动神经元病/肌萎缩侧索硬化：为持续进展性神经变性疾病，临床标志为上运动神经元和下运动神经元同时损害的症状和体征。常以不对称肢体无力起病，逐渐扩展。2019年Gold Coast诊断标准包括：某一肢体或身体节段有进行性上、下运动神经元症状和体征，或至少两个节段有进行性下运动神经元症状和体征，且没有可解释上和/或下运动神经元变性表现的其他疾病的电生理学、神经影像学和病理学证据。本例患者存在多个肢体下运动神经元受累，因查体欠配合，腱反射无法完成检查，可完善电生理、神经影像学、脑脊液检查等除外其他原因以诊断。

（3）脊髓型颈椎病：颈椎病变导致颈椎中央管狭窄继而压迫神经，造成脊髓功能障碍。可引起上肢和/或双下肢肌无力，上胸部或颈部感觉神经支配区域感觉缺失，排尿功能障碍、直肠括约肌功能障碍。本例患者老年女性，约1年前出现下肢无力伴麻木，外院颈椎MRI明确颈椎受压，经手术缓解压迫后症状一度好转，后再次出现进行性肢体无力，无感觉受累，复查颈椎MRI未见压迫，考虑目前症状非颈椎病变导致。

（4）神经系统副肿瘤综合征：由肿瘤转移、代谢肌营养缺陷、感染、凝血功能障碍和肿瘤治疗副作用等引起的一组异质性疾病，可累及神经系统任何部分。典型综合征包括脑脊髓炎、边缘叶脑炎、亚急性小脑变性、亚急性感觉神经元病、皮肌炎、Lambert-Eaton肌无力综合征等。其中亚急性运动神经元病又称前角细胞副肿瘤变性，表现为亚急性、进行性、无痛且常不对称下运动神经元性无力。本例患者基础直肠癌根治术后，手术前后曾接受化疗，术后1年未再复查，目前病变需警惕副肿瘤综合征可能，可完善PET/CT、肿瘤标志物以及脑脊液和血液相关抗体明确。

（5）吉兰-巴雷综合征：急性炎症性脱髓鞘性多发性神经病，由前驱感染诱发免疫应答导致。表现为进行性对称肌无力，伴腱反射减弱或消失，一般症状出现后4周达到高峰。腰椎穿刺可见蛋白-细胞分离。本例患者病程较长，不支持该疾病，可完善腰椎穿刺、肌电图进一步除外。

诊疗经过

1．常规检查

血气分析：pH 7.57，$PaCO_2$ 30mmHg，PaO_2 70mmHg，HCO_3^- 27.5mmol/L，Lac 1.0mmol/L。

血常规：WBC 6.32×10^9/L，NEUT% 76.0%，Hb 109g/L，PLT 275×10^9/L；网织红细胞：单个网织红细胞血红蛋白含量（CHr）27.8pg，余（－）。

肝全+肾全+脂全：K 3.1mmol/L，TP 52g/L，Alb 33g/L，UA 91μmol/L，P 0.79mmol/L，PA 116mg/L，IgG 5.33g/L，IgA 0.62g/L，Cr 35μmol/L，Fe 22μg/dl，TIBC 137μg/dl，Fer 229ng/ml。

心肌损伤标志物：cTnI 0.060μg/L，NT-proBNP 441pg/ml，Myo 200μg/L。

肿瘤标志物：CA125 41.9U/ml，SCCAg 5.3ng/ml。

便常规：（－）。

尿常规：pH 8.5，BLD 200Cells/μl。

内分泌方面：甲功2+甲功3（－）；ACTH 58.5pg/ml；血总皮质醇：F 27.5μg/dl；肾素活性（卧位）：PRA1 0.01ng/（ml·h），卧位醛固酮阴性。

免疫方面：系统性血管炎抗体谱、抗核抗体谱17项、ANA谱定量检验、外送肌炎抗体谱（－）。

床旁超声心动图：轻度二尖瓣关闭不全。

2．治疗经过

（1）感染方面：入院后予头孢哌酮钠舒巴坦钠（舒普深）3g q12h（03-15）抗感染治疗，同时完善床旁支气管肺泡灌洗，结果提示：纹带棒状杆菌，真菌培养：白念珠菌（＋）。留取外院导管尖细菌培养、药敏：苯唑西林耐药的表皮葡萄球菌，考虑为污染。CMV-DNA、EBV-DNA、墨汁染色、奴卡菌染色、PCP、T-SPOT、TB等均（－），患者体温正常，CRP逐渐下降，03-22抗生素降级为左氧氟沙星。

（2）气道方面：入院后持续呼吸机辅助通气，患者脱机困难，03-22行气管切开，术后恢复好。患者排痰困难使用排痰背心加强痰液引流。

（3）原发病方面：03-18患者肌电图示NCV上下肢运动波幅低；EMG上下肢及胸旁肌考虑神经源性损害可能。神经科会诊考虑运动神经元综合征，加用维生素B₁ 10mg tid po，甲钴胺（弥可保）0.5mg tid po，复合维生素B 1# tid po营养神经，根据其建议完善肿瘤标志物、副肿瘤标志物、血尿免疫固定电泳、腰椎穿刺（常规、生化、细胞学、病原学、副肿瘤相关检查、SOB）、PET/CT检查未见继发因素，神经科随诊考虑运动神经元病，03-25加用利鲁唑50mg bid+依达拉奉60mg qd ivgtt（第1周期用药14天，停药14天；第2～6周期用药10天，停药14天；共半年）。

循证治疗策略

运动神经元病（MND）是一类累及上、下运动神经元的慢性进行性神经系统变性疾病，主要包括肌萎缩侧索硬化（ALS）（俗称渐冻症）、进行性延髓麻痹（PBP）、原发性侧索硬化（PLS）、进行性肌萎缩（PMA）、脊髓性肌萎缩（SMA）等类型。不同类型有不同的特点，诊断主要依赖临床表现、体格检查及电生理检查，并排除其他诊断。对于不典型病例，临床上有时难与上运动神经元（UMN）、下运动神经元（LMN）受累的其他疾病鉴别。

患者基础直肠癌、颈椎病病史，诊断MND需重点除外脊髓型颈椎病、副肿瘤相关的运动神经元病综合征。

（1）脊髓型颈椎病：与ALS均好发于中老年人群，可呈现类似的UMN、LMN同时受累的临床表现。但脊髓型颈椎病一般不累及下肢及球部，肌萎缩范围局限，常累及三角肌、肱二头肌（颈5～6）、背阔肌（颈7）、小鱼际肌、骨间肌（颈8～胸1），上肢出现肌萎缩的同时通常伴有肩部或上臂疼痛，常伴感觉受累及括约肌功能受损。MRI检查显示脊髓受压迫程度，神经电生理检查呈明显节段损害，相应受压部位神经根支配肌肉受累。患者颈椎病术后疾病加重，复查MRI未见脊髓受压，肌萎缩不伴疼痛，电生理检查为神经源性损害，均不支持脊髓型颈椎病。

（2）副肿瘤相关的运动神经元病综合征：是免疫相关运动神经元病综合征的一种，即满足运动神经元病的临床、电生理和神经影像学标准，但具有自身免疫指标异常（可能与MND表型的发展有关）。临床主要采用免疫调节治疗，症状可有一定程度改善。约11.7%的MND患者后期随访找到明确的病因，诊断为运动神经元病综合征。

神经系统副肿瘤综合征是一组与恶性肿瘤相关、由免疫介导的神经系统受累的疾病。肿瘤抗原引起机体的免疫反应，产生大量抗体，这些抗体可以与神经系统内某些类似的抗原发生交叉性免疫反应从而造成神经功能障碍。同时存在MND和肿瘤的病例很少见，神经系统症状可出现在肿瘤发现之前，也可在肿瘤诊断之后。流行病学资料提示，MND患者中约7.8%为副肿瘤相关的运动神经元病综合征。副肿瘤相关的运动神经元病综合征的主要特征归纳为：①亚急性。②下运动神经元综合征多见。③上肢受累不对称。④可有其他非运动系统表现，如感觉受累。⑤脑脊液炎性改变。⑥免疫治疗和肿瘤治疗后神经系统症状改善或稳定。93.0%的神经系统副肿瘤综合征患者的脑脊液可有细胞数目异常增高、蛋白升高或寡克隆带阳性。本例患者直肠癌病史，脑脊液未见炎性表现，PET/CT未见明确肿瘤证据，暂无证据，可随访进一步观察。

根据病变部位不同，MND分为3种亚类：UMN、LMN同时受损，UMN受损，LMN受损。累及肢体UMN损害可导致肢体痉挛性瘫痪、腱反射亢进、病理征阳性。累及肢体LMN损害可出现弛缓性瘫痪、肌无力、肌萎缩、肌束震颤。本例患者主要表现为四肢肌乏力、呼吸肌乏力，无明显痉挛性瘫痪，腱反射亢进不明显，病理征（－），以LMN症状起病。LMN受累的MND主要有PMA和SMA。

PMA成年起病，多为散发，临床特征为进行性LMN变性表现，无UMN受累，诊断依靠临床表现和神经电生理。发现2个或以上不同节段神经支配LMN病变症状和体征，排除其他LMN病变综合征，可诊断PMA。研究发现，仅15%的MND患者出现孤立性LMN，有部分初诊为PMA的患者随病程进展出现UMN损害临床症状和体征，属于LMN变性起病的ALS。

SMA为常染色体隐性遗传神经变性病，特征为脊髓前角运动神经元及延髓LMN变性，引起进行性肌无力和肌萎缩。根据发病年龄和临床过程分为0～4型。SMA 0型产前发作，SMA 1型在出生后6个月内出现，SMA 2型出现于3～15个月，SMA 3型18个月到成年起病，SMA 4型成年起病。表现为弥漫、对称的近端肌无力，下肢较上肢更明显，伴腱反射减弱或消失。成年发病者无明显UMN受累体征，病程进展缓慢、预后好。

最终诊断

运动神经元病
　　四肢肌、呼吸肌无力
　　　Ⅱ型呼吸衰竭
　　重症肺炎（院内不动杆菌）
　　　双侧胸腔积液

左小腿肌间静脉血栓形成

颈椎椎管减压及椎弓根内固定术后

右膝关节置换术后

直肠癌根治术后

腰椎陈旧性压缩性骨折

案例解析

运动神经元病为罕见病，从脱机困难到确诊，重点在于分析，从脱机困难的角度也可指导我们发现疾病。常见脱机困难原因包括A（Airway气道、呼吸系统）、B（Brain意识、心理、精神障碍）、C（Cardiac心源性）、D（Diaphragm膈肌）、E（Endocrine内分泌）因素。本例患者神清，且无精神疾病相关性症状及病史；基础无心脏病，此次入院完善评估未见心力衰竭及循环衰竭表现；外院评估结果无甲状腺功能异常表现，也无低体温、低钠等腺垂体功能表现，无内分泌相关因素证据。需考虑呼吸系统和呼吸肌问题可能性大。①肺炎：患者此次加重表现为喘憋，外院胸部CT可见右肺中叶新发肺炎，气管插管后症状好转，但脱机困难，复查胸部CT可见右肺中叶肺炎消失，新见双下肺膨胀不全、双侧胸腔积液。患者右肺中叶肺炎好转，但仍脱机困难，复查胸部CT所见考虑为坠积所致，难以解释脱机困难，且肺炎难以解释患者四肢肌无力，故考虑肺炎为原发病导致，非始动因素。②慢性阻塞性睡眠呼吸暂停综合征：大多数肥胖低通气综合征（OHS）患者$PaCO_2$长期升高，其中约1/3存在慢性呼吸衰竭急性发作。本例患者肥胖体型，需警惕该问题可能，但外周型OHS多可通过气管插管纠正，中枢性OHS多表现为呼吸节律异常而非脱机困难，且OHS不能解释患者肌无力，可追问打鼾病史，必要时完善睡眠呼吸监测。③呼吸肌问题：常见继发于ICU获得性膈肌轻瘫或呼吸机诱发的呼吸肌无力。本例患者气管插管后迅速好转，2～3天即开始脱机准备，时间较短，且外院予膈肌起搏治疗效果欠佳，考虑膈肌轻瘫或肌无力非主要导致脱机困难因素，而为呼吸肌病变导致，完善评估后发现了最终疾病。

参考文献

[1] 廉羚，姚晓黎. 运动神经元病的鉴别诊断[J]. 中华神经科杂志，2019，52（10）：841-846.

[2] 焦琳，张远锦，樊东升. 免疫相关运动神经元病综合征的研究进展[J]. 北京医学，2021，43（5）：438-440.

[3] 樊东升，陈璐. 运动神经元病的诊断和分类[J]. 中华神经科杂志，2019，52（12）：1065-1067.

患者，女性，52岁。

主诉：胸闷伴活动耐量下降4个月，反复晕厥半月余。

入院情况

患者自2021-12初起无诱因出现心悸、胸闷，伴活动后气短、乏力，平地行走50米即出现气短，伴恶心、食欲减退，偶有剑突下钝痛，否认发热、咳嗽、咳痰，无腹痛、腹泻，无端坐呼吸及夜间阵发性呼吸困难。12-24就诊当地医院，查血常规：WBC 4.7×10^9/L，NEUT% 60.8%，Hb 110g/L，PLT 319×10^9/L；血生化：Cr 114μmol/L，BUN 5.4mmol/L，ALT 35U/L，cTnI 0.026μg/L，CK-MB 27μg/L，NT-proBNP 13 500pg/ml；尿κ 52.3mg/L，λ 4.12mg/L，κ/λ 12.69，sIFE（－）；CRP、肌炎抗体谱、ANA抗体谱、ANCA抗体谱（－）。ECG：示$V_3 \sim V_6$导联ST段压低，T波倒置，室上性心动过速。超声心动图：室间隔增厚，升主动脉增宽，二尖瓣反流（轻度），左心室充盈异常，心包积液（少量）（LVEF 55%）。CAG（－）。CMR：室间隔基底段-中段增厚（16mm），左心室心肌异常信号，异常延迟强化，提示纤维化或代谢物沉积。考虑代谢性肌病可能、心力衰竭、阵发性室上性心动过速。完善骨骼肌肉检查，下肢MRI：示双侧股骨、胫腓骨多发骨梗死可能，小腿后群肌肉异常信号，考虑肌炎/肌病；EMG：肌源性损害；左侧三角肌活检：空泡肌病，代谢性肌病（糖原贮积症）及炎症性肌病不除外。予呋塞米40mg qd+螺内酯20mg qn利尿、依折麦布降脂、美托洛尔（倍他乐克）控制心室率，心悸、胸闷无好转，活动后气短进行性加重，尿量进行性减少（<400ml/d）、双下肢水肿，夜间需高枕卧位，恶心、食欲减退进行性加重。2022-03-12出现一过性心悸、意识丧失，持续时间3～4秒，共2次，否认抽搐、双眼上翻、尿便失禁，就诊当地医院，查Cr 400μmol/L，BUN 19.5mmol/L，ALT 68U/L，NT-proBNP>35 000pg/ml。遂就诊我院急诊，查血常规：Hb 97g/L，WBC、PLT正常；血生化：Cr 434μmol/L，BUN 23mmol/L，cTnI 0.13μg/L，CK-MB 11.3U/L；尿常规：PRO 1g/L，BLD 80cells/μl；血清蛋白电泳：α_1 5.8%，M蛋白可疑；24hUP 0.74g/24h，尿NAG/Cr比值：2.93U/mmol Cr，24hU-MP 37mg；尿β_2-MG 66.700mg/L；铁蛋白、LA、ANA 3项、ANCA抗体谱、抗GBM抗体、PLA2R、抗磷脂抗体谱（－）。复查超声心动图：浸润性心肌病（淀粉样变？），双房增大，中度二尖瓣关闭不全，轻度三尖瓣关闭不全，左心室舒张功能减低（Ⅲ级），少量心包积液，升主动脉增宽（LVEF 62%）。考虑多脏器功能不全待查（急性肾功能不全、心力衰竭、骨骼肌损害），淀粉样变不除外。予容量管理、利尿、纠正电解质紊乱等治疗，患者仍心悸、夜间不能平卧，尿量逐渐减少至200ml/24h，肌酐进行性升至805μmol/L。03-24起开始血液透析治疗效果不佳，于03-27收入急诊抢救室，予强化容量管理及CRRT治疗，患者喘憋较前明显缓解，可高枕卧位，但仍有恶心、腹胀等胃肠道症状，为明确消化道受累与否，于03-28结肠镜下取直肠黏膜活检：结肠黏膜慢性炎，部分腺体不规则，黏膜肌层增厚，固有层局部淋巴细胞聚集；特染：高锰酸钾化刚果红（－），刚果红（－），醇化刚果红（－）。03-29行腹壁脂肪活检：局灶脂肪组织间见散在粉染物，符合淀粉样变；特染：Masson染色（＋），刚果红（＋），醇化刚果红（＋），高锰酸钾化刚果红（－）；肌肉活检：肌源性改变，免疫性炎性肌病不除外。03-30复查超声心动图：LVEF 40%，余大致同前。03-31再次出现一过性意识丧失，无抽搐、双眼上翻、尿便失禁等，BP 60/40mmHg，ECG：室上性心动过速（HR 190次/分）。予同步电复律100J后转复窦性心律至70次/分。后收入EICU住院继续治疗。

病程中患者精神差、睡眠差、食欲不佳、大便可、尿量如前所述，近4个月体重减轻10kg。

相关病史：高血压1年，最高150/90mmHg，不规律服用复方利血平氨苯蝶啶0.5# bid治疗，血压控制在120/80mmHg左右。轻度抑郁10年，长期口服抗抑郁药物阿戈美拉汀、普瑞巴林、米氮平、佐匹克隆等药物，近1个月因恶心自行停用。阑尾切除术后30余年。哥哥患"心脏病"（具体不详）。

查体：P 87次/分，R 18次/分，BP 142/99mmHg，SpO$_2$ 100%@鼻导管3L/min。营养差，精神弱，平车入室，被迫30°坐位。肝颈静脉回流征（－）。贫血貌，舌体稍胖大，无颈静脉怒张。双肺听诊呼吸音清，未闻及明显干湿啰音。心、腹查体无特殊。双下肢及腰骶部无明显水肿。

入院诊断

慢性心功能不全急性加重
 心肌淀粉样变可能性大
  阵发性室上性心动过速
 心功能Ⅳ级（NYHA分级）
淀粉样变可能性大
 肾脏受累可能
 消化道受累可能
 骨骼肌受累可能
代谢性肌病不除外
高血压（1级，很高危）
轻度贫血
焦虑抑郁
阑尾切除术后

诊断思维要点

免疫球蛋白轻链（AL型）淀粉样变（曾称原发性淀粉样变）、轻链沉积病（LCDD）和重链沉积病（HCDD）都是以轻链或重链片段在组织中沉积导致器官功能障碍为特征的单克隆浆细胞增生性疾病。常有多发脏器受累。

（1）心肌受累：几乎所有的临床心脏淀粉样变都是由转甲状腺素蛋白淀粉样变（ATTR型）或轻链淀粉样变（AL型）引起的。ATTR型常见于70岁以上人群，AL型常见为40岁以上人群，心肌淀粉样变的临床表现主要包括：下肢水肿、颈静脉压升高、肝淤血、腹水和呼吸困难等，这些由以右心衰竭为主的限制型心肌病引起。低心输出量的症状和体征是疾病晚期的特征。患者尿轻链κ/λ比例增高，血清蛋白电泳可疑M蛋白，多次超声心动图提示有室间隔增厚，CMR示室间隔基底段-中段增厚，纤维化或代谢物沉积可能，符合淀粉样变心肌表现，患者在积极纠正心力衰竭的同时，可在除外禁忌后积极考虑完善心肌活检，寻找病理证据。

（2）肾脏受累：最常表现为无症状性蛋白尿或临床上明显的肾病综合征，患者尿量逐渐减少，肌酐进行性升高，泌尿系超声示双肾皮质回声增强，肾脏受累不能除外，24小时尿M蛋白定量对于诊断有重要意义。另外，可在必要时完善肾活检，评估是否有肾脏受累。

（3）消化系统受累：淀粉样变累及消化道可引起肝脾大、胆汁淤积或转氨酶升高，由于淀粉样变为系统性疾病，故胃肠道活检可有阳性提示。另外，也常伴有不特异的消化道症状，包括出血、胃轻瘫、便秘、细菌过度生长、吸收不良和动力障碍引起的假性肠梗阻等。本例患者恶心、食欲减退明显，进行性加重，符合淀粉样变表现，直肠活检及病理检查可提供消化道受累证据。

（4）骨骼肌肉受累：淀粉样沉积可能会影响肌肉、关节和关节周围的软组织。肌肉浸润可能导致明显的肥大（即假性肥大）。巨舌或舌侧面扇贝样齿痕（由于舌体受牙齿压迫）是AL型淀粉样变的特征。患者肌电图示肌源性损害，肌活检示空泡肌病，代谢性肌病（糖原贮积症）及炎性肌病不除外，必要时加做刚果红染色。

（5）皮肤受累：淀粉样变可出现眶周分布性紫癜（浣熊眼），其他皮肤受累征象包括蜡样增厚、易发淤斑和皮下结节或斑块。患者病程中有无皮肤受累表现，皮下脂肪活检可辅助提示皮肤浸润情况。

心脏淀粉样变需与浸润性心肌病和非浸润性心肌病进行鉴别。①浸润性心肌病：包括糖原贮积症、Fabry病、血色病等，此类疾病在心肌MRI上有不同的特点。糖原贮积症发病年龄较轻，常有乳酸蓄积。目前根据本例患者的临床表现及辅助检查，糖原贮积症发病可能性小。Fabry病，又称Anderson-Fabry病，是最常见的溶酶体蓄积性疾病，是X连锁的先天性糖鞘脂代谢途径缺陷，引起酰基鞘鞍醇三己糖（Gb3）在多种细胞的溶酶体中蓄积，从而引发一系列临床表现。Fabry病患者的血浆和尿液中可检测到Gb3和lysoGb3（Gb3的降解产物），Fabry病常有高血压、肾脏受累等改变，必要时基因检测可明确该病。血色病主要为含铁血黄素沉积导致的心肌病变，常有血液系统异常或长期输血的病史，出现心脏受累常需十余年，还常伴有内分泌腺体功能异常，可能性也较小。患者已发现尿轻链异常升高，考虑淀粉样变可能性最大。②非浸润性心肌病：包括嗜酸性粒细胞增多症、类癌综合征、放疗相关心肌病、特发性心内膜纤维化等。嗜酸性粒细胞增多症常有明显嗜酸性粒细胞比例升高，以心内膜受累为主，早期为限制型心肌病，晚期为扩张型心肌病。本例患者无嗜酸性粒细胞增多，考虑可能性较小；类癌综合征常有肿瘤的基础疾病，考虑可能性不大；患者无放疗相关病史，考虑可能性不大。

诊疗经过

1. 常规检查

血常规：WBC 6.94×10^9/L，NEUT% 74.5%，Hb 86g/L，PLT 120×10^9/L。

肝肾功能：ALT 84U/L，TBil 5.5μmol/L，Alb 36g/L，Cr 512μmol/L，BUN 20.36mmol/L。

心肌损伤标志物：NT-proBNP＞35 000pg/ml，BNP 4248ng/L，cTnI 0.120μg/L，CK 52U/L，CK-MB-mass 4.8μg/L，Myo 374μg/L。

PCT、凝血功能：（－）。

血M蛋白：血清免疫固定电泳+血轻链2项：sFLC-κ 2740.0mg/L，sFLC-λ 81.7mg/L，sFLC-κ/λ 33.537，M蛋白（－）。

2. 骨髓检查

涂片：浆系比例增高，占3%，其中幼稚浆细胞占2%；活检：造血组织与脂肪比例大致正常；造血组织中粒红系比例大致正常；巨核细胞可见。特染结果：Masson染色（－），醇化刚果红（－），刚果红（－），高锰酸钾化刚果红（－）。

3. 心脏评估

超声心动图：LVEF 44%，浸润性心肌病，左心房增大，轻度二尖瓣关闭不全，左右心室收缩功能减低，升主动脉增宽，左心室舒张功能减低，少量心包积液。

24小时动态心电图：窦性心律，平均HR 94次/分，房性期前收缩总数33次，室性期前收缩总数4次。

^{18}F-AV45 PET/CT：未见典型心肌淀粉样变征象。

心肌核素显像：未见明确ATTR型心肌淀粉样变征象。

右心导管：PASP 45mmHg，PADP 22mmHg，PAMP 30mmHg，PAWP a波压26mmHg，v波压13mmHg，平均压19mmHg，CI 2.88L/min。

心肌活检：心肌间见散在少许粉染物沉积，结合特染及免疫组化符合轻链型淀粉样变；免疫组化：κ（＋），λ（－）；特染：Masson染色（＋），刚果红（＋），醇化刚果红（＋），高锰酸钾刚果红（＋），PAS染色（－）。

外院肌肉病理会诊：免疫电镜标记示κ（3+），λ（－），TTR（－），符合轻链沉积病（LCDD，κ型）；免疫荧光：κ（＋），λ（－），刚果红染色（－），未见淀粉样变。

4. 治疗经过

（1）原发病方面：04-18起始第1程DBD治疗，达雷妥尤单抗 400mg ivgtt d1、d8、d15、d22，硼替佐米 2mg ih d1、d8、d15、d22，地塞米松20mg d1、d8、d15、d22。4-25、5-3、5-9分别行C1d8、C1d15、C1d22治疗；监测sFLC-κ 1512.5mg/L（04-27）→292.5mg/L（05-04），dsFLC 1464mg/L（04-27）→dsFLC 240.2mg/L（05-04），考虑血液学部分缓解（PR）。

（2）脏器支持方面：①心脏，入室后逐渐滴定美托洛尔至37.5mg q12h控制心室率，04-16发作心房颤动，电复律后血压偏低（BP$_{min}$ 80/60mmHg），04-18起减量至25mg bid，监测血压波动于110/80mmHg。②肾脏，患者由少尿至无尿，入室后按需CRRT，04-20起过渡为规律血液透析（每周一、三、五），其间间断出现高钾血症，按需予环硅酸锆钠治疗，04-22加用口服碳酸氢钠1g tid、呋塞米20mg bid，监测血钾波动于4mmol/L。③消化道：04-11查难辨梭菌毒素（＋），加用万古霉素125mg qid po，腹泻好转，04-22复查难辨梭菌毒素（－），故停用，此后患者间断恶心、腹泻、腹胀，04-28复查难辨梭菌毒素（＋），再次加用万古霉素125mg qid po，加用地衣芽孢杆菌活菌（整肠生）0.5g tid、复合乳酸菌（聚克）2# tid调节肠道菌群，复方阿嗪米特肠溶片（泌特）1# tid助消化，西甲硅油乳剂（柏西）2ml tid改善腹胀，症状部分好转。④肝脏，04-13起ALT升高，完善CMV、EBV、HBV（－），先后予静脉输注丁二磺酸腺苷蛋氨酸（思美泰）、口服葡醛内酯，监测肝功能好转，05-10复查肝肾功能：ALT 12U/L，TBil 7.7μmol/L。⑤贫血：监测Hb_{min} 79g/L，考虑肾性贫血，04-11起先后予重组人促红素注射液（济脉欣）3000U ih tiw、重组人促红素注射液（益比奥）1万U ih tiw，监测波动于80g/L，查铁4项：Fe 24μg/dl，TS 7.5%，sTfR 51.91nmol/L，考虑合并缺铁性贫血，予加用多糖铁复合物胶囊（力蜚能）150mg qd。⑥精神：予阿普唑仑0.8g qn，患者睡眠、情绪稍改善。

循证治疗策略

有关LCDD和HCDD的治疗数据有限。其治疗方法与多发性骨髓瘤（MM）相似。目的是通过化疗以及对特定患者进行自体造血干细胞移植（auto-HSCT）来控制浆细胞增生性疾病以保留肾功能和延长生存期。所有新诊断的AL型淀粉样变或单克隆免疫球蛋白病患者都需要评估确定是否适合行auto-HSCT。不同国家和机构对于患者进行auto-HSCT的要求不同。在大多数欧洲国家，auto-HSCT主要用于65岁以下患者。超过80%的新诊断患者由于高龄、肾功能不全、晚期心力衰竭或多器官受累而不适合移植。原发病方面，一项队列研究纳入255例经活检证实LCDD和/或HCDD的患者，其中169例接受化疗，药物包括硼替佐米（58%）、烷化剂（17%）、沙利度胺或来那度胺（10%）、多柔比星（9.5%）、利妥昔单抗（2.4%）或单用类固醇（<1%）。

对于心脏淀粉样变、单克隆免疫球蛋白病心脏受累的抗心力衰竭治疗，不同于舒张性或收缩性心衰患者的一般推荐治疗。袢利尿剂是主要治疗手段，如果患者发生心房颤动伴快速心室率，可小剂量使用β受体阻滞剂和谨慎使用地高辛控制心室率，β受体阻滞剂和ACEI对其他类型的收缩性心力衰竭虽有效，但无证据显示其能改善预后。此外，患者通常对后两种药物的耐受性差，尤其是AL型淀粉样变患者。进展至终末期肾病的肾淀粉样变患者可采用透析或肾移植治疗。

最终诊断

轻链沉积病
　心脏受累
　　慢性心功能不全急性加重
　　心功能Ⅲ级（NYHA分级）
　　阵发性室上性心动过速
　肾脏受累
　　慢性肾衰竭（CKD 5期）

骨骼肌受累不除外

1程DBD方案治疗后

中度贫血

难辨梭菌感染

肝功能不全

高血压（1级，很高危）

抑郁症

焦虑状态

阑尾切除术后

案例解析

患者中年女性，基础高血压病史，多系统受累，慢性病程急性加重，临床表现为心悸、胸闷，活动后气短、乏力、少尿、双下肢水肿，并反复因不稳定的快速性心律失常出现一过性意识丧失，检查发现室间隔增厚、舒张功能减低为主的左心功能不全，伴快速进展的肾功能不全，血游离κ/λ升高，心肌活检免疫电镜见κ轻链强阳性、刚果红染色阴性。考虑诊断轻链沉积病明确，心肌、肾脏受累，骨骼肌受累不除外。

轻链沉积病（LCDD）是单克隆免疫球蛋白病的一种，与AL的发病机制相似，其沉积物近70%为κ轻链，呈颗粒状而非纤维状，不与刚果红结合，因此表现为刚果红染色阴性、免疫组化κ轻链强阳性。本例患者诊断初期血游离κ/λ升高、脂肪活检刚果红染色阳性，光镜下刚果红染色阳性敏感性及特异性近80%，但缺乏异常折叠轻链致病的直接证据，故为疑诊之处。明确沉积物类型的技术主要包括免疫电镜、质谱分析、免疫组化及免疫荧光，但后两者假阳性和假阴性率均较高，质谱分析开展较少，因此免疫电镜是重要的确诊技术，其敏感性近80%，特异性高达100%。

对于心、肾等多脏器受累的疾病，如难以用常见疾病解释全貌时，活检、病理以及免疫技术对于明确诊断具有重要作用。

参考文献

[1] GERMAIN D P. Fabry disease [J]. Orphanet J Rare Dis, 2010, 5: 30.

[2] AURAY-BLAIS C, NTWARI A, CLARKE J T, et al. How well does urinary lyso-Gb3 function as a biomarker in Fabry disease?[J] Clin Chim Acta, 2010, 411(23-24): 1906-1914.

[3] DISPENZIERI A, SEENITHAMBY K, LACY M Q, et al. Patients with immunoglobulin light chain amyloidosis undergoing autologous stem cell transplantation have superior outcomes compared with patients with multiple myeloma: a retrospective review from a tertiary referral center [J]. Bone Marrow Transplant, 2013, 48(10): 1302-1307.

[4] Joly F, Cohen C, Javaugue V, et al. Randall-type monoclonal immunoglobulin deposition disease: novel insights from a nationwide cohort study [J]. Blood, 2019, 133(6): 576-587.

[5] COMENZO R L, KASTRITIS E, PALLADINI G, et al. Reduction in absolute involved free light chain and difference between involved and uninvolved free light chain is associated with prolonged major organ deterioration progression-free survival in patients with newly diagnosed al amyloidosis receiving bortezomib, cyclophosphamide, and dexamethasone with or without daratumumab: results from ANDROMEDA [J]. Blood, 2020, 136(S1): 48-50.

呕吐 / 腹痛 / 腹泻

病例 19 敌草快中毒

患者，女性，28岁。

主诉：恶心、呕吐16小时。

入院情况

（家属代述）患者于2021-09-13 23时左右口服不明液体100～150ml（外包装可疑敌草快），随即出现恶心、呕吐、咽部烧灼感，伴心悸、周身发抖，于09-14晨4:00左右就诊于当地医院，予洗胃及输液治疗，具体不详。09-14下午转至我院。急诊就诊，完善胸部CT未见明确渗出改变；血常规：WBC 24.45×10^9/L，NEUT% 96.6%，Hb 111g/L，PLT 237×10^9/L；血生化：hs-CRP 41.60mg/L，ALT 425U/L，Cr 285μmol/L，cTnI 7.300μg/L，NT-proBNP 14 000pg/ml，TCO_2 16.3mmol/L；凝血功能：PT 13.3s，D-Dimer 5.02mg/L FEU；PCT 9.20ng/ml；血气分析：pH 7.38，$PaCO_2$ 27mmHg，PaO_2 89mmHg，Lac 2.2mmol/L。毒物检测：送检血液、尿液标本均检出敌草快，未检测到百草枯及其他农药成分。予补液支持，以"敌草快中毒、多脏器功能不全"收入抢救室。

既往史：右侧乳腺癌术后，具体不详。否认高血压、糖尿病、心脏病、肾脏病等慢性病史。

查体：T 38.9℃，P 129次/分，BP 101/75mmHg，SpO_2 99%@RA。神志清楚，双侧瞳孔等大正圆，直径3mm，对光反射灵敏。双肺呼吸音清，未闻及明显干湿啰音。心律齐，心音可，各瓣膜区未闻及病理性杂音。腹软，无压痛。四肢无可凹性水肿。

入院诊断

敌草快中毒
 多器官功能障碍综合征
  急性心肌损伤
  急性肾衰竭
  急性肝功能异常
感染不除外
右侧乳腺癌术后

诊断思维要点

鉴于目前临床毒物检测普及性不足，有明确毒物暴露史和以肾损伤为主要临床表现的患者，可考虑临床诊断为敌草快中毒。敌草快中毒临床表现多为非特异性，结合目前除草剂市场现状，仍建议同时积极行毒物检测作为确诊依据。对于接触史明确、有相应临床表现、毒物检测为敌草快，即可明确诊断。敌草快中毒的临床表现主要包括以下几个方面。

（1）消化道：消化道症状是早期最突出的临床表现，恶心、呕吐、腹痛、腹泻等，腐蚀性损害包括口腔灼痛、溃疡、黏膜水肿、食管损伤等。

（2）肾脏：肾脏是敌草快吸收后主要排泄器官，也是损伤的主要靶器官，肾损害严重程度可从单纯蛋白尿到急性肾衰竭。

（3）肝脏：敌草快可致肝损伤，表现为转氨酶、乳酸脱氢酶、碱性磷酸酶以及胆红素等的升高。

（4）中枢神经系统：敌草快对神经元具有毒性作用，中枢神经系统症状相对常见，表现为头晕、嗜睡、抽搐、昏迷，也可表现为兴奋、烦躁不安及定向障碍，部分患者影像学可有脑水肿、脑干梗死或出血。

（5）呼吸系统：目前为止，未见敌草快致肺纤维化的确定性证据。暴发性中毒死亡患者有肺部浸润渗出、肺水肿等表现。

（6）循环系统：主要表现为休克、恶性心律失常等，大量摄入后的循环衰竭是患者早期死亡的主要原因。

（7）血液系统：早期可出现白细胞总数显著增加、中性粒细胞增多等。

（8）局部损伤：皮肤接触后产生局部腐蚀性损伤，眼部接触可表现为结膜充血水肿、水疱形成、眼睑炎等。

鉴别诊断应考虑以下两种情况：①含敌草快农药的混配，如敌草快与百草枯混配的情况。②外包装为敌草快而内容实际为百草枯。百草枯和敌草快均属于联吡啶类化合物。敌草快中毒的机制和临床特征与百草枯中毒相似。然而，百草枯口服中毒者，毒物以肺中浓度最高，肺部病变、呼吸衰竭为主要致死原因；敌草快口服中毒者，毒物以肝、肾中浓度为高，早期多死于大量摄入后的循环衰竭。敌草快暴露后幸存的患者很有可能康复，不会发生迟发性或进行性呼吸衰竭。毒物检测仍是两者鉴别的主要手段。

诊疗经过

1. 常规检查

血常规：Hb 85g/L，PLT 86×10^9/L，WBC 10.21×10^9/L，NEUT% 91.1%。

血气分析：pH 7.23，PaCO$_2$ 40mmHg，PaO$_2$ 55mmH，SpO$_2$ 81.7%，cHCO$_3^-$ 16mmol/L，BE −10.5mmol/L，cLac 6.6mmol/L，cK$^+$ 3.1mmol/L，cNa$^+$ 135mmol/L，cGlu 16.1mmol/L。

血生化：TP 44g/L，Alb 28g/L，ALT 483U/L，AST 362U/L，LDH 1739U/L，K 3.6mmol/L，Ca 2.06mmol/L，hs-CRP 71.22mg/L，Cr 270μmol/L，TCO$_2$ 18.4mmol/L，cTnI 12.4μg/L，CK-MB-mass 35.7μg/L。

2. 影像学检查

胸部CT（图19-1）：新见双肺大量渗出及实变影。

腹盆CT（图19-2）：小肠广泛扩张伴气液平。

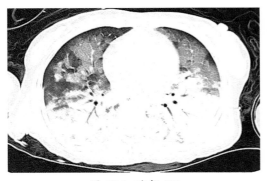

图 19-1 胸部 CT

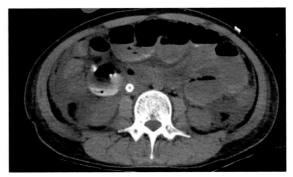

图 19-2 腹盆 CT

3．治疗经过

入室后予甘露醇口服导泄促进毒物排泄、甲泼尼龙500mg ivgtt once序贯80mg qd抗炎、乙酰半胱氨酸4.2g q4h抗氧化，同时予补液、床旁血液灌流+CRRT及头孢他啶抗感染等治疗。但患者逐渐出现呼吸困难、烦躁，09-15晨4：30左右心电监护示HR 141次/分，RR 33次/分，BP 108/81mmHg，SpO_2 79%储氧面罩吸氧，遂予以气管插管呼吸机辅助通气，同时患者合并循环衰竭，予去甲肾上腺素静脉泵入维持血压，插管后心电监护示HR 135次/分，RR 14次/分，BP 82/59mmHg［去甲肾上腺素0.8μg/（kg·min）］，SpO_2 95%（模式A/C，f 14，PI 18，PEEP 6，FiO_2 60%）。复查胸部CT示双肺大量渗出、实变影。患者病情依然进行性加重，调高呼吸机支持条件亦不能维持氧合，血流动力学极不稳定，需要大量血管活性药物维持，床旁超声心动图示心脏收缩功能极差（LVEF<30%），血气分析示严重代谢性酸中毒。因患者循环、氧合均不能维持，向患者家属交代有ECMO支持治疗指征，但患者病情极重、预后极差，即使予ECMO支持死亡风险仍极高，患者家属经商议后决定行ECMO治疗，遂行VA-ECMO支持，术后为进一步诊治收EICU。

予乙酰半胱氨酸+维生素C治疗敌草快中毒、头孢他啶（凯复定）+万古霉素抗感染、甲泼尼龙80mg ivgtt qd抗炎及输血、输白蛋白、补液等对症治疗，并继续呼吸机辅助呼吸、VA-ECMO及CRRT支持治疗（图19-3），患者心功能较前有所好转，但南北综合征明显，将VA-ECMO调整为VAV-ECMO促进上肢及脑供氧，并完善床旁纤维支气管镜检查，各分支支气管可见大量淡黄

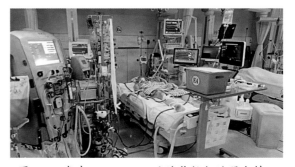

图 19-3 患者 VA-ECMO 后的监护与脏器支持

色液体渗出，予充分吸除。患者停用镇静、镇痛药物后意识未恢复，呼吸机无自主触发，查体见瞳孔散大固定，对光反射消失，复查CT提示脑干片状低密度，脑水肿明显，蛛网膜下腔出血不除外，肺部渗出较前明显加重。予下调抗凝目标，CRRT保驾下加用甘露醇脱水降颅内压，请神经科会诊协助诊治，向患者家属交代病情及预后不良，患者家属表示理解，要求返当地医院。

循证治疗策略

敌草快中毒目前尚无特效解毒剂，其救治应遵循急性中毒治疗一般原则。鉴于敌草快中毒患者预后和中毒剂量存在明显的相关性，尽早采取措施清除毒物、加快已吸收毒物的排泄是治疗急性敌草快中毒的基础。血液净化治疗可用于清除毒物、肾脏功能替代、稳定内环境，然而目前尚无针对敌草快中毒肾脏支持时机选择的文献推荐。药物方面，抗氧化剂（N-乙酰半胱氨酸、还原型谷胱甘肽、维生素C等）理论上能减轻敌草快毒性效应；尚无证据表明使用大剂量糖皮质激素和环磷酰胺对于急性敌草快中毒治疗有效。呼吸支持方面，氧气可能促进敌草快致氧化应激的损害加重，因此不推荐积极主动的氧疗；但当患者出现低氧血症时，则可成为氧疗指征。对以难以纠正的呼吸和/或循环衰竭为主要表现的敌草快中毒患者，可考虑尝试ECMO治疗。尽管推荐的治疗相似，但处理百草枯中毒的临床经验和证据远多于敌草快中毒，因此仍需积极开展临床研究获得更多循证医学证据。关于预后，摄入量少的急性敌草快中毒大多预后较好，急性肾损伤在一定时间内可能恢复。提示预后不良的指标包括：摄入量＞12g敌草快阳离子（20%商品＞112.20ml），24小时内出现严重全身炎症反应、多器官功能障碍综合征等。更多临床经验尚待积累。

最终诊断

急性除草剂（敌草快）中毒
    多器官功能障碍综合征
        急性呼吸窘迫综合征
        急性脑水肿
            蛛网膜下腔出血不除外
        急性心肌损伤
            心源性休克
        急性肾衰竭
        急性肝功能异常
        血小板减低
        中度贫血
        麻痹性肠梗阻可能性大
    肺部感染
    右侧乳腺癌术后

案例解析

患者青年女性，急性病程，以"自服除草剂16小时余"来我院就诊。患者尿液、血液检测到敌草快，临床上表现为急性肝肾功能异常、心肌损伤，后出现进行性加重的循环、呼吸衰竭，并累及胃肠道及中枢神经系统，因此诊断急性除草剂（敌草快）中毒、多器官功能障碍综合征明确。我国目前市售敌草快除草剂多为20%（质量/体积）溶液，家属述患者服用

100～150ml，按20%浓度计算，即20～30g敌草快二溴盐。按有效成分计算，1g敌草快阳离子=1.87g敌草快二溴盐，估算患者服用10.70～16.04g敌草快阳离子（有效成分）。急性敌草快中毒的预后与摄入量存在明确相关性。世界卫生组织国际化学品安全规划署（IPCS）通过总结敌草快中毒病例的文献资料，界定敌草快的致死剂量为6～12g。

根据敌草快阳离子量，目前供临床参考的病情分级和预后评估如下。①轻度中毒［摄入＜1g敌草快阳离子，如20%商品（100g敌草快二溴盐/500ml）＜9.35ml］：除胃肠道症状外，还可能出现肾功能不全，均可恢复。②中度至重度中毒（摄入1～12g敌草快阳离子，即20%商品9.35～112.20ml）：出现以急性肾衰竭为主要表现的多器官功能障碍综合征（MODS），2/3患者可恢复。③暴发性中毒（摄入＞12g敌草快阳离子，即20%商品＞112.20ml）：快速进展至多脏器功能衰竭，患者多在24～48小时死亡。

治疗方面，本例患者给予乙酰半胱氨酸、维生素C抗氧化清除自由基及保肝，CRRT治疗维持内环境稳定。同时经验性地给予甲泼尼龙减轻炎症反应，这一点的循证医学证据有限，糖皮质激素的使用尚存在争议。呼吸方面，患者入院24小时内即出现快速进展的急性呼吸窘迫综合征（ARDS），治疗策略上采用小潮气量、控制平台压的保护性通气策略，根据跨肺压监测结果调整呼吸机，保证呼气末跨肺压略＞0，防止肺泡塌陷。患者心脏受累严重、心源性休克、循环衰竭，治疗上积极给予VA-ECMO支持。后续出现严重的中枢神经系统受累表现，促使患者家属放弃进一步治疗。敌草快中毒的中枢神经系统症状较为突出，这一点值得关注，毒物检测显示脑组织也是敌草快累积的部位。

随着百草枯在国内市场的退出，敌草快成为国内除草剂的主角之一。敌草快的毒性弱于百草枯，易被误以为是一种低毒农药，然而基于一些文献回顾和报道，敌草快中毒病死率并不低。另外，尽管敌草快中毒的表现和治疗常参照百草枯中毒，但有自身的临床特征：对皮肤和黏膜的腐蚀性强；肾脏是主要靶器官之一；呼吸系统也常累及，但很少出现肺纤维化；而神经系统毒性更是特殊，脑出血、脑梗死是常见病理特征，且多见于脑干。治疗上使用大剂量糖皮质激素没有依据；血液净化虽缺乏充分的证据，但仍是一种积极的选择。

参考文献

[1] MAGALHÃES N, CARVALHO F, DINIS-OLIVEIRA R. Human and experimental toxicology of diquat poisoning: toxicokinetics, mechanisms of toxicity, clinical features, and treatment [J]. Hum Exp Toxicol, 2018, 37(11): 1131-1160.

[2] 急性敌草快中毒诊断与治疗专家共识组. 急性敌草快中毒诊断与治疗专家共识[J]. 中华急诊医学杂志，2020，29（10）：1282-1289.

病例 20 急性锂中毒

患者，女性，39岁。

主诉：恶心、呕吐、腹泻1天余。

入院情况

2022-06-07患者晨7：00左右服用碳酸锂1瓶（100片，25g），约40分钟后出现恶心，呕吐胃内容物数次，否认呕血及咖啡色样物，伴排稀水便10余次，剑突下绞痛，无明确放射痛。伴乏力，否认胸闷、胸痛、心悸、头晕等不适，无抽搐及意识丧失。14：00就诊外院查血常规：WBC 14.5×10^9/L，NEUT# 13.7×10^9/L，LY# 0.33×10^9/L，PLT 213×10^9/L，Hb 119g/L。便常规：OB弱阳性，当时患者未告知家属及医生口服碳酸锂病史，诊断"胃肠炎"予以对症补液、止吐、抑酸、抗感染、调节肠道菌群治疗，后乏力、腹泻、腹痛略改善，呕吐症状无明显减轻后回家。夜间后出现头晕、四肢麻木不适、走路站立不稳，患者告知家属口服碳酸锂情况。为进一步治疗就诊我院收入急诊抢救室，完善相关检查：外送毒物检测锂81μg/ml（11.67mmol/L）；动脉血气：pH 7.53，$PaCO_2$ 23mmHg，PaO_2 113mmHg，$cHCO_3^-$（P）c 19.0mmol/L，BEc –2.2mmol/L，cLac 0.9mmol/L；血常规：WBC 11.48×10^9/L，NEUT# 10.70×10^9/L，Hb 105g/L，PLT 225×10^9/L；血生化：K 3.4mmol/L，ALT 6U/L，NT-proBNP 377pg/ml，Cr 71μmol/L，cTnI<0.017μg/L，Alb 44g/L，TBil 18.7μmol/L。给予全胃肠道灌洗、补液、稳定内环境等对症治疗，患者恶心、呕吐不适缓解，无明显心悸、胸闷、头晕、震颤等不适，为进一步治疗收住EICU。

相关病史：外院诊断抑郁症2个月，长期口服劳拉西泮2mg qn，草酸艾司西酞普兰片10mg qd及米氮平30mg qd，情绪尚稳定，当时为避免出现躁狂症状，医院给予碳酸锂备用，未口服过。1周前曾服用氯硝西泮片、佐匹克隆片自杀，外院洗胃治疗后好转。2009年行剖宫产手术。既往发现贫血，缺铁性贫血可能，具体程度不详，曾口服铁剂治疗（具体药物、剂量不详）。

查体：T 37.5℃，P 91次/分，R 19次/分，BP 163/86mmHg，SpO_2 100%。神志清楚，双侧瞳孔等大等圆，对光反射灵敏。心律齐，腹软，无压痛或反跳痛，肠鸣音正常。四肢肌力、肌张力正常。

入院诊断

急性锂中毒

抑郁症

轻度贫血

　缺铁性贫血可能性大

剖宫产术后

诊断思维要点

急性锂中毒的鉴别诊断包括引起呕吐和腹泻的疾病，以及引起神志改变和神经肌肉兴奋的疾病。急性锂中毒临床表现有：①胃肠道表现，常见恶心、呕吐和腹泻的症状，本例患者首发症状为恶心，后出现腹泻，符合胃肠道毒性症状。②心脏表现：有报道可有QTc间期延长和心动过缓，本例患者暂无类似表现。③神经系统表现：急性锂中毒时，神经系统表现出现较晚，因为药物需要一定时间才能被吸收和渗入中枢神经系统（CNS），可能表现为萎靡、共济失调、意识模糊或激越以及神经肌肉兴奋，后者可表现为不规律的粗大震颤、肌束颤动或肌阵挛，严重的锂中毒可致癫痫发作、非惊厥性癫痫持续状态和脑病，本例患者出现乏力、头晕、走路站立不稳等症状。若服用精神科药物的患者出现神经肌肉兴奋，则需要与5-羟色胺综合征和神经阻滞剂恶性综合征鉴别。④远期神经系统后遗症：锂可引起不可逆性神经毒性综合征（SILENT），可表现为小脑功能失调、锥体束外症状、脑干功能障碍以及痴呆。神经系统毒性随锂浓度的升高而发生，尽管通过血液透析清除了锂，但神经系统并发症仍持续存在。一项研究认为CNS中多处脱髓鞘可能是其病因，SILENT可持续数月，在少数病例中可持续多年。本例患者突出表现为胃肠道及CNS症状，心脏表现及远期症状仍待评估。

诊疗经过

1. 常规检查

动脉血气：pH 7.53，$PaCO_2$ 23mmHg，PaO_2 113mmHg，$cHCO_3^-$（P）c 19.0mmol/L，ABEc −2.2mmol/L，cLac 0.9mmol/L。

血常规：WBC 11.48×10^9/L，NEUT# 10.70×10^9/L，Hb 105g/L，PLT 225×10^9/L。

血生化：K 3.4mmol/L，ALT 6U/L，Cr 71μmol/L，NT-proBNP 377pg/ml，cTnI<0.017μg/L，Alb 44g/L，TBil 18.7μmol/L。

毒物检测锂：81 μg/ml（13.5mmol/L）。

凝血功能：PT 12.8s，INR 1.14，Fbg 2.65g/L，D-Dimer 0.50mg/L FEU，APTT 23.5s。

其他：PCT 0.24ng/ml，Amon<10μmol/L，β-hCG<2IU/L。

2. 治疗经过

患者入院后予心电监护，鼓励患者多饮水，口服复方聚乙二醇电解质散导泻胃肠道去污染。血锂浓度高，有血液净化治疗指征，遂留置右侧颈内静脉置管，予CRRT治疗，模式CVVHD。CRRT治疗24小时复查血锂浓度0.45mmol/L，停止CRRT，12小时后复查血锂浓度为0.40mmol/L，无浓度反跳，患者恶心、乏力消失，拔除深静脉置管，准予出院。在院期间，患者夜间睡眠可，入院后经劝导患者精神好转，无消极情绪，心理科会诊后建议家属保管药物，转诊精神专科医院就诊，恢复抗抑郁药治疗，如草酸艾司西酞普兰10mg qd，米氮平30mg qn，尚不能确认躁狂病史，故不建议加用碳酸锂。

循证治疗策略

锂中毒的治疗包括静脉补液以维持肾小球滤过率和代偿容量损失，在特定的情况下进行胃肠道去污染，以及对严重中毒患者进行血液透析。①补液：锂中毒合并低血容量时，恢复水钠平衡对最大限度清除锂至关重要。呕吐和腹泻引起的胃肠道水分丢失，可使用生理盐水进行补充。②胃肠道去污染：使用聚乙二醇溶液进行全肠道灌洗对大量锂急性摄入或锂持释制剂摄入患者有效，有神志改变或嗜睡的患者禁用全肠道灌洗。③体外清除：锂为小分子物质，不与蛋白质或组织结合，可通过血液透析清除，血液透析是治疗严重锂中毒的首选治疗。血液透析指征为血清锂浓度＞5mmol/L；存在肾功能受损（Cr＞150μmol/L）的患者血清锂浓度＞4mmol/L；存在意识减弱、癫痫发作或危及生命的并发症时，无论血清锂浓度如何；血清锂浓度＞2.5mmol/L，且患者出现显著锂中毒表现（如癫痫发作、精神状态低靡），有肾功能不全或其他限制锂排泄的疾病，或存在可被积极静脉补液加重的疾病（如失代偿性心力衰竭）。该患者之前已予补液及复方聚乙二醇电解质散胃肠道去污染治疗，但血锂浓度＞5mmol/L，仍需进行血液净化治疗。

最终诊断

急性锂中毒
抑郁症
轻度贫血
　　缺铁性贫血可能性大
剖宫产术后

案例解析

患者中年女性，以服碳酸锂后出现恶心、呕吐、腹泻、腹痛、乏力为主要临床表现。既往因抑郁及焦虑规律药物治疗。有明确的毒物接触史，来诊后查毒物检测血锂浓度明显升高。碳酸锂用于治疗急性躁狂和双相情感障碍。锂盐口服后迅速经胃肠道吸收，在脑和肾脏细胞内的浓度最高。锂几乎完全由肾脏排泄，锂能自由滤过，但超过60%的锂又被近端肾小管重吸收，任何原因导致的容量不足或肾功能损害均会增加锂的重吸收。推荐的治疗性锂浓度为0.8～1.2mmol/L，本例患者血锂浓度换算为11.67mmol/L，为治疗上限浓度的9.7倍。

1949年发现锂盐可有效治疗躁狂，因此该药成为首个治疗双相情感障碍的药物。目前锂盐仍是治疗双相情感障碍的主要方法，尤其是对于躁狂的急性期和维持期治疗。急性锂中毒的处理目标不仅是防止患者死亡，还包括避免SILENT。锂中毒的治疗包括：静脉补液以纠正低血容量和增加锂的肾脏清除，在特定情况下进行胃肠道去污染，以及对重度中毒患者行血液透析。由于吸收和分布缓慢，应随访连续锂浓度，目标是血清锂浓度低于1mmol/L。若患者出现神志改变，可能需要数周至数月才会好转。

参考文献

[1] ADITYANJEE, MUNSHI K R, THAMPY A. The syndrome of irreversible lithium-effectuated neurotoxicity [J]. Clin Neuropharmacol, 2005, 28(1): 38-49.

[2] VON HARTITZSCH B, HOENICH N A, LEIGH R J, et al. Permanent neurological sequelae despite haemodialysis for lithium intoxication [J]. Br Med J, 1972, 4(5843): 757-759.

[3] CLENDENINN N J, POND S M, KAYSEN G, et al. Potential pitfalls in the evaluation of the usefulness of hemodialysis for the removal of lithium [J]. J Toxicol Clin Toxicol, 1982, 19(4): 341-352.

[4] CADE J F. Lithium salts in the treatment of psychotic excitement [J]. Med J Aust, 1949, 2(10): 349-352.

[5] MALHI G S, GESSLER D, OUTHRED T. The use of lithium for the treatment of bipolar disorder: Recommendations from clinical practice guidelines [J]. J Affect Disord, 2017, 217: 266-280.

病例 21 秋水仙碱中毒

患者，男性，37岁。

主诉：双膝关节肿痛5天，呕吐、腹泻4天。

入院情况

患者5天前因双膝关节肿痛，考虑"痛风急性发作"，服用秋水仙碱1mg（2片）tid × 2天。4天前出现呕吐咖啡色及红色胃内容物2次，伴稀便2次（具体不详），量约300ml，精神差，就诊外院，化验提示肝肾功能损伤、血小板减少、肌酶升高，其间出现发热、意识障碍、血压下降，考虑"消化道出血、感染性休克不除外"，予充分补液及多巴胺联合去甲肾上腺素升压，美罗培南抗感染，输血浆及血小板等治疗，后神志好转，但休克及器官功能衰竭仍难以纠正，考虑"多器官功能衰竭，感染性休克可能性大"。为进一步诊治转至我院。

既往史：痛风病史6年，每年发作3次，以双膝关节肿痛为主要症状，发作时服用秋水仙碱1mg（2片）bid。否认高血压、糖尿病、冠心病、肾功能不全等慢性病史。

查体：T 37.2℃，P 94次/分，BP 98/74mmHg，SpO$_2$ 93%@鼻导管3L/min。神志清，精神差，急性面容，查体欠合作。颈软，四肢活动可。全身皮肤巩膜轻度黄染，左前臂、左侧腹股沟可见淤斑。双肺呼吸音稍粗，未及明显啰音。心律齐，未及明显杂音。腹肌稍紧张，上腹部及右上腹部压痛阳性，未及明显反跳痛，肠鸣音3次/分，肝脾肋下未及。双下肢无水肿，左足踇趾及右侧第1指趾关节可见痛风石，局部红肿，皮温升高。

外院化验结果如下。

血气分析：pH 7.25，PaCO$_2$ 15.8mmHg，PaO$_2$ 116mmHg，HCO$_3^-$ 6.8mmol/L，Lac 14.5mmol/L。

血常规：WBC 8.08 × 10^9/L，NEUT% 82.1%，Hb 128g/L，PLT 40 × 10^9/L。

血生化：ALT 274 U/L，TBil 81.9μmol/L，DBil 48.9μmol/L，Alb 17g/L，Cr 320μmol/L，CK-MB 6.5ng/ml，cTnI 0.209ng/ml。

凝血功能：APTT 48s，D-Dimer 2.33 mg/L。

PCT：44ng/ml。

入院诊断

多器官功能衰竭原因待查

  药物过量可能性大（秋水仙碱中毒）

  低血容量性休克可能

  感染性休克不除外

    胃肠道感染可能

  急性肾损伤

急性肝损伤

血小板减少

急性心肌损伤

凝血功能异常

谵妄状态

消化道出血

低白蛋白血症

痛风

诊断思维要点

患者中年男性，休克伴多器官功能衰竭，主要累及血液系统、肝、肾、心肌、中枢神经系统、消化系统。

1. 休克方面

消化休克的病理生理分类如下。

（1）低血容量性休克：分为失血性休克及非失血性休克，包括容量丢失和血管内容量不足。

（2）分布性休克：以严重的外周血管扩张为特征，分为以下几类。①脓毒性休克：由于宿主对感染反应失调控导致的危及生命的器官功能障碍，是分布性休克最常见的原因。②神经源性休克：如严重的创伤性脑损伤和脊髓损伤患者。③过敏性休克。④药物与毒物诱导的休克。⑤内分泌性休克：盐皮质激素缺乏如艾迪生病危象、黏液性水肿等。

（3）心源性休克：由于心脏泵血功能衰竭导致心输出量下降，常见病因包括心肌病变性、心律失常及机械性因素（重度主动脉瓣或二尖瓣关闭不全、乳头肌或腱索断裂等）。

（4）梗阻性休克：由心外病因导致的心脏泵血功能衰竭，主要分为肺血管性（如肺栓塞或重度肺动脉高压）、机械性（如张力性气胸、心脏压塞、缩窄性心包炎、限制型心肌病）等。

本例患者起病之初存在呕吐、腹泻及进食不佳，考虑存在低血容量性休克，同时病程中出现发热、低血压，不除外合并感染性休克（分布性休克），或可能为混合型休克，应予积极纠正容量及抗感染治疗，同时纠正免疫抑制状态、积极寻找并解除感染灶。

2. 多器官功能损伤方面

首先考虑继发于休克。病初患者出现明显容量丢失，肾功能损伤考虑肾前性因素可能性大；其次，由于肾功能不全可继发药物代谢障碍，需考虑药物浓度过量引起的药物毒副作用及靶器官损伤，需积极完善药物浓度检测。

秋水仙碱主要通过抑制中性粒细胞和炎症细胞因子起抗炎作用，通过抑制高代谢细胞（如胃肠道细胞及造血细胞）的有丝分裂活动起作用，目前适应证包括家族性地中海热、痛风急性发作及预防、急性心包炎及多次复发性心包炎等。严重的肾功能损伤患者需减量或禁用，主要不良反应可累及消化系统（恶心、腹泻、呕吐）、神经系统（感觉运动神经病）、血液系统（血细胞减少、再生障碍性贫血）、骨骼肌肉系统（肌病、横纹肌溶解）、生殖系统等。

诊疗经过

1．常规检查

血气分析：pH 7.43，$PaCO_2$ 30mmHg，PaO_2 223mmHg，HCO_3^- 19.9.8mmol/L，Lac 2.9mmol/L。

血常规：WBC 2.95×10^9/L，NEUT% 60.3%，Hb 76g/L，PLT 27×10^9/L。

血生化：ALT 95U/L，TBil 82.4μmol/L，DBil 65.0μmol/L，Alb 28g/L，Cr 268μmol/L，BUN 17mmol/L。

心肌损伤标志物：CK 914 U/L，CK-MB 0.7ng/ml，cTnI 0.129ng/ml，Myo 1154 μg/L，NT-proBNP 14 442 pg/ml。

凝血功能：PT 13s，INR 1.08，APTT 35s，D-Dimer 2.33mg/L。

炎症指标：hs-CRP＞250mg/L，PCT 22ng/ml。

毒物检测：血秋水仙碱浓度13.4ng/ml，尿秋水仙碱浓度85.1ng/ml。

心电图：窦性心律，HR 93次/分，$V_1 \sim V_3$导联T波低平，$V_4 \sim V_6$导联ST段水平下移0.1～0.3mV，T波倒置。

2．影像学检查

头颅CT平扫：未见明显异常。

胸部CT平扫：双侧胸壁皮下水肿；双侧胸腔积液，双肺下叶膨胀不全；双肺多发斑片索条影；纵隔多发饱满淋巴结；上腔静脉内置管，胃管置入。

腹盆CT平扫：腹盆腔少量积液，腹盆腔脂肪间隙密度增高，腹盆壁皮下水肿；重度脂肪肝；胆囊饱满；左侧肾上腺增粗；腹膜后、肠系膜区多发淋巴结，部分饱满；尿管置入，膀胱内少许积气；腹主动脉及其分支钙化。

3．治疗经过

患者中年男性，急性病程，病情进展迅速，多器官功能衰竭。

（1）诊断方面：①毒物检测提示血秋水仙碱浓度升高，考虑秋水仙碱中毒诊断明确，受累器官包括血液系统、肝、肾、心肌、中枢神经系统、胃肠道系统。②发热伴低血压方面，考虑感染性休克不除外，感染灶评估根据患者有呕吐、腹泻症状，可能合并消化道感染；胸部CT可见索条影，需警惕肺部感染。③其他合并症方面，患者呕吐红色及咖啡色胃内容物伴贫血，需警惕消化道出血；足趾关节红肿热痛，痛风急性期，需继续监测控制症状。

（2）治疗方面：入抢救室后予积极补液及小剂量利尿，2天后复查血液中未见秋水仙碱成分，尿液中秋水仙碱浓度84.7ng/ml，尿量2000～3000ml/d，肝肾功能及心肌损伤标志物基本降至正常，神志恢复，定向力可，无明显后遗症状。

完善髓骨髓穿刺刺未见明显异常，治疗期间白细胞及血小板恢复至基本正常，Hb最低降至46g/L，予积极补充造血原料后逐步回升至62g/L。

入室后无呕血、便血等表现，考虑消化道出血好转，予恢复肠内营养。仍每天排大量褐色水样便，T 37.5～38.2℃，经验性予美罗培南1g q12h ivgtt抗感染治疗，血培养（－），便培养白念珠菌，加用氟康唑（大扶康）400mg qd ivgtt+甲硝唑0.5g tid po，患者体温好转，每天排1～2次糊状便，逐步降级为头孢哌酮钠舒巴坦钠（舒普深）→口服莫西沙星（拜复乐）+甲硝唑抗感染。

患者病情好转，脏器功能基本恢复正常，体温正常，一般情况可，但仍有明显贫血，转当地医院普通病房继续治疗。1个月后随访贫血及肾功能完全恢复。

循证治疗策略

1．休克的治疗

非失血性低血容量性休克的治疗主要为积极补充血容量及病因纠正。感染性休克的初始治疗包括充分扩容补液、留取病原学证据、给予广谱抗感染治疗及应用血管活性药物。

2．秋水仙碱中毒的治疗

（1）秋水仙碱具有广泛的组织分布，因此体外清除秋水仙碱效果非常有限，肾功能正常的患者可通过肾脏清除10%～20%的秋水仙碱，药物有明显的肝脏首过效应，在通过胆汁和粪便排泄之前经历明显的肝肠循环。秋水仙碱中毒的病理生理过程可呈现3个临床阶段：早期（10～24小时）多出现消化道症状、血容量减少、低血压；中期（2～7天）：神志改变、少尿型肾衰竭、横纹肌溶解、骨髓抑制、电解质紊乱、酸碱平衡失调、心律失常、循环衰竭；后期（7天以上）：反弹性白细胞增多症、脱发。

（2）秋水仙碱中毒最重要的是服药初期的胃肠道清洁，减少药物吸收及血药浓度，在其进入体内以后，约50%的蛋白结合率和广泛的组织分布使透析治疗效果不佳。目前仍无商业化解毒剂。主要治疗还是对症支持，在药物浓度高、靶器官损伤严重的患者中，也有致死病例的相关报道。

最终诊断

秋水仙碱中毒
　多器官功能衰竭
　　急性肾损伤
　　急性肝损伤
　　血三系减少
　消化道出血
　　重度贫血
　　谵妄状态
　　感染性休克
　　　肺部感染
　　　　双侧胸腔积液
　　　消化道感染（白念珠菌）
　　急性心肌损伤
　　　心功能不全
　　凝血功能异常
　　低白蛋白血症

痛风

高尿酸血症

案例解析

患者中年男性，休克伴多器官功能衰竭，主要累及血液系统、肝、肾、心肌、中枢神经系统、消化系统。患者此次病初因痛风发作口服常规治疗剂量秋水仙碱，出现明显的药物相关的消化道症状，腹泻、呕吐，加上因此导致的入量不足，后少尿，出现肾前性肾损伤、肾衰竭；同时因入量不足及肾损伤，药物蓄积后血药浓度升高，导致药物中毒。进一步出现药物相关的骨髓抑制，血三系减少，白细胞减少后合并肺部和腹腔感染及感染性休克；其他损伤包括骨骼肌和心肌损伤及神志改变、谵妄状态。

值得注意的是，秋水仙碱国内说明书的最大剂量是6mg（12片）/d，美国FDA推荐的急性痛风的1小时最大口服剂量为1.5mg（3片）。本例患者服用药物剂量为说明书正常安全治疗剂量，但仍然出现严重的药物过量表现，说明在患者严重低血容量及肝肾损伤时，对于常规治疗剂量的药物也可产生药物蓄积，加重药物毒副作用及靶器官损害，需要临床医生多加小心。

参考文献

[1] FU M, ZHAO J, LI Z, et al. Clinical outcomes after colchicine overdose: a case report [J]. Medicine (Baltimore), 2019, 98(30): e16580.

[2] MAXWELL M J, MUTHU P, PRITTY P E. Accidental colchicine overdose. A case report and literature review [J]. Emerg Med J, 2002, 19(3): 265-267.

病例 22 糖尿病酮症酸中毒

患者，男性，49岁。

主诉：恶心、呕吐2天，呼吸困难半天。

入院情况

患者2天前出现恶心、间断呕吐，为胃内容物，无腹痛，自服冰红茶200ml、奥美拉唑肠溶胶囊等，未诊治。今日上午出现憋喘、呼吸困难，无胸痛、咳嗽等不适，就诊于当地医院，查血气：pH 6.91，$PaCO_2$ 12mmHg，PaO_2 138mmHg，Glu 33.4mmol/L，Lac 4.2mmol/L，予胰岛素50U静脉泵入、碳酸氢钠纠酸及补液等治疗，转至我院急诊查尿常规：GLU≥55mmol/L，KET≥7.8mmol/L，考虑患者"糖尿病酮症酸中毒"，为进一步诊治收入院。

既往史：2型糖尿病17年，平素门冬胰岛素早中晚各10U+甘精胰岛素睡前10U，监测空腹血糖11~12mmol/L，餐后未监测。入院前3天因食欲减退自行停门冬胰岛素两次，停甘精胰岛素睡前，未监测血糖。

查体：T 37.5℃，P 118次/分，R 23次/分，BP 133/64mmHg，SpO_2 99%@3L/min。神志清楚，心、肺、腹查体大致正常。

血常规：WBC 19.23×10^9/L，NEUT% 87.1%，Hb 152g/L，PLT 227×10^9/L。

血气分析：pH 7.15，$PaCO_2$ 13mmHg，PaO_2 121mmHg，Glu 21.2mmol/L，HCO_3^- 4.4mmol/L。

凝血功能：PT 12.7s，APTT 25.9s，D-Dimer 0.47mg/L。

血生化：CO_2 7.9mmol/L，Glu 21.4mmol/L，Cr 58μmol/L。

尿常规：pH 5.0，GLU≥55mmol/L，KET≥7.8mmol/L，WBC、NIT（－）。

泌尿系超声：双肾积水伴输尿管上段扩张，双肾皮质回声增强。

入院诊断

糖尿病酮症酸中毒

2型糖尿病

胃肠道感染不除外

双肾积水

诊断思维要点

患者基础糖尿病病史，以恶心、呕吐起病，后出现呼吸困难，化验检查提示严重代谢性酸中毒，尿酮体及血糖升高，糖尿病酮症酸中毒（DKA）诊断明确。

DKA常有诱因，临床最常见的诱因为感染（多见于肺部感染、泌尿系感染）和胰岛素使用不规律，其他诱因包括急性重大疾病，如心脑血管意外、脓毒症、胰腺炎、创伤、手术、妊娠、分娩、药物等。

常见可诱发DKA的药物多见于影响糖代谢的药物，包括糖皮质激素、较大剂量噻嗪类利尿剂、多巴酚丁胺以及奥氮平、氯氮平、喹硫平和利培酮等抗精神病药物。

其次，钠-葡萄糖共转运蛋白2（SGLT2）抑制剂，如恩格列净、达格列净、卡格列净、艾格列净等，因降糖效果确切且能降低心血管事件和终末期肾病风险，近年来已成为与二甲双胍并列的糖尿病肾病一线治疗药物，尤其适用于合并动脉粥样硬化性心血管疾病或心血管风险极高危、心力衰竭、慢性肾病的2型糖尿病患者。该类药物在临床研究及上市后的临床应用中，曾有发生DKA的报道，但非常少见。

此外，对于1型糖尿病，由于其病理机制为胰岛B细胞被破坏导致胰岛素绝对缺乏，DKA可能是其首发表现或常见表现。对于这类患者，在发生胃肠炎等情况下遗漏胰岛素是DKA的常见诱因。需注意，临床上2型糖尿病患者发生DKA并不少见。

诊疗经过

（1）DKA：予生理盐水+氯化钾补液、胰岛素静脉泵入，监测血糖逐渐下降至11.1mmol/L，调整为葡萄糖+胰岛素补液治疗，维持血糖稳定，复查尿酮体阴性，停止静脉补液并将胰岛素改为皮下注射，鼓励经口进食，监测空腹及餐后血糖水平控制可。

（2）双肾积水：入院后予留置尿管，复查泌尿系超声示双肾积水及输尿管扩张较前有所缓解，拔除尿管后行残余尿量检查，示排尿后膀胱空虚。

（3）胃肠道感染：患者发病前曾有消化道症状，入室体温37.5℃，感染指标升高，经验性予左氧氟沙星0.5g qd，后体温降至正常。好转出院。

循证治疗策略

DKA的治疗原则：尽快补液恢复血容量、纠正失水状态、降低血糖、纠正电解质紊乱及酸碱平衡失调。同时积极寻找和消除诱因，防治并发症，降低病死率。

（1）补液：在最初24小时内通过补液纠正估计的水电解质流失，同时注意避免血清渗透压下降过快。首选生理盐水，在最初数小时以15~20ml/（kg·h）的速率输注（一般成人1~1.5L），随后补液速度取决于患者脱水程度、电解质水平、尿量等。当DKA患者的血糖降至11.1mmol/L时，在盐溶液中添加葡萄糖。

（2）补钾：患者有足够的尿量（>50ml/h），血清钾浓度≤5.3mmol/L时，应立即开始补钾。对于初始血清钾<3.3mmol/L的患者，应在胰岛素治疗之前先补液和补钾，当血钾升至3.3mmol/L时再开始胰岛素治疗，以免加重低钾血症。

（3）降糖降酮：对于所有血清钾≥3.3mmol/L的中至重度DKA患者，推荐首先经静脉给予小剂量胰岛素。初始血清钾<3.3mmol/L的患者，应在胰岛素治疗之前先接受积极补液和补钾治疗。若血清钾≥3.3mmol/L，以静脉推注普通胰岛素（0.1U/kg），然后以0.1U/（kg·h）的速率持续输注胰岛素。如果第1小时血糖浓度没能降低2.8~3.9mmol/L，则将胰岛素剂量加倍。对于轻度DKA，若能确保充分监测，可选择皮下注射速效胰岛素类似物（赖脯胰岛素、门冬胰岛素和谷赖胰岛素）替代静脉胰岛素方案。当酮症酸中毒缓解且能够进食时，启用多次

（基础-餐时）皮下注射胰岛素方案控制血糖。

（4）纠正酸中毒：采用碳酸氢钠治疗纠正代谢性酸中毒的指征尚存争议，建议对动脉血pH<6.9的患者采用静脉碳酸氢钠治疗。这类患者的监测内容包括每小时测1次血糖直至其稳定，以及每2~4小时测1次基本生化指标和静脉血pH值。血液酮症的程度可通过直接测量β-羟丁酸（循环中主要的酮酸）和/或测量血清阴离子间隙来评估。

（5）治疗潜在并发症：成人患者很少发生脑水肿，但其相关的并发症发生率和死亡率较高。高危患者可采用的预防措施是保证血浆渗透压无快速波动，其最大降低速率为3mOsmol/（kg·h），包括逐步而非快速纠正水钠缺失，以及维持血糖浓度轻微升高直至患者病情稳定。

最终诊断

糖尿病酮症酸中毒
　2型糖尿病
胃肠道感染
双肾积水

案例解析

患者中年男性，基础糖尿病病史，化验检查提示严重代谢性酸中毒、尿酮体及血糖明显升高。近期胰岛素使用不规律为本次DKA的诱因，口服含糖饮料加重病情。此外，患者停用胰岛素之前有胃肠道症状，胃肠道感染诱因亦不能除外。

DKA的治疗以大量补液和小剂量胰岛素持续泵入为基础，同时积极纠正诱因，治疗过程中需密切监测患者内环境变化，尤其要注意早期补钾，只要血钾不高就要补钾。另外，在血糖过高时还需要注意勿使血糖下降过快，保证渗透压的稳定下降。

参考文献

[1] KITABCHI A E, UMPIERREZ G E, MILES J M, et al. Hyperglycemic crises in adult patients with diabetes [J]. Diabetes Care, 2009, 32(7): 1335-1343.

[2] KITABCHI A E, UMPIERREZ G E, FISHER J N, et al. Thirty years of personal experience in hyperglycemic crises: diabetic ketoacidosis and hyperglycemic hyperosmolar state [J]. J Clin Endocrinol Metab, 2008, 93(5): 1541-1552.

患者，男性，58岁。

主诉：腹痛伴发热3天，加重伴意识淡漠10分钟。

入院情况

患者3天前餐后出现持续性腹痛，伴发热，T_{max} 37.7℃，伴恶心、呕吐、畏寒、寒战，持续不缓解，皮肤、巩膜轻度黄染，就诊我院发热门诊查：BP 95/57mmHg，HR 83次/分，SpO_2 97%。化验检查：WBC 13.40×10^9/L，NEUT% 88.2%，TBil 124.3μmol/L，DBil 99.7μmol/L，考虑"胆系感染可能"，予头孢曲松2g qd ivgtt+莫西沙星0.4g qd po抗感染治疗，但体温控制欠佳，每天仍有发热，伴畏寒、寒战，考虑感染控制不佳，请消化内镜会诊拟行急诊ERCP。今日就诊测BP 80/65mmHg，HR 93次/分，神志清楚，尿量偏少，予补液扩容。10分钟前患者再发畏寒、寒战、意识淡漠、四肢厥冷，查乳酸4.4mmol/L，考虑"感染性休克"。为进一步诊治收入我院抢救室，完善肝胆胰脾超声：胆总管宽约1.4cm，可显示部分，长约1.6cm，下段管腔内可见强回声堆积，范围约2.8cm×1.3cm，右肝管宽约0.8cm，左肝管宽约0.9cm，三级胆管可见。胰体部形态结构未见明显异常，胰头、胰尾受肠气遮挡显示不清，超声诊断：脂肪肝，胆总管下段多发结石不除外，肝内外胆管广泛扩张。

既往史：1年前先后3次因胆管结石、梗阻性黄疸在外院行ERCP+胆管支架，间断发热、黄疸、腹痛发作。高血压20余年，血压最高达210/160mmHg，规律服用降压药，平素血压控制在130/70mmHg。20年前诊断冠心病、急性心肌梗死，分别于20年前、15年前外院行冠状动脉支架植入术，7年前行冠状动脉旁路移植术，具体不详。糖尿病30年，口服降糖药物，自诉血糖控制可。长期口服沙库巴曲缬沙坦钠（诺欣妥）100mg bid+达格列净5mg qd+酒石酸美托洛尔（倍他乐克）23.75mg qd+螺内酯5mg qd+阿托伐他汀（立普妥）20mg qn+依折麦布10mg qd。

查体：P 90次/分，BP 72/61mmHg，SpO_2 97%@室内空气。急性面容，皮肤、巩膜黄染，精神差，稍嗜睡，对答切题，查体合作。GCS评分：E4V5M6，双侧瞳孔等大等圆，瞳孔反射灵敏。双肺呼吸音粗，未闻及明显干湿啰音。心律齐，未闻及明显心脏杂音。腹软，右上腹压痛，未及明显反跳痛，Murphy征（-），余腹部未及明显压痛及反跳痛，移动性浊音（-）。四肢肌力可，双下肢未触及水肿。

入院诊断

感染性休克
 急性梗阻性化脓性胆管炎可能
  胆总管结石
  ERCP+胆总管支架术后

高乳酸血症

高血压（3级，很高危）

冠心病

陈旧性心肌梗死

冠状动脉支架植入术后

冠状动脉旁路移植术后

慢性心力衰竭（NYHA分级 Ⅱ级）

诊断思维要点

患者中年男性，急性起病，临床表现为腹痛、发热、黄疸，抗感染效果不佳，进行性出现意识差、血压低、高乳酸血症，考虑感染性休克诊断明确。

（1）感染灶定位方面：患者发热、腹痛起病，辅助检查及查体提示以直接胆红素升高为主的黄疸，腹部超声提示胆总管增宽，考虑定位为胆系感染，即急性胆管炎。

（2）病因方面：急性胆管炎的常见病因包括胆道结石（28%～70%）、恶性肿瘤（10%～57%）和胆道良性狭窄（5%～28%）。恶性梗阻可能是由胆囊、胆管、壶腹部、十二指肠或胰腺内存在肿瘤导致。本例患者胆总管下段可见充盈缺损，既往胆总管结石病史，考虑胆道结石继发胆系梗阻可能性大。

（3）病原菌方面：胆道梗阻患者的急性胆管炎主要为十二指肠的细菌上行感染所致，可获得混合生长的革兰阴性及革兰阳性细菌，最常见分析出的细菌包括大肠埃希菌、克雷伯菌属、肠杆菌、肠球菌，还包括拟杆菌、梭状芽孢杆菌等厌氧菌。

（4）鉴别诊断方面：首先，患者腹痛、发热，需警惕其他胆系感染如胆囊炎，患者Murphy征（－），不支持，进一步可通过CT与腹部超声等影像学胆囊表现协助鉴别。另外，部分患者可同时存在胆囊炎、胆囊结石和胆管结石及急性胆管炎。其次，需警惕急性胰腺炎，急性胰腺炎可继发胆道梗阻，也可以由胆管结石诱发胆源性胰腺炎，可根据生化胰酶结果及影像学胰腺形态共同鉴别。该患者胆囊及胰腺形态可，胰酶不高，因此未合并胆囊炎及胰腺炎。

诊疗经过

1. 常规检查

血常规：WBC 10.82×10^9/L→6.5×10^9/L，NEUT% 87.8%，Hb 150g/L，PLT 67×10^9/L→119×10^9/L。

血生化（ERCP前）：TBil 124.3μmol/L，DBil 99.7μmol/L，cTnI 0.080→0.030μg/L。

血生化（ERCP后）：TBil 38.7μmol/L，DBil 31.2μmol/L，hs-CRP 158→140→29mg/L。

术后6小时及24小时胰酶：正常。

凝血功能：基本正常。

乳酸：4.4mmol/L→1.5mmol/L。

血培养（－）。

2．影像学检查

腹盆CT平扫：ERCP后，胆总管胰腺段及十二指肠壁内段积气；胆囊炎；胆总管结石、近段肝内外胆管扩张。

腹盆增强CT+胆道三维重建（图23-1）：ERCP后，胆总管胰腺段及十二指肠壁内段积气，大致同前；胆总管腔内多发结石，上方肝内外胆管扩张，胆囊张力增大；十二指肠降部大乳头水平局部肠壁增厚，肠腔变窄。

3．治疗经过

患者急性梗阻性化脓性胆管炎、感染性休克入室。入室后首先予积极补液、扩容等抗休克治疗，完善血培养留取病原学，经验性升级抗生素为亚胺培南抗感染，患者补液后血压回升、肢端暖、神志可、尿量可。同时联系消化内镜、基本外科及放射介入科会诊，充分知情同意及交代相关风险后，行急诊ERCP：胆总管轻度扩张

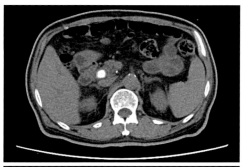
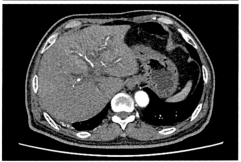

图 23-1 腹盆 CT 平扫 + 增强

1.0cm，中下段可见充盈缺损，长约3cm，置入一根8.5Fr 9cm的圣诞树支架，引出大量的脓性分泌物。术后患者体温、腹痛好转，胆红素及炎症指标稳步下降，无明显出血、穿孔、胰腺炎等并发症，后过渡清淡饮食及口服左氧氟沙星抗感染，消化内科门诊随诊。

循证治疗策略

急性胆管炎的治疗主要包括以下几方面。

（1）支持治疗：根据病情严重程度，急性胆管炎患者需静脉补液及纠正相关电解质紊乱及镇痛，积极纠正休克及脏器支持治疗。

（2）抗生素的选择：对于轻中度的社区获得性急性胆管炎患者，推荐哌拉西林钠他唑巴坦钠单药抗感染或第二代头孢类/左氧氟沙星+甲硝唑；对于重度急性胆管炎患者，推荐碳青霉烯或哌拉西林钠他唑巴坦钠单药抗感染或头孢吡肟+甲硝唑；对于院内获得性急性胆管炎患者，推荐碳青霉烯单药抗感染或头孢吡肟+甲硝唑+万古霉素/氨苄西林。

（3）胆道引流：①引流时机的选择，初始抗生素对于70%～80%的急性胆管炎患者有效，轻中度胆管炎患者需24～48小时进行胆道引流；对于保守治疗24小时无效的轻中度及重度胆管炎患者，需行紧急（24小时内）胆道减压。②引流方式的选择：通过内镜括约肌切开进行取石和/或支架置入是首选治疗措施，还可通过超声内镜引导下胆管引流。如以上方法引流失败或无法实施，极少数情况下可行经皮肝胆管造影或手术减压。

急性梗阻性化脓性胆管炎可能

    胆总管结石

    ERCP+胆总管支架术后

    感染性休克

       急性心肌损伤

       高乳酸血症

高血压（3级，很高危）

冠心病

    陈旧性心肌梗死

    冠状动脉支架植入术后

    冠状动脉旁路移植术后

    慢性心力衰竭（NYHA分级 Ⅱ 级）

案例解析

患者中年男性，急性起病，临床表现为腹痛、发热、黄疸，抗感染效果不佳，进行性出现意识差、血压低、高乳酸血症，诊断考虑胆总管结石引起的急性梗阻性化脓性胆管炎继发感染性休克。

急性胆管炎的典型临床表现是发热、腹痛、黄疸（Charcot三联征），重度化脓性胆管炎患者可在三联征的基础上出现低血压和神志改变（Reynolds五联征）。本例患者症状、病史都较为典型，识别难度不高，具备一定临床经验医生可及时给予恰当诊疗。

需注意，本例患者消化内镜会诊考虑不除外Mirizzi综合征，这是一类较为罕见的梗阻性胆管炎病因，特指胆囊管或胆囊颈结石嵌顿对胆总管引起外压性改变而继发的梗阻。甚至有部分患者因长期嵌顿导致局部胆管壁与十二指肠壁反复缺血及炎症状态，最后窦道形成，胆石落入腹腔内，胆管与肠管直接相通。本例患者Murphy征（－），腹盆CT提示胆石位于胆总管下段，不支持典型Mirizzi综合征表现，故最后未予诊断。

参考文献

[1] AFDHAL N H. Acute cholangitis: clinical manifestations, diagnosis, and management [DB/OL]. Beijing: Wolters Kluwer UpToDate. (2022-05-02). https://www.uptodate.cn/contents/acute-cholangitis-clinical-manifestations-diagnosis-and-management.

[2] ASGE Standards of Practice Committee, BUXBAUM J L, ABBAS FEHMI S M, et al. ASGE guideline on the role of endoscopy in the evaluation and management of choledocholithiasis [J]. Gastrointest Endosc, 2019, 89(6): 1075-1105, e15.

病例 24　重症急性胰腺炎合并腹腔间室综合征

患者，男性，33岁。

主诉：腹痛2天。

入院情况

患者2天前进食牛肉土豆后出现中上腹部持续性疼痛，伴恶心、呕吐，呕吐物为胃内容物，无腹泻，无后背放射痛，就诊于外院，查血TG 18.39mmol/L，AMY 1046U/L，LIP 1612U/L，胸腹盆CT可见胰腺肿胀伴胰周渗出，考虑急性胰腺炎（图24-1），病情进行性加重，并出现发热，T_{max} 38.9℃，转至我院。诊断"急性重症胰腺炎合并多器官功能不全"，入急诊抢救室监护治疗，入室HR 165次/分，BP 124/61mmHg，RR 35次/分，SpO$_2$ 93%@RA。生化检查：Alb 28g/L，LDH 344U/L，Na 147mmol/L，Cl 114mmol/L，

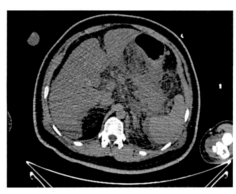

图 24-1　腹部 CT

Ca 1.76mmol/L，Glu 15.9mmol/L，hs-CRP 231.5mg/L，AMY 543U/L，LIP 406U/L；血常规：WBC 14.10×10^9/L，NEUT% 84.8%；动脉血气：pH 7.29，Ca^{2+} 1.02mmol/L，Glu 23.7mmol/L，Lac 3.8mmol/L，BE −7.8mmol/L，HCO$_3^-$ 18.1mmol/L，TG 6.18mmol/L；凝血功能：PT 16.3s，PT% 51.0%，INR 1.47，Fbg 5.38g/L，D-Dimer 1.93mg/L FEU；血氨、PCT正常。入室躁动、腹痛明显，给予镇静镇痛、气管插管机械通气、胃肠减压、中药通便、抑酶、抑酸等治疗，为进一步诊治收入EICU。起病以来未进食，近半年体重无明显变化。

既往史：4年来胰腺炎病史4次，高血糖未确诊糖尿病，高脂血症病史。

查体：T 38.9℃，P 140次/分，R 24次/分，BP 83/51mmHg［NE 0.4μg/（kg·h）］，SpO$_2$ 98%@机械通气（PC FiO$_2$ 40%，PEEP 6cmH$_2$O，PC 14cmH$_2$O）。Ht 1.70m，Wt 100kg，BMI 34.6。双肺呼吸音低，未闻及啰音。心律齐，心率140次/分，未闻及杂音。全腹部膨隆，皮肤张力高，未见脐周淤斑（Cullen征）或侧腰部淤斑（Grey Turner征），按压未见局部挛缩、肌紧张等，全腹叩诊呈鼓音，听诊未闻及肠鸣音，肝脾触诊不满意，移动性浊音阴性。脊柱无畸形，四肢关节活动无法配合。四肢无水肿，双足背动脉搏动正常。腹内压72mmHg。

入院诊断

重症急性胰腺炎（脂源性）

　多器官功能障碍综合征

　腹腔间室综合征

诊断思维要点

1. 急性胰腺炎鉴别诊断

（1）病因鉴别。①脂源性胰腺炎：甘油三酯经胰脂肪酶分解为有毒的游离脂肪酸是急性胰腺炎期间出现脂毒性的原因，血清TG＞11.3mmol/L可诱发急性胰腺炎发作。本例患者体型肥胖、发病前有进食油腻，TG明显升高，故脂源性胰腺炎可能性大。②酒精性胰腺炎：酒精可能通过以下机制引起胰腺炎：增加胰腺腺泡细胞的酶类合成，促进合成可能导致急性胰腺炎的消化酶和溶酶体酶；或使胰腺腺泡细胞对缩胆囊素过度敏感。本例患者无酗酒史，排除饮酒可能性，故不考虑。③自身免疫性胰腺炎：是急性胰腺炎的一个罕见原因，患者通常表现为体重减轻、黄疸及影像学显示胰腺肿大（类似于肿瘤）。本例患者既往无免疫相关病史，入院后需完善免疫相关检查除外该诊断。④胆源性胰腺炎：胆石（包括微结石）是国内急性胰腺炎最常见的原因。胆石性胰腺炎的始发事件有两个因素：胆石通过期间壶腹部暂时性梗阻，引起胆汁反流进入胰管；或由于结石本身或结石通过所致水肿，引起壶腹部梗阻导致胰腺炎发生。本例患者为男性，既往无胆系结石相关病史，腹部CT未发现胆囊结石和胆道结石存在，腹部超声未见胆囊内强回声，胆总管、胆囊均正常，故不考虑。⑤胆道梗阻：胆道蛔虫、壶腹周围憩室、胰腺肿瘤和壶腹周围肿瘤引起壶腹部梗阻导致胰腺炎发生。本例患者影像学检查暂未发现此种情况。

（2）病情评估。①危重程度分析：轻症急性胰腺炎特点为无器官衰竭，也无局部或全身性并发症；中度重症急性胰腺炎（MSAP）特点为短暂性器官衰竭（48小时内缓解）和/或局部或全身性并发症，但无持续性器官衰竭（＞48小时）；重症急性胰腺炎（SAP）特点为可能累及一个或多个器官的持续性器官衰竭。本例患者起病至来我室病程2天，肺部局部浸润持续加重且出现酸碱平衡失调，逐步进展出现肝功能、凝血功能异常，符合SAP特点。②CT分级：A级，正常胰腺；B级，胰腺局部或弥漫性肿大，但胰周正常；C级，胰腺局部或弥漫性肿大，胰周脂肪结缔组织炎症性改变；D级，胰腺局部或弥漫性肿大，胰周脂肪结缔组织炎症性改变，胰腺实质内或胰周单发性积液；E级，广泛的胰腺内外积液，包括胰腺和脂肪坏死，胰腺脓肿。本例患者入院CT评估为E级。③Ranson评分：入院时血糖＞11mmol/L，WBC＞16×10⁹/L，入院第1个24小时后：Ca²⁺＜2mmol/L，HCT下降＞10%，代谢性酸中毒且碱缺失＞4mmol/L，目前评分为5分。④BISAP评分：以下5个标准：血BUN＞8.9mmol/L；精神异常；存在全身炎症反应综合征（SIRS）；年龄＞60岁；影像学检查提示胸腔积液。本例患者存在SIRS，复查CT见胸腔积液，评分为2分。综上，目前考虑为SAP。

2. 急性胰腺炎并发症方面

（1）局部并发症：包括急性胰周液体积聚、胰腺假性囊肿、急性坏死物积聚和包裹性坏死，严重时可诱发门静脉-脾静脉-肠系膜静脉血栓形成，一般于胰腺炎发作4周后出现。本例患者腹部CT示胰腺周围渗出明显，阅片可见胰腺组织密度不均匀，周围积液包裹形成，后续需于入院后择期复查腹部增强CT以确定是否存在胰腺坏死。

（2）全身性并发症：根据修订版《急性胰腺炎亚特兰大分类标准》，急性胰腺炎的全身性并发症定义为基础共存疾病（如冠状动脉疾病或慢性肺疾病）恶化。本例患者基础无慢性病史，暂不考虑出现全身性并发症。③器官衰竭：是有别于全身性并发症的另一种情况。胰腺炎症会激活细胞因子级联反应，临床上表现为SIRS。持续性SIRS有发生一个或多个器官衰竭的风险。器官衰竭可能是短暂的，MSAP患者可在48小时内缓解，SAP患者则持续48小时以上。目前患者已出现急性肺损伤、肾损伤、凝血功能紊乱，属病情较重，需警惕多器官功能衰竭。且患者腹部膨隆，CT提示腹水、胸腔积液，病情进展快，同时可能合并腹腔内高压，腹内压升高会导致腹腔脏器血流量减少，甚至腹腔间室综合征（ACS），可导致肾功能不全进一步加重、肠缺血坏死、肠源性感染等并发症。

诊疗经过

1．常规检查

血常规：PLT 239×10^9/L，WBC 15.35×10^9/L，NEUT% 85.2%，NEUT# 13.08×10^9/L，RBC 4.90×10^{12}/L，Hb 147g/L。

血气分析：pH 7.39，$PaCO_2$ 35mmHg，PaO_2 55mmHg，cGlu 10.1mmol/L，cLac 3.2mmol/L，BEc –2.9mmol/L，$cHCO_3^-$（P，st）c 21.9mmol/L。

血生化：K 4.0mmol/L，Alb 30g/L，Na 147mmol/L，Cl 116mmol/L，Ca 1.92mmol/L，Glu 9.1mmol/L，ALT 17U/L，Cr 146μmol/L，NT-proBNP 274pg/ml，cTnI<0.017μg/L，CK 76U/L，CK-MB-mass<0.18μg/L。TG 4.82mmol/L。HbA1c 9.0%。

炎症指标：hs-CRP 295.80mg/L，PCT 12.00ng/ml。

腹水检查：腹水常规：单核% 21.6%，多核% 78.4%，外观黄色浑浊，细胞总数6450×10^6/L，白细胞总数 6080×10^6/L，黎氏试验（＋），比重1.023。腹水生化：TP 31g/L，ADA 17.3U/L，Alb 21g/L，LDH 1965U/L，TG 1.84mmol/L。

2．影像学检查

胸腹盆CT平扫（急诊）：双侧胸腔积液，双肺多发斑片影，纵隔多发小淋巴结影。急性胰腺炎，胰周大量渗出；腹水；肾周多发索条影；尿管置入后。

床旁肝胆胰脾超声：脂肪肝，腹水。

3．治疗经过

（1）循环支持方面：患者血流动力学极其不稳定，血管活性药物剂量逐渐上升［最高可达去甲肾上腺素1μg/（ml·kg）+多巴酚丁胺10μg/（ml·kg）］，MAP维持在78mmHg左右。其间完善床旁超声心动图提示心尖部收缩不佳，不除外应激性心肌病，去甲肾上腺素效果不佳，给予加用多巴酚丁胺及左西孟旦强心治疗后患者循环仍难以维持，为明确循环情况放置脉搏指示连续心输出量（PICCO）导管精细监测患者心输出量，逐步滴定患者容量及心功能变化，04-17逐渐减停去甲肾上腺素和多巴酚丁胺，循环逐渐稳定。

（2）腹腔间室综合征方面：2022-04-16入EICU后检查腹腔内压（膀胱内压）为76cmH_2O，并存在持续的脏器功能不全，考虑患者ACS诊断明确。治疗主要包括：①改善腹壁张力顺应性。继续呼吸机机械通气，谨慎使用PEEP、加大镇静镇痛力度，以减轻患者腹壁紧张程度。②减少腹腔内脏器容物。即充分胃肠引流。管留置胃管及肛管，并予以大黄及中药通便灌肠，新斯的明足三里穴位注射，红霉素促进胃肠动力，患者肠鸣音逐渐恢复，胃引流及大便量逐渐增加后腹腔压力逐渐下降。③减少腹腔内容物。即腹水引流。患者入室后监测腹水逐渐增多，以右下腹为著，故入院当天于超声引导下行腹腔穿刺并留置单腔导管，引流出淡黄色腹水，并将腹水送检常规生化、病原学等检查。后因腹水逐渐减少，并为防止感染，04-16夜间拔除腹腔引流管，共计引流腹水2000ml左右。腹水标本回报为渗出液，但并无病原学回报。④限制性液体管理策略以减少毛细血管渗漏。因患者入抢救室及EICU后处于持续无尿状态，且腹腔内压、肌酐逐渐升高，故04-16患者入院即予以持续床旁血液净化治疗，并根据患者容量状态予以零平衡至负平衡维持，至04-18患者尿量明显增加，随着腹腔压力逐渐下降（最低可降至8cmH$_2$O），04-19患者自主尿量逐渐恢复，肌酐逐渐下降。患者治疗后腹部膨隆程度较前明显好转（图24-2）。

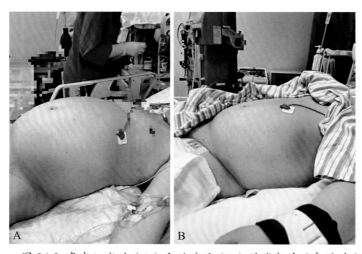

图 24-2 患者入室时（A）和治疗后（B）的腹部外观表现对比

（3）呼吸支持方面：患者入院前复查胸部CT见双下肺中量渗出，但因患者在我院抢救室已行呼吸机辅助通气，呼吸机支持条件为PC模式，PC 16cmH$_2$O，PEEP 10cmH$_2$O，f 20次/分，FiO$_2$ 40%，氧合及氧分压维持可；随着患者腹腔压力逐渐下降，呼吸机条件逐渐下调至压力支持模式，参数：PS 12cmH$_2$O，FiO$_2$ 30%，PEEP 6cmH$_2$O，其间患者痰液性质均为中等量黄色痰液，胸部影像学提示双下肺实变。04-18因患者通过自主呼吸试验，故拔除气管插管，过渡为文丘里面罩吸氧（10L/min，FiO$_2$ 50%）→鼻导管3L/min，其间患者呼吸频率平稳，复查血气未见明显低氧血症。

（4）感染方面：患者入院前腹部CT提示胰腺周围明显渗出，腹膜后及肾周均可见明显渗出，故给予头孢他啶2g q12h（CRRT调整剂量）+甲硝唑0.5g q12h经验性抗感染治疗。

（5）其他方面：04-18患者血流动力学稳定后，予以床旁放置空肠营养管，后因患者肠鸣音恢复，04-19开始予以糖水鼻饲，后逐渐过渡为肠内营养混悬液（百普力）1000ml+白开水500ml，其间患者腹部症状未见明显变化。

循证治疗策略

轻症急性胰腺炎的治疗以禁食、抑酸、抑酶和补液治疗为主,补液只要补充每天的生理需要量即可,一般无需进行肠内营养。对于中症和重症急性胰腺炎需进行器官功能维护,应用抑制胰腺外分泌和胰酶抑制剂、早期肠内营养、合理使用抗菌药物、处理局部和全身并发症,以及镇痛等。针对伴有器官功能衰竭的重症急性胰腺炎,要采取积极的救治措施,包括针对循环衰竭的早期液体复苏、针对呼吸衰竭或肾衰竭的支持,以及针对腹腔高压的处理。

早期液体复苏目的是改善有效循环血容量和器官灌注不足,建议采用"目标导向治疗"策略。具体补液措施分为快速扩容和调整体内液体分布两个阶段,必要时使用血管活性药物(如去甲肾上腺素或多巴胺)维持血压。补液量包括基础需要量和流入组织间隙的液体量。输液种类包括胶体物质(天然胶体如新鲜血浆、人血白蛋白)、0.9%氯化钠溶液和平衡液(乳酸林格液)。扩容时应注意晶体与胶体的比例(推荐初始比例为2:1),并控制输液速度[在快速扩容阶段可达5~10ml/(kg·h)]。

ACS的处理:ACS的病死率极高。对于存在过度补液情况合并肾衰竭,以及CT可见腹腔大量渗出积液的急性胰腺炎患者,建议持续监测腹腔内压力。若腹腔内压持续或反复≥12mmHg,推荐采用非手术治疗,包括胃肠减压、腹内减压(引流腹水)、改善腹壁的顺应性、适量补液、控制循环容量和改善肠道功能,目标是将腹腔内压维持在<15mmHg。在经积极的非手术干预治疗后,腹腔内压仍>20mmHg的患者,如同时存在其他器官功能障碍和衰竭风险,应采取更积极的外科干预治疗,直至剖腹手术减压。

重症急性胰腺炎可伴有剧烈腹痛,腹痛程度与病情的严重程度虽不平行,但剧烈腹痛会导致患者精神烦躁、SIRS进展、呼吸幅度受限甚至不能配合治疗,因此,镇痛是重要辅助治疗措施,可根据病情慎重选择镇痛药物。可在严密观察病情下注射盐酸布桂嗪、盐酸哌替啶等。不推荐应用吗啡类药物或胆碱能受体拮抗剂,如阿托品、山莨菪碱等,因吗啡类药物会收缩Oddi括约肌,胆碱能受体拮抗剂则会诱发或加重肠麻痹。常规药物控制疼痛欠佳时,也可考虑采用麻醉类镇静药,如右美托咪定、芬太尼、咪达唑仑等。

最终诊断

重症急性胰腺炎(脂源性)

　多器官功能障碍综合征

　　腹腔间室综合征

　　　腹水

　　　胃肠道功能不全

　　急性肾功能不全

　　急性肺损伤

　　代谢性酸中毒

　　乳酸酸中毒

　电解质紊乱

高钠血症

高氯血症

低钙血症

高脂血症

糖尿病可能

案例解析

患者中年男性，基础高脂血症，平时血脂控制不佳。既往反复胰腺炎病史。此次在进食油腻食物后出现腹痛，且呈进行性加重，查体腹部膨隆，腹肌紧张，全腹弥漫性压痛，查血AMY升高大于正常值上限3倍以上，腹盆CT提示胰腺弥漫大量渗出，结合患者症状、体征及辅助检查情况，考虑急性胰腺炎诊断明确。病因方面从患者血甘油三酯明显升高，故脂源性胰腺炎诊断明确。此次胰腺炎诊断虽然明确但患者病程进展迅猛，合并症较多，出现腹腔间室综合征和心脏功能不全，可疑应激性心肌病，治疗难度较大。本例给我们的提示是急性胰腺炎虽然需要充分扩容，但后续面临第三间隙渗出以及腹内高压甚至腹腔间室综合征的出现，导致治疗更加困难，所以在重症胰腺炎患者中如何适量、精准把控补液量，实时根据手边能获得的工具精准把控液体复苏的空间需要非常小心。

参考文献

[1] RADENKOVIC D V, BAJEC D, IVANCEVIC N, et al. Decompressive laparotomy with temporary abdominal closure versus percutaneous puncture with placement of abdominal catheter in patients with abdominal compartment syndrome during acute pancreatitis: background and design of multicenter, randomised, controlled study [J]. BMC Surg, 2010, 10:22.

[2] WU BU, BANKS P A. Clinical management of patients with acute pancreatitis [J]. Gastroenterology, 2013, 144(6): 1272-1281.

患者，男性，17岁。

主诉：反复腹痛2年，加重伴发热2天。

入院情况

患者于2019年起常于进食后出现腹部不适、食欲减退、腹痛，时有黏腻腹泻，服用"胃药"对症处理后可好转，此后反复发作，频繁时半月发作一次。2020-09下旬患者于进食油腻食物后出现脐周及左中腹部胀痛，无恶心、呕吐，当地医院腹部CT：提示慢性胰腺炎急性发作，经对症治疗后2～3天好转，此后每月有类似症状发作一次。2021-01-18到我院基本外科门诊查胰腺功能：AMY 73U/L，LIP 624U/L；血钙正常；血脂4项：正常；肿瘤指标：CA-125 46.9U/ml，余（－）；甲状旁腺激素：正常；血清IgG 4项：IgG3 154mg/L，IgG4 1600mg/L。01-19腹盆CT：胰腺多发钙化，胰尾囊肿形成（图25-1）。01-22患者于进食汤面后出现腹部不适、食欲减退、乏力。01-24晨起后出现腹部剧烈疼痛，伴发热，T_{max} 37.6℃，无恶心、呕吐，于我院急诊就诊，查血常规正常，hs-CRP 142.15mg/L，胰腺功能：AMY 130U/L，LIP 1127U/L。腹盆CT：示胰腺饱满伴多发钙化，胰周脂肪密度稍增高，可见多发索条影，符合慢性胰腺炎改变（图25-2）。于01-26收入我院急诊留观继续治疗。

既往史：早产儿（32周），右桡骨小头骨纤维瘤术后，过敏性哮喘。否认糖尿病、冠心病、肾衰竭等慢性病史。血糖异常1年，考虑继发性糖尿病。

查体：神清语利，生命体征平稳。体型微胖。心、肺查体无特殊。腹软，肝脾未触及，中上腹及中下腹压痛，无反跳痛，肠鸣音存在。双下肢无水肿。

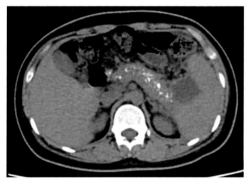 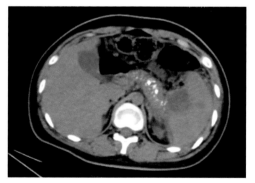

图 25-1 患者 2021-01-19 腹部 CT　　　　图 25-2 患者 2021-01-24 腹部 CT

慢性胰腺炎急性发作

　继发性糖尿病

诊断思维要点

腹痛病因需先除外致命性腹痛，再考虑非致命性腹痛，致命性腹痛包括以下疾病需仔细鉴别。

（1）动脉夹层：疼痛是最常见的症状，发生率超过90%，5%的患者诉疼痛突然发作，且很剧烈，呈锐痛/刀割样疼痛，患者会在发病后数分钟至数小时就医，并且断言这种疼痛不同以往。疼痛可单独发生或伴有晕厥、脑血管意外、急性冠脉综合征、心力衰竭或其他临床症状/体征。诊断需要主动脉CTA明确。

（2）腹主动脉瘤（AAA）：是腹主动脉的局部异常扩张，该病相对常见且可能导致严重并发症和死亡。多数患者无症状，通过体格检查发现搏动性包块、因其他腹部影像检查或通过超声筛查才前来就诊。当症状确实出现时，患者常表现腹痛、背痛或腰痛，但也可发生血栓栓塞导致肢体缺血症状。有症状的动脉瘤发生破裂的风险增加，并伴有较高病死率。诊断需要主动脉CTA明确。

（3）肠系膜缺血：急性肠系膜缺血的典型表现是迅速发作的重度脐周腹痛，且腹痛通常比体格检查提示的更严重。患者常出现恶心和呕吐。对于有相关危险因素的患者，如果突发腹痛但几乎没有腹部体征，并且伴有强力排便现象，则应高度怀疑为肠系膜缺血。

（4）消化道穿孔：病因很多，但消化性溃疡最常见。穿孔也可并发于阑尾炎、憩室炎、肠缺血和中毒性巨结肠。如果有消化性溃疡症状的患者突发严重的弥漫性腹痛，应考虑溃疡穿孔。

（5）心肌梗死：其非典型表现最常见于65岁以上的女性。大约1/3的急性心肌梗死非典型病例以腹痛为主诉。伴糖尿病患者的表现也可能不典型。

诊疗经过

1.常规检查

血常规：大致正常。

炎症指标：hs-CRP 142.15mg/L。

胰腺功能：AMY 130U/L，LIP 1127U/L。

各项免疫指标：阴性。

血ACTH、血总皮质醇：大致正常。

2.影像学检查

腹盆CT：胰腺饱满伴多发钙化，胰周脂肪密度稍增高，可见多发索条影，符合慢性胰腺炎改变。

3.治疗经过

考虑患者慢性胰腺炎诊断明确，结合病史，慢性胰腺炎暂不支持胆源性、酒精性、高脂血症、高钙血症等相关病因，因起病年龄较早，反复发作，故不排除遗传性胰腺炎可能，于2021-01-27外送患者外周血清行全外显子基因检测，并同时送检患者父母双方血清进行验证。03-03基因结果回报：该样本在遗传性胰腺炎、热带钙化性胰腺炎相关基因*SPINK1*存在两处杂合变异，一个为致病变异，一个为临床意义未明变异。家系验证结果显示此双杂合变异均来自其母亲。在外显子水平未发现明确和疾病相关的拷贝数变异（表25-1）。来诊后予厄他培南抗感染、奥美拉唑抑酸、静脉营养补液、生大黄粉灌肠等支持治疗后腹痛症状缓解，后逐渐过渡饮食至正常，考虑患者病情控制准予出院。

表25-1　患者基因检测结果

基因	变异位点（GRCh37/hg19）	合子型	正常人群携带率	转录版本基因亚区	家系验证	ACMG变异评级	疾病信息
SPINK1	c.194+2T＞C chr5-147207583 splice-5	杂合31/35 0.53	0.000 303 7	NM_003122.3 intron3	母源	Pathogenic	遗传性胰腺炎（AD），热带钙化性胰腺炎（AR，AD）
SPINK1	c.120-U95G＞A chr5-147211355	杂合64/63 0.50	0.000 226 0	NM_003122.3	母源	VUS	遗传性胰腺炎（AD），热带钙化性胰腺炎（AR，AD）

注：AD，常染色体显性遗传；AR，常染色体隐性遗传。

循证治疗策略

慢性胰腺炎可引起多种需要治疗的症状及并发症。腹痛是最常见的临床表现，也是采取干预的最常见原因，对生活质量的不良影响也最大。随着慢性胰腺炎的进展，患者可能出现胰腺外分泌功能不全（脂肪泻、消化不良）以及胰岛细胞破坏所致糖尿病。患者可发生多种并发症，包括胰腺假性囊肿、胆管或十二指肠梗阻、内脏动脉假性动脉瘤、胰源性腹水和胰源性胸腔积液、脾静脉血栓形成所致胃静脉曲张、胰腺恶性肿瘤。避免接触环境毒素（如烟草、酒精）是防止慢性胰腺炎进展的唯一措施。其他所有治疗旨在控制腹痛、消化不良、胰源性糖尿病或慢性胰腺炎等并发症。

最终诊断

慢性胰腺炎

*SPINK1*基因变异

案例解析

患者青年男性，无相关明显诱因下反复出现上腹痛，结合检验指标、影像学表现考虑诊断慢性胰腺炎。因患者慢性胰腺炎不支持常见的胆源性、酒精性、高脂血症、高钙血症等相关病因，且起病年龄较早，反复发作，故不排除遗传性胰腺炎可能，因此有必要进行基因检测以评估特发性急性胰腺炎、复发性急性胰腺炎和慢性胰腺炎。若胰腺炎患者满足以下一个或多个标准，建议行胰腺炎易感基因检测：①儿童期有不明原因胰腺炎发作的病史。②特发性慢性胰腺炎，尤其是在25岁之前发病的胰腺炎。③有复发性急性胰腺炎、特发性慢性胰腺炎或儿童期不明原因胰腺炎的家族史。④已知亲属携带遗传性胰腺炎相关基因突变。⑤急性胰腺炎反复发作且无明确病因。⑥患者有资格被纳入已获批准的研究计划。建议所有接受基因检测的患者在检测前后接受遗传咨询。

　　*SPINK1*基因（丝氨酸蛋白酶抑制剂Kazal 1型基因，又称胰腺分泌性胰蛋白酶抑制剂基因）编码胰腺分泌性胰蛋白酶抑制剂，其作为一种急性期反应物受到调节。在炎症过程中，其在胰腺腺泡细胞中表达，正常情况下作为关键的胰蛋白酶自杀性抑制剂。*SPINK1*突变会干扰这种保护机制，易发生胰腺炎。*SPINK1*基因与遗传性胰腺炎、胰腺纤维钙化性糖尿病、热带钙化性胰腺炎相关，报道为常染色体隐性或显性遗传，理论上纯合、复合杂合变异及单杂合变异都有可能致病，与变异位点类型相关。在父母双方均存在*SPINK1*突变的家族中，该基因突变可导致呈常染色体隐性遗传的家族性胰腺炎。文献记录*SPINK1*基因有外显不全的报道，外显率为80%。但多数存在*SPINK1*突变的慢性胰腺炎患者为杂合子，出现复杂的遗传模式。*SPINK1*纯合或复合杂合突变可引起胰蛋白酶抑制功能完全丧失，从而导致复发性胰腺炎。而*SPINK1*杂合突变通常只在伴有另一个诱因（如*CFTR*、*CaSR*或*CTRC*突变）时才会引起胰腺炎发病。存在*SPINK1*突变的患者临床病程通常比其他原因所致的复发性急性胰腺炎更严重，进展至慢性胰腺炎的速度也更快。

　　近年来，基因检测技术的进步为临床诊断不明原因胰腺炎提供了更先进便捷的途径，从而也为其他病因不明的各专科疾病提供了新的诊断思路。

参考文献

[1] DIMAGNO M J, DIMAGNO E P. Chronic pancreatitis [J]. Curr Opin Gastroenterol, 2012, 28(5): 523-531.

[2] SIBERT J R. Hereditary pancreatitis in England and Wales [J]. J Med Genet, 1978, 15(3): 189-201.

[3] FELDERBAUER P, HOFFMANN P, EINWÄCHTER H, et al. A novel mutation of the calcium sensing receptor gene is associated with chronic pancreatitis in a family with heterozygous SPINK1 mutations [J]. BMC Gastroenterol, 2003, 3: 34.

[4] ABU-EL-HAIJA M, VALENCIA C A, HORNUNG L, et al. Genetic variants in acute, acute recurrent and chronic pancreatitis affect the progression of disease in children [J]. Pancreatology, 2019, 19(4): 535-540.

[5] AOUN E, MUDDANA V, PAPACHRISTOU G I, et al. SPINK1 N34S is strongly associated with recurrent acute pancreatitis but is not a risk factor for the first or sentinel acute pancreatitis event [J]. Am J Gastroenterol, 2010, 105(2): 446-451.

患者，男性，27岁。

主诉：腹痛8天，加重伴发热6天。

入院情况

患者8天前无明显诱因出现左侧腹部胀痛，无恶心、呕吐、腹泻，无呕血、黑便，无心悸、胸闷、憋喘，未处理。6天前腹痛加重，伴发热，T_{max} 39.6℃，无畏寒、寒战，偶有恶心，粪便黑黄色，量少，有排气，无咳嗽、咳痰、尿频、尿急等，就诊于当地医院，完善腹部超声提示脾大；外院CT报：脾大，肝及脾多发低密度影，腹膜后多发肿大的淋巴结（图26-1）；转我院急诊，给予镇痛、抗感染治疗，效果欠佳，仍有腹痛，间断发热。为进一步明确诊断收入院。

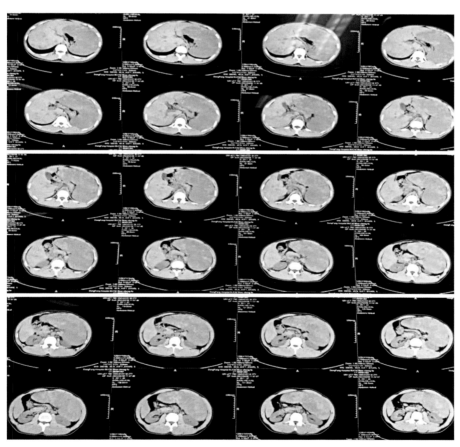

图 26-1 外院腹部 CT

注：示脾大，肝、脾多发低密度影，腹膜后多发肿大淋巴结。

相关病史：2003年因阑尾炎手术，曾发现血小板减少，（80～90）×10⁹/L，未诊治。2009年开始口服波尼松40mg/d，大约口服3个月。2009-07就诊于天津血液病医院，诊断考虑免疫性血小板减少症（ITP），激素减量至停，后未行药物治疗，PLT维持于（80～90）×10⁹/L；2015年PLT下降至30×10⁹，就诊于我院血液科，骨髓穿刺：符合血小板减少症，口服达那唑治疗4～5个月，2018年PLT下降至10×10⁹/L，就诊于中国中医科学院西苑医院，基因检测：BCOR 2.07%，KARS 40.15%，曾应用波尼松、环孢素、司坦唑醇，效果欠佳，后改用中药保守治疗，效果不明显。自诉近两年PLT一直10×10⁹/L左右，皮肤间断出现出血点。否认明确毒物接触史。无烟酒嗜好。

查体：BP 111/66mmHg，P 108次/分，R 12次/分，SpO₂ 90%@RA，T 39℃。全身皮肤、黏膜存在散在淤点，双下肢可见多发片状淤斑。心律齐，心率108次/分，无杂音。双肺呼吸音清，未闻及干湿啰音。腹软，左上腹压痛，肝肋下未触及，脾触诊肋下可及，脐下约4cm，Ⅲ度肿大，质韧，移动性浊音阴性。四肢无凹陷性水肿。

血常规：WBC 6.59×10⁹/L，NEUT% 45.5%，Hb 66g/L，PLT 6×10⁹/L。

血生化：Alb 34g/L，肝肾功能、电解质、cTnI、NT-proBNP无异常。

凝血功能：PT 16.3s，INR 1.46，APTT 34.7s，APTT-R 1.28，Fbg 1.52g/L，D-Dimer 20.00mg/L FEU。

血气分析：pH 7.45，PaCO₂ 36mmHg，PaO₂ 112mmHg，Lac 1.5mmol/L。

炎症指标：PCT 0.74ng/ml，ESR 21mm/h，CRP 194.5mg/L。

急诊腹部超声（04-12）：脾下缘过脐下1.5cm，右侧缘过腹中线约6cm。脾大、回声不均伴多发无回声区，少量腹水。

入院诊断

腹痛、发热、血两系减低待查
　　免疫性血小板减少症可能
　　血液恶性肿瘤不除外
巨脾
　　脾功能亢进
　　血小板减低
重度贫血
腹腔感染可能
弥散性血管内凝血可能

诊断思维要点

脾大的具体原因在不同人群中不同，肝病和血液系统恶性肿瘤在大多数群体中常见。

脾大主要机制：①血管压力引起的被动充血。②溶血引起的体积增大。③细胞或其他物质浸润引起的体积增大。有报道统计，成人脾大的病因中，肝病和血液系统恶性肿瘤约各占1/3，感染约占1/4。具体病因：①充血性，如肝硬化、门静脉血栓等。②恶性肿瘤，如白血病、多发性骨髓瘤等。③感染性疾病，如布氏杆菌病、结核、EBV感染、HIV感染。④自身免疫性血细胞减少，如自身免疫性溶血性贫血、免疫性血小板减少症（ITP）等。⑤非恶性浸润性疾病：如淀粉样变、系统性红斑狼疮、噬血细胞综合征。⑥髓外造血状态，如骨髓纤维化等。

本例患者脾大病因分析：影像学检查未发现肝纤维化、肝硬化表现，无门静脉血栓，既往无肝炎病史，肝病暂不考虑，目前考虑ITP、血液系统肿瘤、感染所致脾大不能除外。考虑脾脓肿是较少见的感染，常见来源为心内膜炎或其他血行播散。

诊疗经过

1. 骨髓穿刺检查

骨髓取材、涂片、染色良好。增生活跃，粒=31%，红=40.5%，粒：红=0.77：1。粒系杆状核粒细胞比例减低，余各阶段比例正常，部分粒细胞胞质颗粒粗大。红系以中、晚幼红细胞比例增高，可见大红细胞。淋巴细胞及单核细胞比例形态正常。全片共计数巨核细胞8个，其中颗粒巨6个，裸核巨2个。血小板少见。未见其他异常细胞及寄生虫。

铁染色：未见环形铁粒幼红细胞。

检验诊断：建议追查。

2. 影像学检查

腹部超声（04-14）：脾下缘过脐下5.4cm，右侧缘过腹中线约8.9cm。脾大，较前增大，脾内回声不均伴多发无回声区。

胸腹盆增强CT（图26-2）：脾体积明显增大，跨腹中线、肚脐，向下达髂窝，脾实质散在不规则斑片低密度影，增强后未见明显强化，左肾、胰腺及胃受推挤移位，膈下、盆腔少量积液，脂肪密度增高。脾大伴实质多发低密度灶。

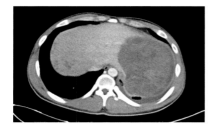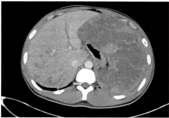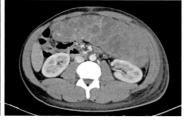

图 26-2 胸部增强 CT

3. 其他辅助检查

系统性血管炎相关自身抗体谱（4项）：均（-）；血清免疫固定电泳（IgA+G+M）：均（-）；抗磷脂抗体谱6项：ACL-IgG可疑（±）9.60GPLU/ml，余项（-）；抗核抗体谱（17项）：均（-）；TORCH10项：CMV-IgG阳性（+）2.73S/CO，RV-IgG（+）2.22S/CO，余项（-）；Coombs试验（-）；血清免疫固定电泳（IgA+IgG+IgM）：均（-）。

肿瘤标志物：均（-）。

CMV-DNA（血）+EBV-DNA（血）：CMV-DNA＜400copies/ml，EBV-DNA＜400copies/ml。

4．治疗经过

入院后予补充红细胞、血浆、血小板、抗感染治疗。

多学科会诊讨论建议：目前血液系统恶性肿瘤不除外，巨脾手术指征明确，建议行脾切除术，并进一步留取病理明确诊断。完善超声心动图，评估有否感染性心内膜炎，明确有无其他部位播散病灶，完善或追查血培养结果。后在全麻下急诊行"剖腹探查+脾切除术"，术中出血800ml，输红细胞6U，血浆600ml，血小板2U，手术过程顺利（图26-3、图26-4）。

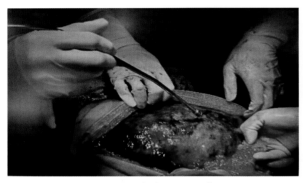

图 26-3 术中所见巨脾

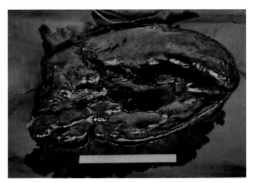

图 26-4 患者巨脾大体标本

术后辅助检查：引流液涂片口头回报（－）、痰涂片回报：G-杆菌；血NGS（－）；结核分枝杆菌基因检测（－）。

流式细胞术免疫表型分析：未见异常表型细胞。

PET/CT：巨脾，脾内大量无代谢活性的低密度区，考虑良性；肝大，代谢未见异常；中央骨髓代谢增高，为继发性改变可能；右肺上叶胸膜下无代谢活性结节，陈旧性病变可能性大；双下肺部分肺野膨胀不全；双侧胸腔积液；左股骨头坏死可能；头、颈、胸、腹部和盆部其余部位未见明确代谢异常增高病灶。

术后治疗及转归：经验性予头孢哌酮钠舒巴坦钠（舒普深）+万古霉素抗感染治疗，体温较前显著下降，生命体征平稳。输血对症等治疗后患者血红蛋白、血小板明显提升，凝血功能好转，患者要求自动出院。

出院当日血常规：PLT 78×10^9/L，WBC 11.41×10^9/L，Hb 82g/L。

出院后术后病理及免疫组化结果：（脾）脾大部分红白髓结构消失，血管扩张淤血、出血伴大片梗死，间质纤维组织增生、纤维化，结合免疫组化，未见肿瘤性病变，病变符合脾紫癜的病理改变。免疫组化：CD31（血管+），CD34（血管+），CD3（+），CD20（+），CD2（+），CD4（+），CD21（FDC网+），D2-40（脉管+），CD7（+），CD8（+），CD56（+），Ki-67（index 30%）。

循证治疗策略

选择性（诊断性或治疗性）脾切除术适应证：癌症本身需要手术；Felty综合征；遗传性

球形红细胞增多症；输血依赖性地中海贫血；ITP；温抗体自身免疫性溶血性贫血（AIHA）；脾脓肿；脾边缘区淋巴瘤；脾静脉血栓形成伴胃静脉曲张出血；脾大（体积肿大或有症状）；丙酮酸激酶（PK）缺乏。

以下情况偶尔使用脾切除进行治疗：肾移植中的ABO或HLA脱敏治疗，慢性淋巴细胞白血病，毛细胞白血病，原发性骨髓纤维化，脾梗死，镰状细胞病中的脾隔离危机，血栓性血小板减少性紫癜。

以下情况尽量避免进行脾切除：自身免疫性淋巴组织增殖综合征，冷凝集素病，戈谢病，遗传性口形红细胞增多症，遗传性干瘪红细胞增多症，阵发性冷性血红蛋白尿症，肝硬化患者血小板减少症。

择期脾切除术最常见的用途之一是治疗对糖皮质激素治疗无反应的ITP。1986—1995年，在单一机构涉及1280例患者的最大系列脾切除术中，167例（13%）为ITP。适应证可能会根据患者人群而变化。在1997—2010年接受脾切除术的381例患者的系列研究中，脾切除术最常见的适应证是血小板减少症（30%）、诊断性切脾（29%）和脾大（16%）。1998—2017年在波兰一家大型转诊中心接受腹腔镜脾切除术的500例患者中，最常见的适应证是ITP（53%）、淋巴瘤（21%）和遗传性球形红细胞增多症（7%）。

手术方法：大多数情况下，建议采用腹腔镜而不是开腹手术，预计这将降低病死率、缩短住院时间和降低手术并发症的发生率。然而，在某些情况下（巨脾、需要探查副脾、癌症手术）或在手术专业知识不足或腹腔镜检查支持不足的情况下，可进行开放脾切除术。

最终诊断

腹痛、发热、贫血、血小板减少原因未明
　免疫性血小板减少症可能
　巨脾
　　脾功能亢进
　　血小板减少
　重度贫血

案例解析

患者青年男性，急性病程，主因"腹痛8天，发热6天"入院，既往ITP病史。查体：腹软，左上腹可触及脾，Ⅲ度肿大，质硬，有压痛。化验血红蛋白、血小板进行性下降，凝血功能异常。腹部CT示脾明显增大。间断输血（血小板、血浆、红细胞）等治疗无改善，经多学科会诊（血液科、放射科、输血科、基本外科、重症医学科、感染内科、手术室、麻醉科），考虑患者病情危重，血小板极低、血红蛋白进行性下降，巨脾、脾破裂致大出血风险极高，存在明确急诊手术指征。脾切除既是诊断又是治疗手段，手术过程顺利，术后血常规及凝血指标明显好转恢复。本例决策、治疗及时，效果良好。患者术后病理及相关检查不支持血液系统恶性肿瘤、肝病及感染等病因诊断。考虑发病机制可能为脾大继发脾功能亢进、脾梗死。最可能的病因为ITP，但ITP巨脾不常见，巨脾形成机制不清楚。

这并不是一个完美解决的病例，直到术后出院，病因仍未明确。但这正是真实的临床现状——病情不断恶化，步步逼近"山穷水尽"，却仍无法明确病因。此时，我们医者要竭力寻路，帮助患者存活下来。高出血风险之下，冒险切脾——不得已，却势在必行。

参考文献

[1] O'REILLY R A. Splenomegaly in 2,505 patients at a large university medical center from 1913 to 1995. 1963 to 1995: 449 patients [J]. West J Med, 1998, 169(2): 88-97.

[2] O'REILLY R A. Splenomegaly at a United States County Hospital: diagnostic evaluation of 170 patients [J]. Am J Med Sci, 1996, 312(4): 160-165.

[3] KRAUS M D, FLEMING M D, VONDERHEIDE R H. The spleen as a diagnostic specimen: a review of 10 years' experience at two tertiary care institutions [J]. Cancer, 2001, 91(11): 2001-2009.

[4] BICKENBACH K A, GONEN M, LABOW D M, et al. Indications for and efficacy of splenectomy for haematological disorders [J]. Br J Surg, 2013, 100(6): 794-800.

[5] RADKOWIAK D, ZYCHOWICZ A, LASEK A, et al. 20 years' experience with laparoscopic splenectomy. Single center outcomes of a cohort study of 500 cases [J]. Int J Surg, 2018, 52: 285-292.

患者，男性，35岁。

主诉：反复恶心、少尿、水肿6月余，再发2天。

入院情况

患者6个月前上呼吸道感染后出现恶心、乏力、口渴、少尿及全身非凹陷性水肿，自服药物及输液治疗（具体不详），5天无好转，转至当地医院途中出现意识障碍，测BP 59/31mmHg，HR140次/分，SpO_2 60%；血常规：WBC $56.36×10^9/L$，Hb 233g/L，HCT 66.7%，PLT $235×10^9/L$；血生化：ALT 249U/L，Alb 21.7g/L，Cr 239μmol/L。诊断"低血容量性休克、急性肾损伤、急性肝损伤"，予气管插管呼吸机辅助通气、镇静、升压、CRRT、美罗培南+万古霉素抗感染等治疗。后患者意识转清，生命体征正常，尿量恢复，乏力及口渴缓解，四肢肿胀消退。复查血常规、肝肾功能恢复正常，遗留四肢麻木。2天前晚餐后出现恶心，呕吐胃内容物1次，伴乏力、多汗，排成形软便1次，无胸痛及放射痛，无呕血、黑便、黑矇、晕厥、意识障碍等，无发热。就诊当地医院测血压低及心率快（具体数值不详），血气分析示高乳酸血症及代谢性酸中毒，血常规示血液浓缩状态，予补液、头孢他啶抗感染、兰索拉唑抑酸等治疗，患者呕吐频繁，乏力、口渴仍明显，尿量减少，血压仍进行性下降，病情持续恶化，就诊我院急诊收入抢救室。

相关病史：否认高血压、糖尿病、冠心病、肾衰竭等慢性病史，否认乙肝、丙肝、结核等传染病史。否认外伤、手术、过敏史。

查体：P 134次/分，BP 56/35mmHg，SpO_2 91%@RA。急性面容，稍淡漠，自主体位，神志清楚，言语清楚，查体合作。浅表淋巴结无肿大，四肢末端皮稍凉，无皮疹，无出血，无黄染。双侧瞳孔等大等圆，对光反射存在，口唇无发绀及苍白，伸舌居中，咽无充血红肿。双肺呼吸音清，未闻及干湿啰音。心律齐，心音正常，各瓣膜区未闻及病理性杂音。腹部平坦，无胃肠型及蠕动波，全腹触诊软，无压痛，无反跳痛。脉搏细速，双下肢凹陷性水肿（腿围：左膝上10cm处51cm，左膝下10cm处38cm，右膝上10cm处51.5cm，右膝下10cm处39cm），双足背动脉搏动弱。四肢肌力正常，肌张力正常膝腱反射正常，双侧Babinski征、Hoffmann征、Kernig征均阴性。

血气分析：pH 7.13，$PaCO_2$ 28.8mmHg，PaO_2 53.8mmHg，SBE −10.5mmol/L，HCO_3^- 13.4mmol/L，Lac 5.7mmol/L。

血常规：WBC $33.21×10^9/L$，NEUT% 84.5%，Hb 238g/L，HCT 70.4%，PLT $344×10^9/L$。

血生化：Cr 135μmol/L，BUN 8.32mmol/L，Alb 24g/L。

心肌损伤标志物：CK 197U/L，cTnI 0.820μg/L。

凝血功能：PT 19.5s，APTT 77.2s，Fbg 1.24g/L，D-Dimer 0.73mg/L。

休克

低血容量性休克原因待查

感染性休克不除外

急性肾损伤

代谢性酸中毒

凝血功能异常

诊断思维要点

休克患者，首先需判断休克类型。①心源性休克：患者既往体健，发育正常，无运动耐量低下情况，此次发病前无心前区症状，心电图未见明显ST段异常，心肌损伤标志物阴性，床旁超声心动图未见明显心肌收缩下降，暂不考虑心源性休克。②梗阻性休克：多见于肺动脉高压、大面积肺栓塞、心脏压塞，患者无明显胸闷、胸痛、咯血及显著低氧情况，无颈静脉怒张，床旁超声心动图未见明显右心高负荷表现及心包积液，故暂排除。③分布性休克：此次病程中虽无过敏、明显发热，但存在胃肠道症状、炎症指标轻度升高，故暂不能除外感染性休克，需完善相关检查。④低血容量性休克：患者显著血液浓缩，床旁超声心动图可见下腔静脉塌陷、舒张期心室充盈不足，左心室"对吻征"，考虑低血容量性休克可能性大，但病程中无呕血、便血情况，除外失血性休克，无长期进食饮水减少及腹泻等情况，暂不考虑存在入量不足相关性失水。患者反复全身水肿、低白蛋白血症、低血压，需考虑血管通透性增加可能，故需进一步完善检查。

毛细血管渗漏综合征（CLS）是一种非常危急且较为罕见的疾病状态，特征为毛细血管内皮细胞损伤、血管通透性增加、白蛋白等大分子物质渗漏到组织间隙，引起全身水肿和有效循环血量下降，导致器官缺血、缺氧，患者病死率极高。常见引起CLS的病因包括严重脓毒症、严重有机磷中毒等。如果患者没有明显诱因反复发作CLS，需要考虑特发性系统性毛细血管渗漏综合征（ISCLS）。ISCLS是一种以严重低血压、低白蛋白血症和血液浓缩发作为特征的罕见疾病。血管内皮在ISCLS发作期间出现严重损伤，导致血浆和蛋白渗漏至间质间隙。发作频率和严重程度存在明显的个体差异。有些一生仅发作1次，有些每年发作数次，患者每年急性发作的中位次数为3次。ISCLS发作通常呈现三个阶段：前驱期、外渗期和恢复期。

（1）前驱期：常见的前驱症状包括少尿或无尿、疲劳、水肿、晕厥发作、腹痛、恶心、四肢肌痛、烦渴和体重突然增加。约30%的患者诉有前驱性上呼吸道感染/流感样症状伴发热。持续的体力活动也可能触发ISCLS，女性在月经期可能更容易发病。

（2）外渗期：毛细血管渗漏于前驱期后1~4天发生。低血压、血液浓缩和低白蛋白血症的三联征随着渗漏的发生而出现。几乎所有患者都会出现低血压，其主要后果是休克。ISCLS患者常见心肌功能障碍，在重度患者中的发生率为28%。患者发作期间的中位HCT为60.5%，平均血清白蛋白水平为17g/L。其他临床表现包括全身水肿、腹水、双侧胸腔积液、心包积液，以及脑水肿和脑病，也可能存在与低血压和全身灌注不足有关的症状和体征，包括皮肤发冷且血管收缩、躁动或意识混沌、少尿或无尿、乳酸酸中毒和脉搏减弱。中位持续时间为3.8天。

（3）恢复期：即液体补充期。数天后外渗期结束，恢复期开始。这一转换可快速发生，其特征是维持充足血管内容量所需的静脉液体量减少，外渗的体液被吸收回血管内。即使肾功能正常，这段时间的血管内容量超负荷和肺水肿风险也较高。

低血压需要即刻干预，以防出现长时间灌注不足的并发症，而诊断性评估应与初始治疗同时进行，不能为了诊断性评估而延迟复苏。初始评估与不明原因的低血压或休克相同，ISCLS是分布性和低血容量性休克，对于疑诊该病的患者，应首先考虑脓毒症休克等引起伴系统性毛细血管渗漏休克的常见原因，血液浓缩且无明确的休克原因时应考虑ISCLS。此外，ISCLS患者更可能在就诊时即表现出全身水肿，而其他分布性休克患者则更可能在液体复苏时出现全身水肿。

实验室检查方面，如怀疑ISCLS且患者病情已稳定，应进行血清免疫球蛋白水平、血清蛋白电泳和血清游离轻链检查，以评估是否存在单克隆丙球蛋白病。大部分ISCLS患者都存在单克隆丙球蛋白病。最常见的副蛋白为带有κ轻链的IgG1亚型，通常是在血清而非尿液中发现。

ISCLS最终为排除性诊断，诊断条件是：患者出现1次或多次血管内低血容量、全身水肿和诊断性三联征（低血压、血液浓缩和低白蛋白血症）的发作，并且无可识别的其他原因。存在单克隆丙球蛋白病支持本病的诊断，但不是必要指标。有几种疾病可能与ISCLS类似，包括严重脓毒症或脓毒性休克、女性复发性金黄色葡萄球菌中毒休克综合征、全身性过敏反应、系统性肥大细胞增多症和某些药物反应。ISCLS偶可表现为急性皮肤水肿而无低血压，所以也应与遗传性血管性水肿鉴别。

急性ISCLS最常见的并发症是筋膜室综合征（需监测组织压力，当组织压力升高到低于舒张压10～30mmHg时需进行筋膜切开术）、肺水肿和导致多器官衰竭的终末器官损害。其他并发症包括心律失常、心包积液、心肌水肿、胰腺炎和深静脉血栓形成。

诊疗经过

1．常规检查

血常规：WBC 14.69×10^9/L，NEUT# 10.95×10^9/L，RBC 7.20×10^12/L，Hb 221g/L，HCT 63.8%，NEUT% 74.6%。

血气分析：pH 7.35，$PaCO_2$ 28mmHg，PaO_2 193mmHg，cLac 2.7mmol/L，$cHCO_3$（P）c 15.3mmol/L，ABEc –8.1mmol/L，SBEc –9.2mmol/L。

血生化：K 3.0mmol/L，Mg 0.61mmol/L，Alb 30g/L，hs-CRP 26.30mg/L，Cr 109μmol/L，cTnI 0.020μg/L，NT-proBNP 41pg/ml，TBil 8.0μmol/L，DBil 1.8μmol/L，Na 135mmol/L。

凝血功能：APTT 36.1s，D-Dimer 1.26mg/L FEU，PT 12.2s，Fbg 3.03g/L。

PCT（急查）：0.63ng/ml。

2．治疗经过

予以纠正休克、经验性抗感染、营养神经、激素及免疫球蛋白等治疗好转。完善免疫学相关检查示Ig+补体：IgG 3.50g/L，C3 0.314g/L，C4 0.076g/L；抗核抗体谱18项：ANA（+）S1：80，余阴性；ANCA3项（-）；尿免疫固定电泳3项：F-κ阳性（+）×2次；血清蛋白电泳：α₂ 12.7%，β₁ 3.9%，血清免疫固定电泳（-）；尿轻链：KAP 6.40mg/dl，LAM<5.00mg/dl；血轻链（-）；游离轻链（-）。经多学科会诊考虑ISCLS可能性大，病情好转康复出院。

随访：出院后患者规律使用免疫球蛋白，每月10g～20g，停用丙种球蛋白后有再次发作，再次使用丙种球蛋白后好转，血液科门诊专科诊治后加用沙利度胺100mg qn，复方环磷酰胺250mg qw，地塞米松40mg qw，阿司匹林0.1g qn。药物逐渐减量，发作频率1～2次/月至2～3个月发作1次，近1年半未发作。

循证治疗策略

（1）稳定病情：治疗所有ISCLS患者或不明原因休克患者的第一要务都是稳定气道和呼吸。

（2）容量状态的处理：在整个病程及每次输液前后都必须评估容量状态、组织灌注、血压以及有无肺水肿。临床医生应仔细观察患者是否有从发作的外渗期向恢复期转换的征象。液体复苏不充分可引起脑卒中和其他终末器官缺血，而液体复苏过于激进则可导致肺水肿和筋膜室综合征。低血容量和灌注不足的常见体征包括心动过速、皮肤发冷且血管收缩、躁动或意识混沌、少尿或无尿，以及乳酸酸中毒。

晶体液是补液的首选，尚无有力证据证明胶体液更有益于休克患者，分子量≤200kD的蛋白质（如白蛋白）在外渗期会从血管内渗漏至间质间隙。在休克期，应采取保守的液体复苏策略，若患者出现心源性肺水肿或接受充分液体复苏后仍有低血压，可考虑使用血管活性药物，推荐使用去甲肾上腺素或多巴胺，因心动过速或心律失常而不能使用有β肾上腺素能活性的药物时可使用去氧肾上腺素。治疗期间可使用MAP、ScvO₂、CVP和尿量用于监测患者对补液治疗的反应。

（3）检测恢复期的开始：维持充足灌注所需静脉液体量的减少可提示外渗期向恢复期的转换。当发生转换时，临床医生必须注意防止出现血管内容量超负荷及其并发症。可在恢复期使用利尿剂以避免血管内容量超负荷。肾功能不全的患者可能需要血液净化。

（4）预防：建议患者在发现前驱症状时迅速寻求医疗救治。临床上使用过的药物包括IVIg、特布他林和茶碱。早期每月给予IVIg预防急性系统性毛细血管渗漏综合征发作的成功率很高，IVIg的治疗方案推荐：每月0.4～2g/kg。另一种预防方案是联用特布他林和茶碱，这两种药物均可增加细胞内环腺苷酸（cAMP）的含量，而cAMP水平升高可抑制毛细血管渗漏，推荐使用缓释茶碱（给药使血清浓度达到10～20μg/ml）和特布他林（5mg qid）。

最终诊断

特发性系统性毛细血管渗漏综合征
　　低血容量休克
　　　　急性肾损伤
　　低蛋白血症

电解质紊乱

    低钾血症

    低钠血症

案例解析

患者青年男性，无基础病史，发作前有上呼吸道感染的前驱诱因，从恶心、少尿或无尿、疲劳、水肿、烦渴等前驱症状开始，随后出现低血压和水肿。低血压和水肿是液体外渗的结果，通常在1～4天加重，可能伴发筋膜室综合征。本例患者入院即有明确的双下肢肿痛，持续监测下肢腿围，在积极的液体复苏、血管活性药物维持治疗后血压逐渐稳定、尿量增加，毛细血管渗漏开始逆转，液体回到血管中转为恢复期。在恢复期可能发生容量超负荷和肺水肿。ISCLS的诊断性评估与不明原因的低血压或休克相同。ISCLS是一种排除性诊断，诊断条件是患者表现为反复发作的血管内低血容量、全身水肿以及出现三联征（低血压、血液浓缩和低白蛋白血症），而且无可识别的其他原因。通常同时进行诊断性评估和初始治疗。

参考文献

[1] ANEJA R. Idiopathic systemic capillary leak syndrome [DB/OL]. Beijing: Wolters Kluwer UpToDate. (2023-10-31). https://www.uptodate.cn/contents/idiopathic-systemic-capillary-leak-syndrome.

[2] CLARKSON B, THOMPSON D, HORWITH M, et al. Cyclical edema and shock due to increased capillary permeability [J]. Am J Med, 1960, 29: 193-216.

患者，女性，51岁。

主诉：腹泻6天，进行性加重意识障碍5天。

入院情况

患者6天前（05-01中午12：00）饮常温放置1周的啤酒、放置冰箱1天的皮皮虾和螃蟹、当日购买的小龙虾后（15：00）出现腹泻，呈稀水样便，20余次，每次量不详，无发热、恶心、呕吐、腹痛、血便，无头痛、头晕、视物不清，自服蒙脱石散（思密达）2袋，无好转。5天前（05-02 2：00）患者出现全身无力、大汗、皮肤湿冷，意识模糊，口服"通脉养心丸40粒、辅酶Q_{10} 1粒"，意识模糊进行性加重，呼之不应。120送入外院，测血糖1.8mmol/L，给予注射高糖后患者清醒，精神差，后出现恶心，呕吐4次，为胃内容物，无血性及咖啡色物质。血生化：ALT 708.3U/L，AST 766.4U/L，TBil 51.22μmol/L，DBil 21.82μmol/L，Alb 44.8g/L，LDH 1650.6U/L，Fer 2427.74ng/ml；凝血功能：PT 18.38s，APTT 33.13s，TT 18.55s，Fbg 1.7g/L，D-Dimer＞10 000μg/ml；腹部：CT示肝弥漫性增大，腹盆腔积液，右侧胸腔积液。其间患者意识再次下降，测HR 99次/分，BP 87/42mmHg，RR 20次/分，SpO_2 100%，血常规WBC 10.28×10⁹/L，NEUT% 94%，Hb 102g/L，PLT 39×10⁹/L；血生化：ALT 4040U/L，AST 6690U/L，TBil 71.62μmol，DBil 20.04μmol/L，Alb 22.3g/L，K 5.59mmol/L，Cr 246.83μmol/L，LDH 11 620U/L；凝血功能：PT 101.8s，INR 12.83，APTT 92.5s，TT 39.9s，Fbg 0.6g/L。给予输注血浆、冷沉淀、纤维蛋白原改善凝血功能，比阿培南抗感染、异甘草酸镁（天晴甘美）、谷胱甘肽、丁二磺酸腺苷蛋氨酸保肝治疗，补液、间羟胺1~2mg/h泵入等纠正休克，维持血压在90/60mmHg左右，入院后12小时患者无尿，予CRRT治疗，监测肝功能，胆红素呈升高趋势，于05-05行血浆置换1次，置换血浆1600ml。05-05夜间患者持续烦躁不安，不配合治疗，05-06晨呈浅昏迷，血氨169μmol/L，考虑"肝性脑病"。05-06转至我院抢救室，复查血常规：WBC 13.19×10⁹/L，NEUT% 87.5%，Hb 95g/L，PLT 81×10⁹/L；血生化：ALT 1391U/L，Alb 34g/L，TBil 180.6μmol/L，DBil 56.2μmol/L，Cr 311μmol/L，BUN 3.27mmol/L，cTnI 3.200μg/L，NT-proBNP 6727pg/ml；凝血功能：PT 64.8s，Fbg 0.96g/L，APTT 60.7s，D-Dimer 69.30mg/L FEU；予美罗培南0.5g q12h抗感染，以白醋酸化肠道、乳果糖灌肠+精氨酸降氨，保肝降酶，甘露醇脱水减轻脑水肿，补充凝血因子+纤维蛋白原等治疗，患者意识障碍、凝血功能异常无明显好转，为求进一步治疗，以"肝衰竭"收入我科。

相关病史：2年前发现血小板减低，具体不详，未诊治，13年前因低血糖住院。对青霉素、头孢菌素皮试阳性，否认食物过敏史。

查体：T 35℃，P 88次/分，R 19次/分，BP 120/68mmHg，SpO_2 100%（鼻导管吸氧3L/min）。浅昏迷，平卧体位，查体不合作。全身皮肤、黏膜可见黄染，双侧股静脉置管处可见皮肤青紫淤血。睑结膜可见水肿，巩膜黄染，双侧瞳孔等大正圆，直径约3.0mm，对光反射灵敏。颈软无抵抗，颈静脉无怒张。心、肺（－）。腹膨隆，腹肌稍韧，压痛、反跳痛检查不能配合，肠鸣音3次/分，肝脾肋下、剑下未及，Murphy征（－），移动性浊音（－）。

入院诊断

感染性休克
 肠源性感染可能
 多器官功能衰竭
  急性肝衰竭
   肝性脑病
   凝血功能障碍
  急性肾损伤
  血两系减少
  急性心肌损伤
  多浆膜腔积液

诊断思维要点

患者中年女性，急性起病，进展急骤，表现为不洁饮食史后剧烈腹泻，伴恶心、呕吐、意识障碍，黄疸明显，辅助检查以肝功能、凝血功能异常为突出表现的多脏器功能衰竭。患者胆红素、血氨升高，生物转化功能下降；低血糖，肝糖原储备下降，亦可能存在胰岛素代谢异常导致，PT显著延长、Alb低，合成功能下降，短期内存在肝功能全方位下降，符合急性肝衰竭诊断。但肝衰竭有不典型之处。

（1）患者Hb、PLT下降，同时血涂片可见破碎红细胞，Coombs试验（－），需考虑微血管病性溶血性贫血（TMA）可能，结合腹泻、急性肾损伤（AKI）、意识障碍，需考虑志贺菌感染导致溶血尿毒症综合征（HUS），或其他疾病导致血栓性血小板减少性紫癜（TTP）可能，但多数TMA血栓富含血小板，纤维蛋白较少，较少引起消耗性凝血功能异常，而PLT下降程度更显著，除非合并弥散性血管内凝血（DIC），实际上DIC也可以表现为TMA，需监测肝功能、凝血功能、Hb、PLT、血涂片情况，必要时外送ADAMTS 13活性及抑制物明确，完善骨髓穿刺。

（2）凝血功能异常需重点与DIC、狼疮抗凝物鉴别：DIC特点为促凝物产生和暴露与抗凝、纤溶系统失衡，可同时存在组织微血管栓塞导致的缺血及血小板、凝血因子消耗导致的出血，相比之下，肝衰竭引起凝血功能异常为合成功能降低导致，可完善因子Ⅷ检查协助明确。患者凝血功能异常表现为PT↑、APTT↑、PLT↓，补体极低，AKI、肝功能异常，需要除外自身免疫病如系统性红斑狼疮、抗磷脂综合征（APS），完善PT、APTT纠正试验、补体、抗核抗体、血管炎、抗磷脂抗体、狼疮抗凝物协助明确。

肝衰竭病因方面，患者否认药物、毒蕈、饮酒史，外院乙肝抗体、抗核抗体、自身抗体、自免肝抗体（－）、超声未见门静脉高压表现，结合不洁饮食、腹泻病史首先考虑感染导致可能，一方面大量腹泻、入量不足可能导致肝缺血诱发肝功能损伤，另一方面致病菌毒素可能导致诱发暴发性肝功能损伤。病原体方面，进食冷藏食物后导致感染多由大肠埃希菌、志贺菌、李斯特菌等导致，目前抗感染已1周，患者无发热，PCT逐渐下降，病原学难以通过普通培养获得，送二代测序（NGS），完善嗜肝病毒评估，治疗方面注意需覆盖上述常见病原菌；其次需考虑中毒可能，目前无明确病史，可外送毒检协助除外；最后需警惕肿瘤可能，不支持点为腹部超声未见明确肝占位性病变，必要时完善肿瘤标志物除外。

另外，患者肌酐升高、少尿，AKI诊断明确，无肾后性因素，起病前明确大量腹泻，入量减少，存在肾前性因素，肾性因素较为复杂，主要包括以下几点：①大量腹泻，可疑肠源性感染，存在感染因素。②合并MAHA，警惕TMA，如志贺菌感染继发HUS，获得性TTP。③肝功能异常，可能存在肝肾综合征；监测肾功能、外周血细胞涂片、尿沉渣、24小时尿蛋白等进一步评估。

其他异常指标方面，患者cTnI升高，无心电图动态改变，考虑原发病导心肌损伤可能，监测心肌酶、完善超声心动图。乳酸升高，无休克表现，考虑肝功能异常导致B型高乳酸血症。

治疗方面：患者原发病尚不明确时，需充分脏器功能支持。患者肝衰竭，易出现肠道菌群易位、结合不洁饮食史，予美罗培南抗感染治疗，根据肾功能调整剂量为1g q12h。继续丁二磺酸腺苷蛋氨酸、异甘草酸镁、多烯磷脂酰胆碱（易善复）、甲泼尼龙40mg qd保肝治疗，精氨酸、乳果糖（杜密克）降血氨，甘露醇降低颅内压，质子泵抑制剂保护胃黏膜治疗。AKI、无尿，原发病短期内难以好转，CRRT治疗。积极输血、凝血因子等纠正凝血，必要时血浆置换或胆红素吸附治疗。

诊疗经过

1．常规检查

血气分析：pH 7.39，$PaCO_2$ 32mmHg，PaO_2 91mmHg，HCO_3^- 19.2mmol/L，Lac 5.1mmol/L。

血常规：WBC 12.50×10^9/L，NEUT% 86.5%，Hb 78g/L，PLT 63×10^9/L；网织红细胞分析：RET% 1.04%，CHr 32.7pg，RET# 27.30×10^9/L。

肝全+肾全+血脂4项：Alb 38g/L，PA 128mg/L，TBil 277.8μmol/L，DBil 85.2μmol/L，AST 85U/L，ALT 401U/L，LDH 413U/L，Na 133mmol/L，Ca 2.41mmol/L，Glu 6.1mmol/L，TG 0.21mmol/L，HDL-C 0.91mmol/L，Cr 265μmol/L。

凝血功能：PT 57.7s，PT% 12.2%，INR 5.55，Fbg 0.80g/L，APTT>150s，TT>150s。

流式尿沉渣分析+尿常规：BLD 200cells/μl，RBC 1621.3/μl，N.RBC% 95%。

便常规+OB：OB（-），RBC 0/HPF，WBC 0/HPF，外观：黄色糊便。

外送毒检：在血液和尿液中检测到利多卡因、苯海拉明、头孢唑肟、奥美拉唑、甲氧氯普胺、咪达唑仑，未监测到其他常见毒物。

2．辅助检查

（1）床旁超声：四肢动脉、腹腔干动脉、肝动脉、脾动脉、锁骨下动脉、左侧椎动脉及颈动脉（-）；上肢深静脉：右侧肱静脉血栓形成可能；下腔静脉、门静脉、肝静脉、脾静脉、下肢深静脉、上肢浅静脉、肝静脉可显示部分未见明显血栓；肾脏：肾动脉、肾静脉（-），双侧肾脏大小及皮质厚度（-）。

（2）床旁超声心动图：升主动脉32mm，主动脉根部32mm，左心房前后径28mm，室间隔10mm，左心室射血分数72%，主肺动脉20mm，三尖瓣反流2.1m/s，E/A=1，E/e'=9，左心室后壁3mm，少量心包积液，主肺动脉前向血流稍增快。诊断：微量心包积液。

（3）感染方面：嗜肝病毒甲乙丙丁戊（-）；血、骨髓NGS：细环病毒。送检骨髓培养需氧、厌氧（-）。05-11送检气管插管吸取物细菌涂片培养药敏、真菌涂片：少量酵母样孢子、假菌丝。股静脉导管尖细菌培养、药敏试验（-）。

（4）免疫方面：系统性血管炎相关自身抗体谱（4项）、自身抗体（9项）、抗核抗体谱（17项）：（-）；免疫球蛋白3项+铁4项+叶酸（血清）+VB$_{12}$：Fe 132μg/dl，Fer 816ng/ml，TIBC 140μg/dl，TfR/F 4.0，IgG 6.70g/L；补体2项：C3 0.444g/L，C4 0.037g/L。

（5）血液系统：FⅧ 112.6%。LA 0.92s（-）。PT、APTT纠正试验：即刻、2小时可完全纠正。

血栓弹力图（肝素泵入）：K 12.8min，CI -13.2，TPI 1.6/sec，E 40.8d/sc，Angle 22.2deg，G 2.0Kd/sc，MA 29.0mm；凝血功能总体为低凝状态。

APC抵抗+蛋白C+蛋白S+抗凝血酶：AT-Ⅲ 32%，P-S 57%，P-C 21%，APC-R 2.7。

血浆游离血红蛋白：FHb 9.8mg/dl。

05-09 ADAMTS 13活性检测 10.8%（70%~120%）ADAMTS 13 抑制物效价2.18 BU（0~0.6），05-10 NK细胞活性6.55%（参考≥15.11%）。

外周血涂片：可见大红细胞及少许红细胞碎片，血小板数量减少，形态大致正常。

骨髓细胞形态检查报告：骨髓取材、涂片、染色良好，增生尚可，粒=58.5%，红=23.5%，粒：红=2.49：1，粒系早幼粒细胞稍高，余各阶段比例形态大致正常。红系晚幼红细胞比例稍高，各阶段比例形态大致正常，红细胞大小不等，可见个别红细胞碎片，淋巴细胞比例及形态正常，单核细胞比例稍高，形态正常。偶见吞噬细胞及吞噬血细胞现象。未见其他异常细胞及寄生虫。骨髓穿刺病理（髂后）少许骨及骨髓组织，骨髓组织中造血组织与脂肪组织比例大致正常，造血组织中粒/红系比例大致正常，可见散在单核细胞，巨核细胞可见。

3. 治疗经过

05-07入院，患者意识障碍，予气管插管接呼吸机辅助呼吸保护气道。完善原发病评估同时予积极脏器功能支持。

（1）肝衰竭方案：予多烯磷脂酰胆碱465mg qd、丁二磺酸腺苷蛋氨酸1000mg qd，甲泼尼龙40mg qd，乙酰半胱氨酸8g qd（05-09开始）保肝，乳果糖鼻饲、精氨酸降血氨治疗；甘露醇125ml q8h减轻脑水肿，05-13复查头颅CT脑水肿加重，调整为甘露醇250ml q8h+甘油果糖250ml q12h。因患者外周血细胞涂片可见破碎红、PLT下降、AKI、肝衰竭，胆红素升高，行4次血浆置换治疗（05-08、05-09、05-10、05-12）（1.0当量置换）和1次胆红素吸附治疗（05-13）；Ig低，05-09至05-12予IVIg治疗。患者生化和凝血指标的变化见表28-1。

（2）凝血功能异常方面：住院期间密切监测凝血功能，积极予血浆、血小板、人凝血酶原复合物、纤维蛋白原、维生素K输入纠正。05-08发现患者有高凝状态，血管通路极易凝血，同时Fbg低，D-Dimer升高，考虑存在DIC倾向，予小剂量肝素泵入，高凝状态好转，Fbg逐渐趋于稳定，D-Dimer下降。05-10胃引呈血性，Hb$_{min}$ 57g/L，停用肝素，继续禁食水，予

表28-1 患者治疗期间的生化和凝血指标变化

项目	05-07	05-08	05-09	05-10	05-11	05-12	05-13
Hb（g/L）	78	76	67	57	76	89	82
PLT（×10⁹/L）	63	39	46	31	58	97	44
ALT（U/L）	1022	772	401	233	180	168	123
AST（U/L）			85				
TBil（μmol/L）	171.7	230.4	277.8	239.9	257.9	322.7	314.1
DBil（μmol/L）	58.6	70.9	85.2	68.3	73.4	95.8	104.2
Alb（g/L）	28	30	38	38	38	37	39
血氨（μmol/L）		174	124	111	101	123	138
PT（s）	57.7	30.3	27.8	18.3	19	24.5	20.6
APTT（s）	>150	106.8	69.2	59.6	33.5	43.9	32.5
TT（s）	>150	23.1	59.9	>150	22.2	26.8	24.1
Fbg（g/L）	0.8	0.81	0.42	1.66	1.46	1.04	1.04
D-Dimer（mg/L）		257.38	169.72	42.25	48.19	91.3	60.05
Fdp（μg/ml）		742.8	522.3	110	122.7	300.8	173.1
LDH（U/L）			413		380		
Fer（ng/ml）	816						
Cr（μmol/L）	364	370		193	177	269	203
BUN（μmol/L）	3.91	4.57		3.34	4.04	7.1	5.21
凝血酶原复合物（U）	1200	1000	800	800	400		
人纤维蛋白原（g）	2	2	2	4	4	2	2
血浆（ml）	400	400	400	400	600	800	800
Vit K（mg）	10	10	10	10	20	20	10
血浆置换（ml）		3000	3000	3000		3000	胆红素吸附3.7L
血小板（U）		1		1	1		
RBC（U）				5.5	4		2

生长抑素、奥美拉唑静脉泵入，积极输血、纠正凝血功能，后出血量减少，Hb稳定，胃镜检查未见出血病灶，考虑黏膜渗血可能。

（3）AKI方面：持续床旁CRRT治疗，尿量逐渐恢复（185ml→110ml→190ml→350ml→1270ml→640ml→310ml）。

（4）肠源性感染方面：予美罗培南1.0 q12h（05-07～05-11），后感染稳定，根据肝衰竭合并消化道出血调整至头孢他啶2.0 q12h+甲硝唑0.5 q8h。

（5）营养支持方面：请营养科会诊，给予静脉营养输注治疗。

05-12患者腹胀，床旁超声可见腹水较前增多，行腹腔穿刺置管引流腹水，送检腹水常规：外观橙红色浑浊，细胞总数 20 196×10⁶/L，白细胞总数 172×10⁶/L，黎氏试验（＋），单核% 72.1%；腹水生化：Alb 10g/L，LDH 126U/L，TG 0.02mmol/L，Cl 108mmol/L，ADA 1.1U/L；

AFP（－），乳糜试验（腹水）（＋），腹水细菌涂片培养药敏、真菌涂片、抗酸染色（－）。

经积极支持治疗，患者病情略稳定，但在多次血浆置换情况下胆红素仍进行性上升，腹部超声发现肝体积显著变小，考虑肝功能无法恢复。05-13转外院行肝移植治疗，切除肝重552g（图28-1），约为正常女性肝重量的一半。供体肝植入顺利（图28-2），术后患者肝功能、神志恢复良好。

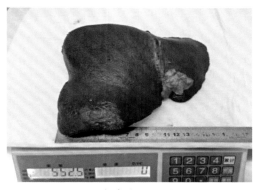

图 28-1 患者离体肝重 552g

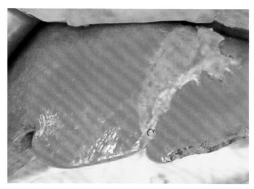

图 28-2 供体肝植入顺利

循证治疗策略

1. 急性肝衰竭的定义

急性起病，2周内出现Ⅱ级及以上肝性脑病（按Ⅳ级分类法划分）并有以下表现者：①极度乏力，并伴有明显食欲减退、腹胀、恶心、呕吐等严重消化道症状。②短期内黄疸进行性加深，血清总胆红素（TBil）≥10倍正常值上限或每日上升≥17.1μmol/L。③有出血倾向，凝血酶原活动度≤40%，或国际标准化比值（INR）≥1.5，且排除其他原因（肝病患者存在出凝血功能再平衡的问题，如表28-2所示）。④肝进行性缩小。

表28-2 肝病患者出凝血功能再平衡

	削弱止血的改变	促进止血的改变
初期止血	血小板减少	高水平的vWF
	血小板功能缺陷	ADAMTS13水平降低
	一氧化氮和前列腺素生成增加	
二期止血	低水平的因子Ⅱ、Ⅴ、Ⅶ、Ⅸ、Ⅹ和Ⅺ	高水平的因子Ⅷ
	维生素K缺乏	蛋白C、蛋白S、抗凝血酶、肝素辅因子Ⅱ和α₂-巨球蛋白减少
	纤维蛋白原异常	
纤溶系统	低水平的α₂-抗纤溶酶、因子Ⅷ和TAFI	低水平的纤溶酶原、高水平的PAI-I
	t-PA水平升高	

2．肝衰竭常见原因

（1）病毒：甲型、乙型、丙型、丁型、戊型肝炎病毒。其他病毒：巨细胞病毒、EB病毒、肠道病毒、疱疹病毒、黄热病毒等。

（2）药物：对乙酰氨基酚、抗结核药物、抗肿瘤药物、部分中草药、抗风湿病药物、抗代谢药物等。

（3）肝毒性物质：酒精、毒蕈、有毒的化学物质等。

（4）细菌及寄生虫等：严重或持续感染（如脓毒症、血吸虫病等）。

（5）肝胆疾病：肝脏肿瘤、肝脏手术、妊娠急性脂肪肝、自身免疫性肝病、肝移植术后等，先天性胆道闭锁、胆汁淤积性肝病等。

（6）代谢异常：肝豆状核变性、遗传性糖代谢障碍等。

（7）循环衰竭：缺血缺氧、休克、充血性心力衰竭等。

（8）其他：创伤、热射病等。

（9）原因不明。

3．肝支持治疗

（1）人工肝MARS系统：是由血液净化系统发展和演变而来的重要方法，适用于重症肝病、急性肝衰竭患者，但每日数万元的治疗费用让普通人难以负担。

（2）血浆置换（PE）：是目前国内外治疗肝衰竭较为广泛的另一种方式，该技术利用正常人新鲜冰冻血浆置换肝衰竭患者体内含大量毒物的血浆，从而有效清除内毒素、胆红素、炎症介质、血氨及与蛋白质相结合的大分子物质等，同时补充凝血因子、白蛋白、免疫球蛋白等生物活性物质，稳定机体内环境，促进肝细胞再生。其不足之处是PE难以有效清除中小分子的水溶性物质。此外，PE一次治疗需要血浆量3000～4000ml，限制了在临床上更广泛的应用。

4．肝移植

肝移植是治疗各种原因所致的中晚期肝衰竭的最有效方法之一，适用于经积极内科综合治疗和/或人工肝治疗疗效欠佳，不能通过上述方法好转或恢复者。

对于急性/亚急性肝衰竭、慢性肝衰竭患者，MELD评分是评估肝移植的主要参考指标，该评分在15～40分是肝移植的最佳适应证。

最终诊断

肠源性感染可能
  多器官功能衰竭
    急性肝衰竭
      肝性脑病
      肝肾综合征
    弥散性血管内凝血
    低白蛋白血症
    多浆膜腔积液（胸腔积液、腹水、心包积液）
    急性消化道出血

急性心肌损伤

获得性血栓性血小板减少性紫癜可能

右侧肱静脉血栓形成可能

案例解析

急性肝衰竭病因复杂，起病急、进展快、合并症多，医疗花费高昂。需要短时间内完成肝衰竭病因及合并症的评估，积极脏器功能支持，为患者赢得时间。

本例患者众多合并症中较棘手的是出凝血的评估和纠正，患者入院时PLT减少、PT和APTT显著升高、Fib减低，但临床呈现高凝状态，表现为迅速发生静脉血栓、CRRT管路极易凝血，因此在积极改善凝血功能的同时予小剂量肝素泵入，此类患者出凝血平衡极其脆弱，当发现患者表现为出血倾向时立即停用肝素治疗，目前尚无检查能判断哪些患者更易出血或更易形成血栓，需结合临床表现综合判断，该类患者的凝血功能，唯一不变的是"不断变化"。

治疗决策方面，目前有多种评分协助进行肝移植的决策，用评分但不唯评分。此外，还需认识到，当肝已明显缩小，肝功能无明显恢复迹象时，应及时启动肝移植。但肝移植不仅是医疗决策，还涉及患者家庭支持、经济支持等方面，需共同决定。

参考文献

[1] 中华医学会感染病学分会肝衰竭与人工肝学组，中华医学会肝病学分会重型肝病与人工肝学组. 肝衰竭诊治指南（2018年版）[J]. 临床肝胆病杂志，2019，35（1）：38-44.

病例 29 DRESS 综合征

患者，男性，69岁。

主诉：胸主动脉覆膜支架植入术后7周，皮疹6周，腹痛2周，少尿1周。

入院情况

患者因"主动脉弓降部溃疡"于7周前行胸主动脉覆膜支架植入术，术后服用阿司匹林和氯吡格雷抗血小板。6周前无诱因出现双侧大腿网状出血性皮疹，与皮面相平，界限清，无瘙痒、疼痛、水疱，伴食欲减退，否认发热、腹痛、鼻腔及牙龈出血，否认其他不适，未诊治，皮疹未自行消退或扩大。4周前皮疹出现平面逐渐上行至会阴→腹部→胸背部→双上肢，四肢多为点状出血性皮疹，躯干多为充血性皮疹，融合成小片，偶伴瘙痒，夜间为著，自觉瘙痒与体温升高相平行（未测体温），各处皮疹均无疼痛、水疱，否认畏寒等不适，自行用药未诊治（具体药物不详）。3周前外院复查主动脉CTA示术后支架位置可，恢复良好。2周前患者进食带鱼后出现皮疹面积增大，伴食欲进行性下降、间断腹胀、剑突下及脐周阵发性钝痛，疼痛多于午餐前出现，进餐后加重，可自行缓解，无恶心、反酸、呕吐、腹泻、胸闷、心悸，无皮肤黄染，小便颜色正常，大便不规律，偶为黑色、干燥，无柏油样及血便，未诊治。1周前患者小便量减少，皮疹隆起、伴皮下网状红疹加重，腹痛程度、部位及性质同前，电话咨询手术医生建议停用阿司匹林和氯吡格雷，口服氯雷他定治疗，后腹痛稍缓解，但皮疹无减轻。5天前就诊外院查血常规：WBC 10.2×10^9/L，EOS% 16.9%，Hb 99g/L（与同年3月相比无明显下降），PLT 126×10^9/L，未予特殊处理。2天前因皮疹、腹痛无缓解，仍食欲减退，就诊我院急诊，查血常规：WBC 12.81×10^9/L，EOS# 2.0×10^9/L，EOS% 15.6%，Hb、PLT较前大致稳定。血生化：K 5.6mmol/L，BUN 41.51mmol/L，Cr 1622μmol/L；血气分析：pH 7.18，PaCO₂ 22mmHg，PaO₂ 108mmHg，HCO₃⁻（P）c 7.9mmol/L，BE −19.0mmol/L，Lac 1.1mmol/L。考虑"皮疹、腹痛待查，急性肾损伤，代谢性酸中毒，高钾血症"，予CRRT治疗，请皮肤科会诊考虑为DRESS综合征（伴嗜酸性粒细胞增多和系统症状的药物反应）可能性大，予暂停一切可疑致敏药物，给予甲泼尼龙40mg qd静脉输注、氯雷他定抗过敏、炉甘石外涂等治疗。

相关病史：高血压病20年，BP_max 200/120mmHg，服用替米沙坦80mg qd控制血压，自行监测血压（140~150）/（80~90）mmHg。体检发现餐前血糖6.3~7.1mmol/L、餐后血糖最高8.6mmol/L，未控制饮食及用药。高脂血症20年，8年前开始规律服药辛伐他

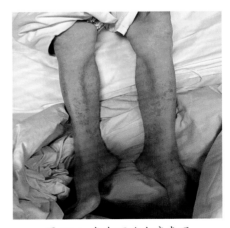

图 29-1 患者下肢皮疹表现

丁20mg qd，未监测血脂。痛风性关节炎数年，不规律使用吡罗昔康20mg qd，近7年未发作。4年前因"左眼玻璃体积血"于我院眼科局麻下行"左眼玻璃体切除+眼内电凝+眼内激光光凝术"。4年前因双眼"上睑下垂、眼睑内翻倒睫"于我院行"双侧眼睑内翻矫正术"。白内障9年，2年前因视力下降（左0.3，右0.6）于我院眼科表麻下行"左眼白内障超声乳化吸入+人工晶状体植入术"，术后左眼视力0.4。否认药物、食物过敏史。

查体：躯干多处红色斑丘疹，压之褪色，四肢散在点状皮疹，足底、趾缝均可见片状淤斑，压之按压不褪色（图29-1）。全身皮肤无水疱、破溃、瘙痒、黄染，四肢、躯干皮温稍高。心、肺查体无特殊，腹软无压痛，肾区无叩痛，肠鸣音活跃，双下肢无水肿。

入院诊断

皮疹、腹痛原因待查
 DRESS综合征可能性大
急性肾损伤
 高钾血症
 低钠血症
 代谢性酸中毒
主动脉溃疡覆膜支架植入术后
中度贫血
血糖升高原因待查
 糖尿病可能
高血压（3级，很高危）
高脂血症
痛风性关节炎

诊断思维要点

药物引起的皮肤不良反应很常见，可累及2%～3%的住院患者，也是门诊发病的一个重要原因。在急诊需首先警惕以下几类可危及生命的重症药物反应性皮疹。

（1）剥脱性皮炎/红皮病：以弥漫性红斑和鳞屑为主要特征，累及≥90%体表面积。药物是红皮病的第二常见病因，占所有红皮病的10%～20%，别嘌醇、血管紧张素转换酶抑制剂（ACEI）、青霉素类、磺胺类、卡马西平、苯妥英、巴比妥类等可引起剥脱性皮炎。

（2）荨麻疹/血管性水肿：可能是药物超敏反应的表现，可能由IgE介导Ⅰ型超敏反应，也可能是通过非IgE介导的机制直接激活肥大细胞所致。出现荨麻疹/血管性水肿的反应可能是速发型、加速型（暴露后数小时），也可能是迟发型反应（暴露后数日）。与大多数药物性皮疹一样，这些反应在治疗的最初几周更常见，但也可能发生于任何时间。荨麻疹的特点为有剧烈瘙痒、边界清晰的隆起红斑疹，通常皮疹中央为苍白色，各病灶可扩大并与周围病灶融合，通常经数小时消失。而血管性水肿是真皮深层及皮下组织肿胀，多达50%的患者可能同时存在荨麻疹。血管性水肿如果累及面部和唇部可影响容貌；若喉头水肿或舌肿胀则会引起气道阻塞，危及生命。抗生素（尤其是青霉素类、头孢菌素类和磺胺类）是IgE介导的药物变态反应的常见原因。阿片类镇痛药还可通过非IgE介导的机制直接激活肥大细胞而发生荨麻疹，应当注意同时使用阿片类药物和万古霉素可能增加发生万古霉素超敏反应的风险，即快速输注万古霉素后可发生"红人综合征"。非甾体抗炎药（NSAIDs）可通过直接激活肥大细胞或非肥大细胞介导的机制引起急性荨麻疹/血管性水肿。

（3）全身性过敏反应：是最严重且可能危及生命的速发型 I 型超敏反应，症状包括瘙痒、荨麻疹、血管性水肿、喉头水肿、哮鸣、恶心、呕吐、心动过速、濒死感，偶尔还可出现休克，药物是全身性过敏反应的第二大或第三大原因。

（4）Stevens-Johnson综合征（SJS）/中毒性表皮坏死松解症（TEN）：是由药物引发的重度皮肤黏膜发疹。最常涉及的药物包括别嘌醇、某些抗癫痫药、磺胺类抗菌药物，以及昔康类NSAIDs。其特征为表皮坏死以及黏膜和皮肤脱落。皮肤剥脱面积相对于体表面积的比例用于区分SJS和TEN：剥脱面积<体表面积10%为SJS，而超过30%为TEN。

（5）药物反应伴嗜酸性粒细胞增多和全身性症状（DRESS）：又称药物超敏反应综合征（DIHS），是一种重度特异质反应，特征为发热、淋巴结肿大和皮疹，以及肝、肾和肺受累。对于大多数患者，反应发生于开始使用致病药物后2~6周。芳香族抗癫痫药（卡马西平、苯妥英、拉莫三嗪、奥卡西平、苯巴比妥）、别嘌醇及磺胺类抗菌药是最常见病因。

（6）天疱疮：是一种罕见的自身免疫性大疱性疾病，表现为广泛的皮肤、黏膜水疱和糜烂。可由药物诱导或激发，最常见的是硫醇化合物（如青霉胺、卡托普利），或代谢为硫醇的NSAIDs（如吡罗昔康）。青霉素及其衍生物也可能导致该病，但头孢菌素类不会。

诊疗经过

1. 常规检查

（1）患者治疗后嗜酸性粒细胞迅速降至正常，治疗后第4天血常规：WBC 15.28×10^9/L，EOS# 0.01×10^9/L，EOS% 0.1%，Hb 87g/L。

（2）病毒筛查：HSV-1-IgG（＋），HSV-1-IgM、HSV-2-IgM/IgG、EBV/CMV-DNA均（－）。

（3）免疫/感染相关筛查：抗GBM抗体、ANA抗体谱、ANCA、ASO、RF均（－），LA、FHb、总IgE（－），G试验、外周血涂片、补体、免疫球蛋白3项正常。

（4）右小腿处皮肤活检病理：镜下检查见表皮角化过度，棘层萎缩，局部棘细胞内及细胞间水肿，基底层液化变性，真皮浅层血管周围少量淋巴细胞、组织细胞浸润。

2. 治疗经过

（1）皮疹方面：停用一切可疑药物，予甲泼尼龙40mg qd静脉输液抗炎，氯雷他定10mg qn po抗过敏，炉甘石洗剂外用涂抹止痒，辅以艾司奥美拉唑、铝碳酸镁、碳酸钙片及骨化三醇口服抑酸、补钙治疗。后患者皮疹稍有缓解，夜间瘙痒症状减轻。皮肤科会诊考虑DRESS，建议甲泼尼龙加为80mg qd静脉输注（Wt 60kg）。3天后皮肤科随诊建议序贯泼尼松65mg qd po，每周减2片，减至35mg qd时皮肤科随诊，但考虑患者同时有急性间质性肾炎，所需激素治疗时间较长，暂按肾脏需求减量。

（2）肾功能方面：结合患者病史，考虑基础存在慢性肾功能不全，本次出现急性加重，同时存在肾性贫血。因入室后无尿，行床旁CRRT治疗，请肾内科会诊考虑患者双肾均缩小，存在慢性肾病基础，既往高血压、痛风病史，存在高血压、痛风相关肾脏损伤可能，基础肾功能差，可暂停CRRT，必要时外出透析治疗，此次AKI考虑主要由DRESS肾损伤所致，急性间质性肾炎可能性大，合并急性肾小管损伤可能，可继续足量激素治疗，1个月后肾内科门诊随诊，调整激素用量，警惕感染。入院第4天停床旁CRRT。观察患者呋塞米（160mg/d）利尿的状态下尿量1000～1500ml/d。因监测患者肌酐和尿素氮呈进行性升高，予每周一、周三、周五于血透室规律透析治疗。

（3）高血压方面：患者高血压病史，曾行主动脉覆膜支架植入术，既往长期血管紧张素Ⅱ受体拮抗剂（ARB）类药物降压治疗，因Cr升高，换用硝苯地平缓释片30mg qd，根据血压情况逐步加量至硝苯地平30mg q8h+阿尔马尔10mg qd+哌唑嗪0.5mg q8h。

（4）泌尿系感染方面：入室后因尿色浑浊留取尿培养，入院第8天回报普通变形杆菌、潘氏变形杆菌，加用头孢曲松2g qd（敏感）→左氧氟沙星0.5g once→0.25g qod抗感染治疗。复查尿培养+计数+药敏试验转阴。

（5）肾性贫血方面：加用促红细胞生成素（EPO）10 000U w3d促进红细胞生成。

（6）主动脉夹层方面：患者既往1月余前因B型主动脉夹层行急性主动脉腔内隔绝术+腋动脉-腋动脉转流术，请血管外科会诊建议加用阿司匹林0.1g qd po+普通肝素静脉泵入，维持APTT 35～45s。

循证治疗策略

DRESS综合征的治疗方案尚缺乏循证指南指导。因其临床表现高异质性，故而常依据皮肤和器官损伤的严重程度确定治疗，基本原则是广泛皮疹、重度全身性症状的患者应住院接受评估和治疗，可能需要器官支持和收入ICU；轻症患者可在门诊给予对症治疗，并密切监测其临床和实验室指标以评估器官是否损伤。

1．停用致病药物

识别并停用一切可疑的致病药物，尽量避免启用新的药物，包括经验性使用抗生素。

2．轻度疾病治疗

无器官损伤或仅有轻度肝损伤。若DRESS患者无临床、实验室和影像学证据表明存在肾脏或肺部损伤，肝脏转氨酶仅轻微升高（<3倍正常值上限），可给予对症治疗。优先推荐使用外用皮质类固醇治疗以缓解瘙痒和皮肤炎症的症状，直至皮损消退。

3．伴单一或多个器官损伤的重度疾病治疗

（1）一线疗法：若患者为重度疾病伴肺损伤或肾损伤，建议将口服糖皮质激素作为一线疗法。给予中等至大剂量泼尼松［0.5～1mg/（kg·d）］或其等效药物，直至出现临床改善且实验室指标恢复正常，然后继续应用8～12周或更长时间，逐渐减量至停药，以避免复发。或对重度患者静脉给予甲泼尼龙250～500mg/d，持续2～4天，后序贯为口服泼尼松1mg/（kg·d），应用8～12周逐渐减量至停药。因全身性糖皮质激素可增加CMV再激活和全身性感染的风险，所以应密切监测患者是否出现感染性并发症。

（2）二线疗法：重度DRESS伴器官损伤患者的二线疗法包括环孢素、静脉用免疫球蛋

白（IVIg）和其他免疫抑制剂。①环孢素：总量3～5mg/（kg·d），分2次口服，持续7天，用7～14天逐渐减量至停药。该法适用于DRESS伴重度器官损伤且全身性糖皮质激素治疗无效或有糖皮质激素禁忌证的患者。②静脉用免疫球蛋白：可尝试应用IVIg封闭抗体/减轻免疫介导反应，但目前支持证据较少。③其他免疫抑制剂：有个案报道使用Janus激酶（JAK）抑制剂托法替布治疗难治性重度DRESS患者，剂量为10mg/d。④抗病毒治疗：不推荐对DRESS常规使用抗病毒药物，因为大部分患者的病毒再激活会自发消退，而且抗病毒药物有毒性作用。如果证实有病毒再激活且有病毒导致器官损伤的证据，或怀疑病毒再激活是重度并发症（肺炎、结肠炎、脑炎）的促进因素，则需要用更昔洛韦或缬更昔洛韦进行抗病毒治疗。

最终诊断

伴嗜酸性粒细胞增多和系统症状的药物反应
  慢性肾功能不全急性加重
    高钾血症
    代谢性酸中毒
低钠血症
泌尿系感染（普通变形杆菌、潘氏变形杆菌）
中度贫血
  肾性贫血
  营养性贫血
B型主动脉夹层
  主动脉腔内隔绝术+腋动脉–腋动脉转流术后
  升主动脉增宽
  胸主动脉下段–腹主动脉上段夹层形成
  主动脉局部多发溃疡斑块伴附壁血栓
冠心病
高血压（3级，很高危）
高脂血症
痛风性关节炎
左眼玻璃体切除术后
双眼白内障
  左眼人工晶状体植入术后
双侧眼睑内翻矫正术后

案例解析

目前DRESS的诊断是基于一系列临床特征（皮肤表现、全身性症状）、发病前2～8周的用药史（尤其是高风险药物）以及实验室和影像学表现。主要特点是皮疹伴外周血嗜酸性粒细胞增多。大部分DRESS患者会发生一个或多个器官损伤，肝损伤最常见，也可发生急性间质性肾炎、间质性肺炎，偶可发生心肌炎。

　　患者老年男性，亚急性病程，存在皮疹（点状及片状红疹，淤斑，伴瘙痒，无疼痛）、血嗜酸性粒细胞增多、肾脏受累等临床表现，发病1周前开始服用氯吡格雷，过程中又曾应用含碘造影剂，存在可疑药物史，故而诊断为DRESS综合征。大多数药物所致DRESS潜伏期为2～8周，但有的药物所致病例的潜伏期可能较短，而本例患者临床症状加重于再次应用含碘造影剂后，停用阿司匹林及氯吡格雷后临床症状无明显缓解，故而最初考虑DRESS第一高风险药物为含碘造影剂，其次为氯吡格雷。但病程中因需评估患者主动脉夹层情况，再次应用造影剂后DRESS病情并未反复，反向推断此次诱发DRESS药物为氯吡格雷可能性更大。

　　此外，本例患者基础高血压、痛风病史，B超示双肾均缩小，考虑存在慢性肾病基础，此次急性肾损伤考虑主要由DRESS肾损伤所致，急性间质性肾炎可能性大，合并急性肾小管损伤可能，不除外造影剂肾病，后期仍继续规律透析治疗，肾内科门诊随诊。

　　在急诊患者中，急性药物相关皮疹的患者时常出现，需关注可危及生命或重要脏器受累的重症药物反应性皮疹，进行诊断与鉴别诊断，积极处理改善预后。

参考文献

[1] LEE H Y. Drug reaction with eosinophilia and systemic symptoms (DRESS) [DB/OL]. Beijing: Wolters Kluwer UpToDate. (2023-05-03). https://www.uptodate.cn/contents/drug-reaction-with-eosinophilia-and-systemic-symptoms-dress.

[2] SAMEL A D, CHU C-Y. Drug eruptions [DB/OL]. Beijing: Wolters Kluwer UpToDate. (2023-02-22). https://www.uptodate.cn/contents/drug-eruptions.

[3] SORIA A, BERNIER C, VEYRAC G, et al. Drug reaction with eosinophilia and systemic symptoms may occur within 2 weeks of drug exposure: a retrospective study [J]. J Am Acad Dermatol, 2020, 82(3): 606-611.

[4] SHIOHARA T, KANO Y. 2017. Drug reaction with eosinophilia and systemic symptoms (DRESS): incidence, pathogenesis and management [J]. Expert Opin Drug Saf, 2017, 16(2): 139-147.

[5] KIM D, KOBAYASHI T, VOISIN B, et al. Targeted therapy guided by single-cell transcriptomic analysis in drug-induced hypersensitivity syndrome: a case report [J]. Nat Med, 2020, 26(2): 236-243.

[6] LABAN E, HAINAUT-WIERZBICKA E, POURREAU F, et al. Cyclophosphamide therapy for corticoresistant drug reaction with eosinophilia and systemic symptoms (DRESS) syndrome in a patient with severe kidney and eye involvement and Epstein-Barr virus reactivation [J]. Am J Kidney Dis, 2010, 55(3): e11-e14.

患者，女性，39岁。

主诉：宫内孕34^{+6}周，恶心、呕吐1.5小时。

入院情况

患者今晨1：30出现恶心、呕吐2次粉红色胃内容物，量约50ml，伴头晕、摔倒1次，无胸闷、胸痛、腹痛、阴道出血等，无排气、排便停止。遂就诊于我院，就诊时患者肢端湿冷，精神不佳，一般情况差，考虑患者孕妇、病情危重，3：05收入抢救室。

相关病史：G4P0，6年前因早孕人流两次。6年前因宫颈腺癌（中分化腺癌Ⅰb1期）先期化疗2次后，行腹腔镜盆腔淋巴结清扫+宫颈癌根治性切除。3年前自然受孕，孕6周时行腹腔镜下宫颈环扎术，孕20周时因21三体综合征引产（术中见环扎线暴露不清，原位保留）。术后出现肠梗阻，保守治疗后好转。1年前行宫腔镜检查+治疗，术中右输卵管积水，予切除。曾有血压升高，收缩压最高达160mmHg，自诉近期收缩压控制在140mmHg左右。此次妊娠33^{+2}周盆腔MRI提示胎盘位于子宫右前壁，局部覆盖宫颈内口水平，向宫外膨入阴道；子宫前壁中上部菲薄、显示欠清。75g口服葡萄糖耐量试验（OGTT）诊断妊娠糖尿病（GDM），饮食运动控制可。其余无特殊。

查体：P 126次/分，R 40次/分，BP 70/30mmHg，SpO$_2$ 96%@RA。GCS评分：E4V5M6。痛苦面容，辗转体位，双侧瞳孔等大，对光反射灵敏。双肺呼吸音清，未闻及干湿啰音。心律齐，窦性心动过速，各瓣膜区未闻及明显病理性杂音。腹膨隆，全腹无压痛及反跳痛。四肢未见水肿。

入院诊断

休克
　失血性休克可能
　　　低血容量性休克不除外
恶心、呕吐原因不明
　　　腹腔脏器破裂？
　　　肠梗阻？
宫内妊娠34^{+6}周单胎未临产
　前置胎盘
　妊娠糖尿病
慢性高血压合并妊娠
宫颈癌（中分化腺癌Ⅰb1期）

腹腔镜淋巴结清扫+宫颈癌根治性切除术后

右输卵管切除术后

腹腔镜宫颈环扎术后

剖宫产术后

肠梗阻史

不良孕史

诊断思维要点

患者妊娠期女性，此次以恶心、呕吐来诊，一般情况差，需要鉴别以下疾病。

（1）感染性疾病：急性肠胃炎，特征为腹泻或呕吐，需详细询问有无不洁食物史。

（2）妊娠剧吐：通常在妊娠9周内开始出现，且可表现为晨吐。

（3）肠梗阻：可伴有排气、排便停止、腹部压痛等表现。

（4）胃出口梗阻：恶性肿瘤、消化性溃疡等导致幽门梗阻，表现为呕吐数小时前摄入的食物。

（5）药物相关：尤其是阿片类和大麻类物质。

（6）腹部空腔脏器穿孔或实质脏器破裂出血：胃肠穿孔，一般会伴有剧烈腹痛；腹腔实质脏器破裂出血，一般会伴有休克。

（7）其他：如前庭功能异常、胃食管反流以及脑出血等中枢神经系统疾病。

患者血压低、心律快，同时伴有肢端湿冷，精神不佳的循环低灌注证据，休克诊断明确。休克起病急，而恶心、呕吐导致的低血容量性休克往往需要一定时间，因此需要重点考虑失血性休克，结合患者恶心、呕吐表现，需要警惕腹腔脏器破裂导致。对于本例患者有多次不良孕史，尤其要警惕子宫破裂。

诊疗经过

1．常规检查

血常规：PLT 362×10^9/L，WBC 20.69×10^9/L，NEUT% 71.7%，Hb 91g/L。

血生化：K 3.8mmol/L，TBil 8.4μmol/L，DBil 2.2μmol/L，Cr 77μmol/L，ALT 11U/L。

心肌损伤标志物：cTnI 0.21μg/L，CK-MB 1.3μg/L，NT-proBNP 123pg/ml。

凝血功能：PT 11.8s，APTT 21.9s，Fbg 4.05g/L，D-Dimer 2.37mg/L。

血气分析：pH 7.45，$PaCO_2$ 21mmHg，PaO_2 95mmHg，cLac 4.3mmol/L，$cHCO_3^-$ 14.2mmol/L，ABE −8.2mmol/L，AG 12.4mmol/L。

心电图：窦性心动过速，aVL导联ST段抬高，$V_1 \sim V_5$导联ST段上斜型压低。

2．治疗过程

入室后立即心电监护，建立静脉通路、扩容、深静脉置管予去甲肾上腺素提升血压。同时电话告知产科会诊医生及床旁超声。迅速予床旁胎心监护：胎心140次/分，变异加速不满意。

3：40床旁超声：胎儿臀位，胎盘前壁，宫颈内口显示欠满意，下缘似达子宫下段约宫颈内口水平，羊水受侧卧体位影响显示不满意，胎心缓慢，胎心率为47次/分。脐动脉显示不清。腹腔仅见少量游离液性暗区，深约1.6cm。

4：05再次行床旁超声：胎儿未及胎心搏动，腹腔内弧形游离液性暗区，较前明显增多，子宫前方深约2.9cm，考虑胎死宫内，立即予床旁诊断性腹腔穿刺，抽出不凝血，考虑"子宫破裂可能"。

4：17转手术室行急诊手术。术中见低位胎盘、胎盘置入，子宫前壁胎盘附着部位子宫肌层—纵行自发破裂口，活动性出血。予剖宫取子+子宫修补术。术后孕妇恢复良好。

循证治疗策略

子宫破裂是危及母亲和胎儿生命的极度危险的妊娠并发症。其发生的危险因素包括既往子宫破裂、既往宫底切口或子宫高位纵切口、引产、临产、高龄孕妇、胎儿体重过大、子宫单层缝合、既往接受过中期妊娠剖宫产等。

患者可表现为胎心率异常、腹痛、阴道出血、血尿、血流动力学不稳定、宫缩模式改变。其中最常见的是胎儿心动过缓。阴道出血并不是主要症状。

处理方面，应补液、输血稳定血流动力学，尽快准备剖宫产。通知麻醉科、新生儿科等相关科室做好配合。

最终诊断

子宫破裂
    失血性休克
胎死宫内
低置胎盘
胎盘植入
宫颈癌（中分化腺癌 I b1期）
    腹腔镜淋巴结清扫+宫颈癌根治性切除术
右输卵管切除术后
腹腔镜宫颈环扎术后
剖宫产术后
肠梗阻史
不良孕史
高血压

案例解析

患者中年女性，孕34^{+6}周，基础宫颈癌，宫颈环扎术后，剖宫产术后，此次以恶心、呕吐起病，后出现休克，反复追问病史无腹痛表现。床旁超声见胎心率异常、盆腔积液。追抽血化验提示高乳酸血症、贫血，诊断性腹腔穿刺见不凝血。综合症状、体征及辅助检查结果，考虑患者高龄孕妇，出现休克、贫血、胎心率异常、腹盆腔积血，同时合并既往多个子宫破裂高危因素，子宫破裂风险极高，需立即开腹探查。

本例中，初期孕妇症状不典型，无腹痛、阴道出血等症状，且孕妇曾有肠梗阻病史，恶心、呕吐起病，需鉴别有无肠梗阻，给第一时间诊断制造了干扰。最终孕妇经积极手术、抗休克治疗后好转出院，但未能救回胎儿。

总之，对于高危孕产妇，特别是有不良孕史者，需要重视对子宫破裂的评估，一旦怀疑需快速启动多科室协作，尽快手术。

参考文献

[1] RIDGEWAY J J, WEYRICH D L, BENEDETTI T J. Fetal heart rate changes associated with uterine rupture [J]. Obstet Gynecol, 2004, 103(3): 506-512.

[2] FREY H, LANDON M B. Uterine rupture: after previous cesarean birth [DB/OL]. Beijing: Wolters Kluwer UpToDate. (2024-01-23). https://www.uptodate.cn/contents/uterine-rupture-after-previous-cesarean-birth.

意识障碍

患者，女性，52岁。

主诉：发热伴头痛7天，意识障碍1天。

入院情况

家属代诉：患者7天前食用冰箱中隔夜不洁食物后出现发热，T_{max} 40℃，伴头痛，疼痛程度及性质无法描述（患者当前无法配合问诊），伴畏寒、寒战、恶心，无呕吐，无咳嗽、咳痰、咽痛，无腹痛、腹泻，无尿急、尿痛，无听力下降、耳痛流脓等不适。自服感冒药（具体不详）后体温及头痛症状均无明显好转。2天前就诊外院，查血常规：WBC 10.01×10⁹/L，Hb 106g/L，PLT 263×10⁹/L，CRP 77.86mg/L，胸部CT见双下肺多发索条斑片影，予头孢唑肟2g once、喜炎平375mg once抗感染治疗，布洛芬对症退热后热峰可下降。1天前出现意识障碍，表现为言语表达错乱，对答不切题，呕吐胃内容物数次，呕吐呈喷射样，否认抽搐、意识丧失、尿便失禁。就诊我院急诊，查血常规：WBC 12.18×10⁹/L，NEUT% 83.2%，Hb 99g/L，PLT 214×10⁹/L，血生化：K 3.0mmol/L，Na 127mmol/L，hs-CRP 111.62mg/L，PCT 0.49ng/ml，考虑中枢神经系统感染，收入急诊抢救室。行腰椎穿刺示脑脊液压力＞330mmH₂O，外观呈淡乳白色、微浊，脑脊液常规：白细胞总数1141×10⁶/L，单核26.7%，多核73.3%，脑脊液生化：Pro 2.91g/L，Cl 107mmol/L，Glu 0.7mmol/L，LA 18.1mmol/L，外送脑脊液宏基因组二代测序（mNGS）、脑脊液病原学涂片+培养结果未归，考虑急性化脓性脑膜炎可能性大，予美罗培南2g q8h+万古霉素1g q12h经验性抗感染、甘露醇125ml q8h脱水降颅压、地塞米松10mg q12h治疗，为进一步诊治收住EICU。起病以来，患者精神、食欲差，二便正常，睡眠可，体重未监测。

相关病史：既往体健。否认结核、乙肝、丙肝、伤寒等传染病史。否认手术、外伤史。否认食物、药物过敏史。否认家族遗传病史。

查体：T 39.1℃，P 111次/分，R 23次/分，BP 113/72mmHg，SpO₂ 96%@NC 3L/min。急性面容，意识不清，躁动，查体不配合。全身皮肤未见淤点、淤斑。双侧瞳孔等大正圆，直径4mm，对光反射灵敏。双肺呼吸音稍粗，双侧肺底可闻及少量湿啰音。心脏、腹部查体未见异常。颈项强直，Kerning征、Brudzinski征阴性，双侧Babinski征未引出。

血常规：WBC 12.18×10⁹/L，NEUT% 83.2%，Hb 99g/L，PLT 214×10⁹/L；肝肾功能：Cr 42μmol/L，BUN 3.07mmol/L，Alb 40g/L，TBil 17.6μmol/L，ALT 11U/L，K 3.0mmol/L，Na 127mmol/L；心肌损伤标志物：CK 597U/L，CK-MB-mass 1.7μg/L，cTnI 0.200μg/L；炎症指标：PCT 0.45ng/ml，ESR 44mm/h，hs-CRP 113.96mg/L；Amon 21μmol/L；凝血功能：PT 12.2s，INR 1.02，Fbg 4.66g/L，APTT 28.1s，TT 14.7s，D-Dimer 2.76mg/L；血气分析：pH 7.52，PaCO₂ 28mmHg，PaO₂ 82mmHg，HCO₃⁻ 22.8mmol/L，Lac 1.1mmol/L。头颅CT：脑水肿。胸部CT：双下肺多发

索条斑片影。ECG：窦性心动过速。

入院诊断

急性化脓性脑膜炎

肺部感染

急性心肌损伤

电解质紊乱

　　低钾血症

　　低钠血症

诊断思维要点

患者中年女性，急性起病，以发热、头痛、意识障碍（GCS评分＜14分）、颈项强直为主要临床表现，结合脑脊液压力＞330mmH$_2$O，白细胞计数、蛋白升高、葡萄糖降低、乳酸明显增高等表现，急性化脓性脑膜炎诊断明确。

1. 病原方面

细菌性脑膜炎最常见的病原菌为肺炎链球菌、脑膜炎奈瑟菌及流感嗜血杆菌，还有金黄色葡萄球菌、大肠埃希菌等，可来源于心肺以及其他脏器感染波及脑室以及蛛网膜系统，或由颅骨、鼻窦等直接侵入蛛网膜下腔引起感染。此外，本例患者起病前有可疑不洁饮食史，应当警惕单核细胞增多性李斯特菌感染可能，该菌最常见的中枢神经系统表现为脑膜脑炎，其在病程早期可发生癫痫发作和局灶性神经功能障碍，并且部分患者可表现为脑干脑炎综合征，表现为共济失调、脑神经麻痹及眼球震颤，但本例患者在病程中无腹泻等不适，需进一步追脑脊液病原学检查以明确诊断。

2. 鉴别诊断

（1）结核性脑膜炎：患者往往有结核接触史，亦可出现结核中毒症状如低热、盗汗、食欲减退、全身乏力、易累及脑实质、脑神经，脑脊液中白细胞计数升高，但常为慢性或亚急性病程，白细胞＜500×10^6/L，蛋白增高，常1~2g/L，葡萄糖及氯下降。本例患者无明确相关B症状，脑脊液以多核细胞增多为主，整体与结核性脑膜炎不相符，可追脑脊液病原学检查以便鉴别。

（2）真菌性脑膜炎：如隐球菌性脑膜炎，多见于免疫抑制人群，起病隐匿，病程迁延，可有鸽子等鸟禽类接触史，临床表现以视神经受累最常见，脑脊液白细胞计数常＜500×10^6/L，以淋巴细胞为主。本例患者非免疫抑制人群，无真菌感染高危因素，因此暂不考虑该诊断，需追踪真菌病原学、墨汁染色、隐球菌抗原结果以便鉴别。

（3）病毒性脑膜炎：急性发作时也可出现脑膜炎的经典症状和体征如发热、头痛、脑膜刺激征，但患者脑脊液中白细胞计数正常或增高，范围在（10~1000）×10^6/L，早期以多核细胞为主，8~48小时后以淋巴细胞为主，葡萄糖、氯化物水平正常，蛋白轻中度升高以及脑脊液革兰染色和培养结果阴性，与本例患者脑脊液检查结果不符，暂不考虑。

诊疗经过

患者入院后继续予美罗培南2g q8h+万古霉素1g q12h、甘露醇125ml q8h、地塞米松10mg q12h治疗。入院当日夜间，患者出现血压下降，最低77/49mmHg，为补液及使用血管活性药物行右侧颈内静脉置管术，补液1000ml血压回升。

脑脊液mNGS回报单核细胞增多性李斯特菌，外周血培养需氧瓶27小时报警可见革兰阳性杆菌，遂考虑为该菌所致中枢神经系统及血流感染，停用万古霉素，予美罗培南2g q8h+青霉素G 4MU q6h抗感染，停用地塞米松。

行头颅增强CT未见脑脓肿，超声心动图未见瓣膜赘生物。

患者意识状态逐渐下降，咳痰困难，遂行保护性气管插管。患者热峰逐渐下降，但仍呼之不应。入院第5天，查体发现双侧瞳孔直径左侧3.5mm，右侧2.5mm，对光反射迟钝，复查头颅CT可见脑室明显扩张，脑水肿加重。予加强脱水降颅内压：甘露醇250ml q6h+甘油果糖250ml q12h。请神经外科会诊，床旁行腰大池引流术。每日引流量100ml左右，瞳孔恢复等大，3天后复查头颅CT脑室扩张较前改善。感染科会诊，在美罗培南、青霉素G基础上加用复方磺胺甲噁唑（TMP-SMX）2# tid po。引流1周测脑脊液压力160mmH$_2$O，神志较前好转，可遵嘱活动。10天后试验性夹闭腰大池引流管24小时，复查脑脊液压力无升高，拔除引流管。后患者意识状态恢复，拔除气管插管，一般情况可，转入外院继续康复治疗。

循证治疗策略

细菌性脑膜炎是医疗急症，必须立即采取措施确定具体病因并开始有效治疗。抗生素治疗应在腰椎穿刺后尽快开始。肺炎链球菌、脑膜炎奈瑟菌、流感嗜血杆菌和B组链球菌是平素体健的60岁及以下成人社区获得性细菌性脑膜炎的最可能病因，50岁以上人群患单核细胞增多性李斯特菌脑膜炎的风险也增高。在没有得到病原学结果前，可经验性予头孢曲松2g q12h或头孢噻肟2g q4~6h治疗，同时可加用万古霉素15~20mg/kg q8~12h。对于50岁以上的成年人，可加用氨苄西林2g q4h覆盖李斯特菌。对于免疫功能低下者，除标准覆盖肺炎链球菌外，经验性抗生素方案还须覆盖单核细胞增多性李斯特菌、包括铜绿假单胞菌在内的革兰阴性菌。可选用的抗生素方案为万古霉素15~20mg/kg q8~12h+氨苄西林2g q4h+头孢吡肟2g q8h/美罗培南2g q8h，如果使用美罗培南，初始治疗不需要使用氨苄西林，因为美罗培南具有抗李斯特菌活性。然而，如果李斯特菌是病原体，应调整方案加入氨苄西林或青霉素。

对肺炎链球菌脑膜炎患者，在抗生素用药前或同时静脉给予糖皮质激素，可降低听力损失和其他神经系统并发症的发生率及病死率。对病原体不明确的疑似细菌性脑膜炎成人患者，推荐经验性治疗包括地塞米松。如果革兰染色提示微生物与肺炎链球菌相符，或脑脊液或血液样本培养出肺炎链球菌，则地塞米松应持续使用4天。相反，若革兰染色和/或培养结果显示为其他病原体，或后来认为患者不存在细菌性脑膜炎，则应停用地塞米松。

本例患者确诊为单核细胞增多性李斯特菌所致血流感染和中枢神经系统感染，一线治疗方法为氨苄西林或青霉素联合庆大霉素，庆大霉素可使用TMP-SMX替代，但需静脉给药。如果氨苄西林或TMP-SMX均不能使用，通常给予美罗培南2g q8h。美罗培南具有极佳的体外抗李斯特菌活性，已成功用于治疗李斯特菌病。我院无氨苄西林及TMP-SMX静脉制剂，因此使用了美罗培南+青霉素G方案。

对于免疫功能正常患者，发生菌血症时一线抗生素治疗至少2周，发生中枢神经系统感染则治疗至少3~4周。对于免疫功能受损患者，发生菌血症时使用一线抗生素治疗3~6周，发生中枢神经系统感染则治疗4~8周。

最终诊断

急性化脓性脑膜脑炎（单核细胞增多性李斯特菌）
 颅内压增高
  脑室扩张
  视盘水肿
血流感染（单核细胞增多性李斯特菌）
 严重脓毒症
  急性心肌损伤
肺部感染
电解质紊乱
 低钾血症
 低钠血症

案例解析

李斯特菌是一种需氧和兼性厌氧、能活动、乙型溶血性且不产芽孢的革兰阳性短杆菌，单核细胞增多性李斯特菌是唯一经常感染人类的李斯特菌种。大多数成人李斯特菌感染源于经口摄入病菌，随后细菌穿透肠黏膜，引起全身性感染。食源性暴发与多种食物有关，最常见的为熟肉类、奶制品和水果。该菌可引起胃肠道感染、血流感染和中枢神经系统感染，亦可引起肺炎、淋巴结炎、心内膜炎、关节炎、人工植入物感染等。中枢神经系统李斯特菌感染者的脑脊液分析可能仅有轻微异常，可能显示细胞增多，分类计数结果从100%的多形核细胞到100%的单个核细胞不等，几乎所有患者的脑脊液蛋白质浓度均升高，39%出现脑脊液葡萄糖浓度降低。青霉素类（包括青霉素G、氨苄西林）、庆大霉素、复方磺胺甲噁唑、利福平、美罗培南对该菌有效。

参考文献

[1] GELFAND M S, SWAMY G K, THOMPSON J L. Clinical manifestations and diagnosis of Listeria monocytogenes infection [DB/OL]. Beijing: Wolters Kluwer UpToDate. (2022-08-23). https://www.uptodate.cn/contents/clinical-manifestations-and-diagnosis-of-listeria-monocytogenes-infection.

[2] GELFAND M S, THOMPSON J L, SWAMY G K. Treatment and prevention of Listeria

monocytogenes infection [DB/OL]. Beijing: Wolters Kluwer UpToDate. (2022-08-23). https://www.uptodate.cn/contents/treatment-and-prevention-of-listeria-monocytogenes-infection.

[3] HASBUN R. Initial therapy and prognosis of community-acquired bacterial meningitis in adults [DB/OL]. Beijing: Wolters Kluwer UpToDate. (2023-08-18). https://www.uptodate.cn/contents/initial-therapy-and-prognosis-of-community-acquired-bacterial-meningitis-in-adults.

患者，女性，34岁。

主诉：头痛1个月，抽搐、意识障碍1小时。

入院情况

患者1个月前无明显诱因出现右侧头痛，伴水疱，外院诊断"带状疱疹"，累及右眼，右眼已失明，眶周感染，给予IVIg 20g qd×5d，更昔洛韦0.25 bid ivgtt×8d，头面眼部疱疹黄色渗出，好转不明显，其间调整用药为"更昔洛韦片、维生素B₁、甲钴胺片、加巴喷丁片、利奈唑胺注射液、厄他培南、伏立康唑"治疗。1小时前患者出现抽搐、意识障碍，伴口吐白沫、颜面发绀，无呕吐、尿便失禁，持续3分钟后停止抽搐，仍意识障碍，急来我科，途中有一过性清醒，诉喉部疼痛，10分钟后再次出现意识障碍，到达急诊科后再次出现抽搐，转抢救室。

既往史：3个月前外院诊断"系统性红斑狼疮"，目前应用"泼尼松片、羟氯喹片、奥美拉唑肠溶胶囊、骨化三醇胶囊、甲钴胺片、多糖铁复合物"。1年前间断发热（新冠疫苗第一针1周后），体温38.5℃，伴肌痛、乏力、行走困难，呈间断反复，7～10天一次，体温可自行退热。否认高血压、糖尿病、冠心病等慢性病史。

查体：T 36.3℃，P 102次/分，R 16次/分，BP 140/104mmHg，SpO₂ 96%。GCS评分：E4V2M3，神志昏迷，右侧头部、额、面颊大片红斑，表皮剥脱，可见大片黑色焦痂（图32-1），眼周可见红肿、脓液。右眼失明，眼球突出、眶周化脓，巩膜无黄染，瞳孔左侧直径3.0mm，瞳孔等大等圆，对光反射存在。无颈项强直。双肺呼吸音清，未闻及干湿啰音。心律齐，心音正常，各瓣膜听诊区未闻及杂音。全腹触诊软，肝脾触诊肋下未及，移动性浊音阴性。肠鸣音正常。四肢无凹陷性水肿。四肢肌力未查，肌张力正常。膝腱反射正常，Babinski征、Hoffmann征、Kernig征双侧均阴性。

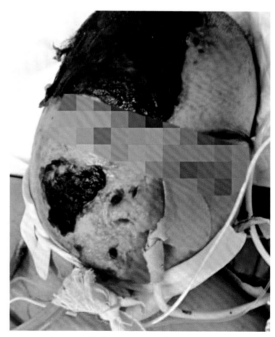

图32-1　患者右侧头面部大片红斑，表皮剥脱，大片黑色焦痂

意识障碍原因待查

　　中枢神经系统感染可能性大

　　狼疮脑病不除外

系统性红斑狼疮

皮肤软组织感染

带状疱疹

　　眼部受累

诊断思维要点

　　意识障碍的病因可按照"Midnights"原则进行筛查：M（metablism，代谢性），I（inflammation，炎症），D（degeneration，变性），N（neoplasm，肿瘤），I（infection，感染），G（gland，腺体，内分泌），H（hereditary，遗传），T（toxication，中毒/trauma，外伤），S（stroke，卒中）。首先排除致命性的原因。

　　（1）低血糖：正常人血糖波动在3.9～8.3mmol/L，相对稳定，是血糖的来源和利用维持动态平衡的结果。低血糖对机体的影响以神经系统为主，脑细胞所需的能量几乎完全来自血糖。低血糖时大脑可利用酮体，但酮体的形成需要时间，并不能抵抗低血糖能量缺乏时对大脑的损伤。此类患者多有服用磺脲类药物或注射过量胰岛素史。但这些意识障碍患者常已无法提供相关病史，易漏诊。

　　（2）高血压急症：原发性或继发性高血压患者的血压急性/重度升高（收缩压＞180mmHg和/或舒张压＞120～130mmHg），同时伴有心、脑、肾等靶器官损伤的表现。

　　（3）代谢性脑病：意识障碍常呈渐进性加重，且随离子、体温等内环境水平的变化而波动。

　　（4）弥漫性中枢炎症或浸润：包括颅内感染、血管炎、蛛网膜下腔出血等。患者多有发热、头痛、精神行为异常等，查体可见脑膜刺激征、病理征等。本例患者基于典型的带状疱疹、眼部病变和中枢神经系统同时发病，考虑由相同病原体水痘-带状疱疹病毒（VZV）引起的可能性大。

　　（5）中毒/药物过量：发病前可能有行为异常、抑郁倾向。应详询现场情况，检查衣物、行李、医疗记录，以便发现线索。

　　（6）内分泌危象：包括肾上腺危象、垂体危象、甲状腺危象、黏液性水肿昏迷等。警惕有长期服用糖皮质激素、产后大出血史的患者。

　　（7）抽搐后遗状态：痫性发作后的意识障碍，会持续数十分钟至数天不等。在没有抽搐发作目击证人时，识别此状态十分困难，查体需注意舌体咬痕。

　　（8）癔症性"昏迷"：将患者的手抬至头部上方，突然松开，使自由下落，癔症者常会出现下意识的手臂规避动作，有助于快速鉴别。

诊疗经过

1. 常规检查

血常规：WBC 4.62×10^9/L，MONO% 8.0%，NEUT% 79%，LY# 0.55×10^9/L，EOS# 0.9×10^9/L，Hb 106g/L，PLT 365×10^9/L。

炎症指标：PCT 0.27ng/ml。

血生化：ALT 6U/L，K 3.3mmol/L，Na 133mmol/L，Cr62 μmol/L；血氨：正常。

凝血功能：PT 10.1s，APTT 21.9s，TT 16.8s，Fbg 2.28g/L，D-Dimer 0.71mg/L。

血气分析：pH 7.49，$PaCO_2$ 34mmHg，PaO_2 129mmHg，Lac 1.7mmol/L。

腰椎穿刺：脑脊液压力250mmH_2O。脑脊液常规：白细胞总数41×10^6/L，外观橙红色浑浊，细胞总数4842×10^6/L；脑脊液生化：Pro 1.17g/L，Cl 100mmol/L，LA 4.2mmol/L。

抗核抗体谱：抗核抗体HS1：160，抗dsDNA可疑27.2。补体C3/C4：正常。系统性血管炎相关自身抗体谱（4项）：（-）。抗磷脂抗体谱6项：（-）。

2. 影像学检查

头颅增强MRI（图32-2）：脑干周围柔脑膜异常强化，颅内广泛硬膜增厚强化，脑膜炎可能；右侧丘脑斑片状新发皮质下梗死，伴急性期出血，脑室积血，脑积水。

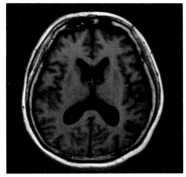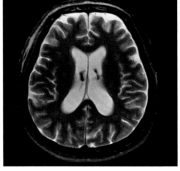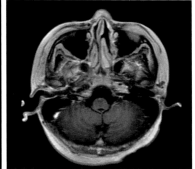

图 32-2 头颅增强 MRI

3. 治疗经过

患者抽搐、意识障碍，结合其皮疹、既往病史及辅助检查结果，考虑重症带状疱疹可能性大，中枢神经系统受累，出现抽搐、意识障碍；眼部受累，眼眶病变波及眼球；右侧头面部皮肤受累，出现皮肤破溃伴混合感染。

入抢救室后因抽搐、氧合不能维持，予以经口气管插管+有创呼吸机辅助呼吸维持通气，多学科会诊考虑患者颅内存在出血性炎症，目前无SLE活动迹象，考虑带状疱疹脑炎可能，单纯疱疹病毒感染、中枢神经系统血管炎亦不能除外，同时胸部、皮肤、眼部病变考虑重症感染相关，予伏立康唑+美罗培南+利奈唑胺+阿昔洛韦0.5g q8h联合抗感染治疗，同时予IVIg 2g/kg，分5天给药，目前患者系统性红斑狼疮处于免疫抑制状态，不加强免疫抑制治疗，暂予甲泼尼龙20mg ivgtt qd，保持创面面部干燥、清洁右面部糜烂渗液及结痂处外喷外用重组牛碱性成纤维细胞生长因子（贝复济），后厚涂莫匹罗星软膏（百多邦），外敷溃疡油纱覆盖，每天2次。

入室第二天患者意识转清，拔除气管插管。

患者全身症状逐渐缓解，体温趋于正常，抗生素逐渐降阶梯至停用，但眼部受累逐渐加重，出现右眼眶蜂窝织炎、右眼脉络膜脱离、右眼无光感、右眼球突出，予以更昔洛韦凝胶（丽科明）qid+妥布霉素眼膏（托百士眼膏）qid+牛碱性成纤维细胞生长因子滴眼液（贝复舒）qid+复方托吡卡胺滴眼液（美多丽）bid，戴湿房镜，但病程无法逆转，出现角膜破裂、眼内炎。

第二次多学科会诊考虑全身感染控制可，右眼已丧失功能，存在眶周脓肿、右眼眼内炎、局部继发感染、感染蔓延扩散、颅内感染的风险高，甚至危及生命。尽早行右侧眼球摘除、眶周脓肿清创治疗。反复多次向家属交代病情，患者本人及家属充分知情，表示不能接受局部眼球器官摘除的情况及手术加重感染的风险，强烈拒绝手术治疗。

完成阿昔洛韦0.5g q8h×3周足疗程抗病毒治疗，签署病情告知书及自动离院确认书，建议眼科专科继续治疗。

循证治疗策略

VZV感染可引起两种不同临床表现的疾病。VZV初次感染表现为水痘，特征是不同阶段红斑基础上的水疱性皮损，最常集中在面部和躯干。带状疱疹是水痘期间进入感觉神经节的潜伏VZV再活化所致，特征为单侧分布的疼痛性疱疹，往往呈局限皮区分布。接受化疗和/或糖皮质激素治疗的患者，以及HIV感染者等免疫功能低下的患者发生VZV再活化的风险增加。带状疱疹的治疗包括以下几方面。

（1）抗病毒治疗：对于出现临床症状72小时内就诊的无并发症带状疱疹患者，推荐抗病毒治疗。若患者在皮损出现超过72小时就诊且就诊时仍有新的皮损出现，亦给予抗病毒治疗，因为这提示仍有病毒复制。但对于皮损出现已超过72小时的免疫功能正常人群，启动抗病毒治疗的临床效用尚不清楚。对于皮损已结痂的患者，抗病毒治疗的作用可能很小。一般抗病毒优先选择伐昔洛韦或泛昔洛韦，而不是阿昔洛韦，因为前两种药物所需的给药频率更低，依从性高。但VZV所致的脑炎/脑膜炎推荐用阿昔洛韦治疗：轻中度病例，静脉滴注10mg/kg q8h，连续治疗10～14天，而严重病例应持续治疗14～21天。

（2）急性神经炎的镇痛：对于轻度疼痛，可以使用非甾体抗炎药和对乙酰氨基酚；对于影响睡眠的中至重度疼痛，可能需要使用额外药物，包括短效阿片类、口服泼尼松、加巴喷丁或三环类抗抑郁药、神经阻滞麻醉等。

（3）继发性细菌感染：应接受抗菌谱覆盖葡萄球菌和链球菌的抗生素治疗。

最终诊断

重症带状疱疹
中枢神经系统受累
VZV性脑膜脑炎
癫痫大发作

多发脑梗死伴出血

脑积水

眼部受累

右眼角膜浑浊穿孔

右眼虹膜脱出可能

右眼眶蜂窝织炎

右眼内炎

右无光感眼

右侧头面部皮肤受累

皮肤破溃伴混合感染

神经病理性疼痛

肺部感染

系统性红斑狼疮

双侧上颌窦炎、筛窦炎

右侧中耳乳突炎

低蛋白血症

电解质紊乱

低钾血症

低钠血症

案例解析

患者青年女性，基础系统性红斑狼疮病史，口服糖皮质激素及羟氯喹，为免疫抑制人群，容易继发感染。人对VZV普遍易感，且是其唯一的自然宿主。患者此次出现意识障碍，结合其带状疱疹的病史及脑脊液NGS结果，重症带状疱疹，多器官（中枢神经系统、眼部、右侧颜面部皮肤）受累诊断明确。因累及脑实质，出现昏迷、抽搐等症状；累及眼部出现视网膜破裂、失明等症状；累及颜面部皮肤，出现后遗神经痛。

在疑诊VZV性脑炎后积极给予阿昔洛韦抗病毒治疗，继发细菌感染予以美罗培南+利奈唑胺，同时患者是真菌感染高危人群，还给予伏立康唑，在全身感染得以有效控制后抗生素逐步降阶梯最后停用。

病程中出现脑梗死伴出血不能除外VZV感染相关，出血吸收完全后予阿司匹林0.1g qd进行脑血管病二级预防治疗。

患者右侧额面部感染重、眶周脓肿，逐渐侵袭右眼，出现角膜溶解、角膜穿孔、眼内炎，最终右眼功能丧失、失明。若不及时手术摘除眼球，感染可进一步蔓延加重颅内感染。

最后强调，不明原因的脑炎可尽快开始经验性使用阿昔洛韦治疗HSV-1感染，能显著减少单纯疱疹脑炎的病死率和并发症发生率，早期治疗至关重要。如果是VZV脑炎的可能性较大，也应考虑使用阿昔洛韦。

参考文献

[1] ALBRECHT M A, LEVIN M J. Epidemiology, clinical manifestations, and diagnosis of herpes zoster [DB/OL]. Beijing: Wolters Kluwer UpToDate. (2022-06-20). https://www.uptodate.cn/contents/epidemiology-clinical-manifestations-and-diagnosis-of-herpes-zoster.

[2] NAGEL M A. Varicella zoster virus vasculopathy [DB/OL]. Beijing: Wolters Kluwer UpToDate. (2022-10-18). https://www.uptodate.cn/contents/varicella-zoster-virus-vasculopathy.

[3] ALBRECHT M A. Treatment of herpes zoster in the immunocompetent host [DB/OL]. Beijing: Wolters Kluwer UpToDate. (2023-11-29). https://www.uptodate.com/contents/zh-Hans/treatment-of-herpes-zoster-in-the-immunocompetent-host.

[4] 中国医师协会皮肤科医师分会带状疱疹专家共识工作组. 带状疱疹中国专家共识[J]. 中华皮肤科杂志, 2018, 51（6）: 403-408.

[5] 呼风, 张明新, 白伶伶, 等. 带状疱疹病毒性脑膜脑炎合并双眼急性视网膜坏死一例[J]. 中华眼科杂志, 2019, 55（9）: 710-712.

病例 33 抗 NMDAR 脑炎

患者，女性，23岁。

主诉：头痛半月，意识障碍10天，发热伴皮疹5天。

入院情况

患者于2016-12-11无明显诱因出现头痛，呈全头针刺样疼痛，间歇性发作，尚可忍受，VAS评分2分，伴有畏寒、寒战、乏力，未测体温，精神、食欲尚可，无抽搐、晕厥、意识障碍，无咳嗽、咳痰，无恶心、呕吐，无腹痛、腹泻等症状，就诊于南昌大学第一附属医院，行头颅CT检查未见明显异常。12-14患者出现夜间睡眠障碍，精神、食欲变差，并出现行为异常，表现为亢奋状态，夜间不能入眠。12-18就诊于江西省精神病医院，查血常规未见明显异常，诊断为"双相情感障碍，伴躁狂发作"。予碳酸锂缓释片早0.3g、晚0.6g，丙戊酸钠片早0.4g、晚0.2g，富马酸奎硫平中0.2g、晚0.4g口服治疗，患者症状未见明显好转，并出现胡言乱语，精神烦躁，不能辨认家属，小便失禁，考虑存在躯体疾病，转至南昌大学第二附属医院治疗，入院后查血常规：WBC 10.62×10^9/L，NEUT% 83.1%；ESR 34mm/h；免疫系列未见明显异常。头颅MRI未见明显异常，脑电图提示广泛中–重度异常脑电图，入院后3小时复查视频脑电图示正常范围内放电，考虑"脑炎？精神抑郁症"。予抗病毒治疗。住院期间（12-25）出现躁狂状态（持续约5分钟），予以氟哌啶醇镇静治疗，后患者出现发热，T_{max} 38.2℃，可自行退至正常，12-26予阿昔洛韦抗病毒治疗，用药后出现皮疹，起初为额面部少量，呈红色针尖样斑丘疹，可消退。后逐渐增多，扩散至全身皮肤，持续不退。12-27出现言语障碍，双眼直视，偶可出现向上方凝视，逐渐不能吞咽进食，尿便失禁，体温升高不退。为求进一步诊治，就诊于北京市回龙观医院，查血常规：WBC 27.42×10^9/L，NEUT% 90.9%，考虑"脑炎"，转至我院急诊科，查头颅CT未见明显异常，血常规：WBC 27.66×10^9/L，NEUT% 91.9%，PCT 0.5~2.0ng/ml。考虑"颅内感染不除外"，为进一步诊治收住我科。起病来，神志如上述，精神食欲差，大便干结，小便失禁。体重变化不详。

相关病史：5年前患者因性格内向诊断为抑郁症，长期口服药物治疗，具体不详。3年前患者因情绪高涨及低落交替出现诊断为双相情感障碍，长期口服碳酸锂。近2个月因办理出国药物减量（具体不详）。4年前患者行阑尾切除术。

查体：T 38.7℃，P 120次/分，R 18次/分，SpO_2 99%（NCL 2L/min）。神志不清，GCS评分：E4V2M2，双眼直视，颈项强直，Kernig征、Brudzinski征（–）。四肢肌力查体不能配合，肌张力高，膝腱反射正常，Babinski征双侧为阴性。全身可见大小不等斑丘疹，部分可见脱屑。心、肺、腹（–），双下肢无水肿。

发热、意识障碍原因待查

　　颅内感染？

　　自身免疫性脑炎？

双相情感障碍？

阑尾切除术后

诊断思维要点

　　患者青年女性，头痛、意识障碍起病，迅速出现发热，需要重点考虑中枢神经系统炎症性疾病，需要鉴别的是感染性脑炎、免疫性脑炎或免疫病中枢神经系统受累。一般感染性脑炎发热和意识障碍通常同时出现，或先出现发热，而本例患者起病顺序相反，因此需要优先考虑免疫性疾病。其中抗N-甲基-D-天冬氨酸受体（NMDAR）脑炎较为多见，多表现为前驱性头痛、发热或病毒样病程，随后数日发生的症状多阶段进展，包括突出的精神病学表现（焦虑、激越状态、行为怪异、幻觉、妄想、思维瓦解），初始发作或复发时可能罕见单纯性精神病性发作、失眠、记忆缺陷、癫痫发作、意识水平降低伴精神紧张特点的木僵，频繁运动障碍：口面部运动障碍、舞蹈手足徐动症样运动、肌张力障碍、僵直、角弓反张姿势；自主神经不稳定：过热、血压波动、心动过速、心动过缓、心搏骤停和有时需要机械通气的通气不足；语言功能障碍：语言输出减少，缄默。这些症状的鉴别诊断包括原发性精神疾病（精神病或精神分裂症）、恶性紧张症、神经阻滞剂恶性综合征、病毒性脑炎等。约50%的18岁以上女性患者有单侧或双侧卵巢畸胎瘤。罕见男性患者检出肿瘤。除卵巢畸胎瘤外的相关肿瘤包括睾丸生殖细胞肿瘤、纵隔畸胎瘤、小细胞肺癌、霍奇金淋巴瘤、卵巢囊腺纤维和神经母细胞瘤。对于年龄较大（>45岁）的患者，其潜在肿瘤的发病率低，若出现肿瘤，往往更可能表现为癌而非畸胎瘤。抗NMDAR脑炎通过在血清或脑脊液中检出NMDAR的NR1亚基的抗体确诊。就诊时血清和脑脊液通常呈抗体阳性，大多数患者有抗体鞘内合成。在疾病治疗后或在疾病晚期时，如果没有临床改善，脑脊液抗体通常保持升高，而血清抗体可能因治疗而大量减少。脑脊液中抗体的效价似乎与临床结局关系更密切。

诊疗经过

1. 常规检查

血常规：WBC 20.62×10^9/L，NEUT% 93.0%，RBC 5.08×10^{12}/L，Hb 149g/L。

肝肾功能：Alb 32g/L，Glu 8.7mmol/L，ALT 19U/L，Cr 62μmol/L，K 3.9mmol/L。

凝血功能：APTT 23.4s，TT 18.7s，D-Dimer 1.88mg/L FEU，PT 12.8s。

血气分析：pH 7.397，$PaCO_2$ 42.0mmHg，PaO_2 110.0mmHg，cNa^+ 151mmol/L，cK^+ 3.8mmol/L，cLac 1.7mmol/L。

腰椎穿刺：腰脊液压力330mmH$_2$O；脑脊液常规：细胞总数717×10^6/L，白细胞总数17×10^6/L，单核细胞15×10^6/L，多核细胞2×10^6/L；脑脊液生化：Glu 4.9mmol/L，Pro 0.25g/L，

Cl 130mmol/L。细菌真菌涂片+培养、抗酸染色、隐球菌抗原、墨汁染色、奴卡菌涂片、放线菌培养、淋球菌涂片（-）×3次；脑脊液NMDAR-Ab（+）；免疫荧光病理6项（-）。

子宫、双附件B超：右侧卵巢高回声，黄体？畸胎瘤？

泌尿系统：尿WBC 500cells/μl，尿培养示屎肠球菌、白念珠菌。

呼吸系统：痰涂片G$^+$杆菌；胸部X线片示双肺纹理增粗。

感染指标：PCT（-），CMV-DNA、EBV-DNA（-），TORCH-IgM（-），G试验 28.4～646.1pg/ml。ESR 13～62mm/h。hs-CRP 0.82～4.65mg/L。

免疫指标：ANA、抗ENA、ANCA均（-），免疫球蛋白3项（-），血NMDAR-Ab（+）

2. 治疗经过

（1）抗NMDAR脑炎方面：自12-30起予IVIg 25g ivgtt qd×5d+甲泼尼龙1g ivgtt qd×5d→40mg ivgtt qd×6d→泼尼松60mg po qd治疗。01-05行腹腔镜探查、右侧卵巢畸胎瘤剔除术。01-09复查腰椎穿刺压力90cmH$_2$O，NMDAR-Ab（+）1∶10。再次予IVIg 25g ivgtt qd×5d。同时予氯硝西泮、奥氮平（再普乐）等治疗。患者神志逐渐转清，可简单对答、遵嘱活动，不能理解复杂逻辑问题。

（2）感染方面：患者入室后出现发热，痰量多，予美罗培南经验性抗感染治疗，01-11患者体温高峰下降，降级为头孢他啶抗感染，同时出现尿液浑浊，尿常规示WBC↑，尿培养示白念珠菌，予膀胱冲洗及氟康唑抗感染治疗，尿色逐渐清亮，复查尿WBC（-）。01-15患者出现痰堵，予气管插管，同时体温高峰再次升高，痰涂片见G$^+$杆菌，尿培养示屎肠球菌，加用万古霉素抗感染治疗，患者体温降至37.5℃。因患者痰量多，咳痰能力差，01-18行气管切开术。后转医联体医院继续诊治，出院时患者神志尚清，GCS评分E4VTM6，可理解简单问题，不能理解复杂问题。

出院8个月随访患者已封闭气管切口，自行步行到神经科门诊复查。

循证治疗策略

抗NMDAR脑炎的治疗：肿瘤切除术、糖皮质激素（甲泼尼龙 1g/d×5d）、静脉用免疫球蛋白［IVIg 0.4g/（kg·d）×5d］和血浆置换，病情一般在4周内改善。采用这些一线治疗而没有改善的患者（常是无肿瘤患者）采用利妥昔单抗和/或环磷酰胺可有改善。不治疗则可发生进展性神经功能恶化和死亡。

最终诊断

抗N-甲基-D-天冬氨酸受体脑炎

右侧卵巢畸胎瘤

肺部感染

泌尿系感染

阑尾切除术后

案例解析

　　患者年轻女性，急性病程，因头痛、意识障碍、发热伴皮疹入院，查体可见意识不清、颈项强直，四肢强直，脑脊液检查压力升高，少量白细胞，单核细胞为主，头颅CT可见脑水肿，考虑中枢神经系统病变明确。病因方面：根据脑脊液检查结果，白细胞计数升高不明显，且单核细胞为主，不支持细菌性脑膜炎，可考虑病毒性脑膜炎可能，但患者家属自述在外院使用阿昔洛韦后出现全身皮疹，加用抗病毒药物需谨慎。其次，患者为年轻女性，以头痛、行为异常起病，高度怀疑抗NMDAR脑炎。但外院妇科超声及入院CT均无明确生殖系统肿瘤证据，故进一步完善妇科B超、肿瘤标志物等检查，并完善脑脊液及血抗NMDAR抗体检查。最终患者血及脑脊液抗NMDAR抗体检测（＋），B超发现畸胎瘤，故抗NMDAR抗体脑炎诊断明确。经切除肿瘤+糖皮质激素+IVIg治疗后患者症状体征好转，脑脊液抗NMDAR抗体效价下降，转医联体医院继续治疗，最终预后良好。

参考文献

[1] DALMAU J, ROSENFELD M R. Autoimmune (including paraneoplastic) encephalitis: clinical features and diagnosis [DB/OL]. Beijing: Wolters Kluwer UpToDate. (2024-03-19). https://www.uptodate.com/contents/autoimmune-including-paraneoplastic-encephalitis-clinical-features-and-diagnosis.

[2] DALMAU J, TÜZÜN E, WU H Y, et al. Paraneoplastic anti-N-methyl-D-aspartate receptor encephalitis associated with ovarian teratoma [J]. Ann Neurol, 2007, 61(1): 25-36.

患者，男性，71岁。

主诉：意识障碍1天，加重7小时。

入院情况

（家属代诉）患者1天前晨起精神变差、烦躁，伴左足跟皮肤红肿破溃疼痛，无发热，否认肢体活动障碍及发音障碍等，后神志进一步恶化，出现意识混乱，胡言乱语，呼之可应，家属予白醋及开塞露灌肠，予呋塞米后附口服后，症状无明显改善。7小时前呼之不应伴尿便失禁，否认呕血、黑便、腹泻等表现，就诊我院急诊，考虑意识障碍病情危重，为进一步诊治收入我院抢救室。

既往史：诊断酒精性肝硬化5年，近1年4次消化道出血，5个月前行经颈静脉肝内门-体静脉分流术（TIPS）。5个月前外院行下腔静脉滤器置入术，否认术后长期口服抗凝。否认高血压、糖尿病、冠心病、肾衰竭等慢性病史。

查体：P 113次/分，BP 115/59mmHg，SpO_2 99%@RA。极度消瘦，急性面容，肝病面容，被动体位，呼之不应，查体欠配合。皮肤巩膜可见黄染，前胸及颈部散在蜘蛛痣及大小不等淤斑。GCS评分：E3V2M3，双侧瞳孔等大，直径4mm，对光反射存在。颈软，双肺呼吸音粗，双下肺少许湿啰音。心律齐，未闻及明显病理性杂音。舟状腹，腹软，按压无痛苦表情。四肢未见水肿，左足跟红肿伴破溃。双侧Babinski征阴性。

入院诊断

意识障碍原因待查
　　肝性脑病可能性大
　　脑血管病不除外
　　代谢性脑病待排
酒精性肝硬化
　　TIPS术后
　　低白蛋白血症
左足皮肤软组织感染
下肢深静脉血栓
　　下腔静脉滤网置入术后

诊断思维要点

急性意识障碍包括觉醒程度和意识内容变化，觉醒程度分为：①嗜睡，持续睡眠状态，可被疼痛及其他刺激或言语唤醒，并能做适当的运动和言语反应。②昏睡，介入嗜睡和昏迷之间的一种状态，需要较强刺激才可以唤醒，无自主语言或言语含混，对指令无反应或不正确，刺激停止立即昏睡。③昏迷，浅昏迷表现为对强烈的痛觉刺激仅能引起患者肢体简单的防御性动作，但对外界的较强烈的刺激无反应，自发性言语及随意运动消失，脑干生理反射（如瞳孔对光反射、角膜反射及压眶反应）存在或反射迟钝，深/浅反射正常、减弱或消失，可有病理反射；深昏迷表现为所有反射（脑干反射、浅反射、深反射及病理反射）均消失，生命体征不平稳，有自主呼吸，但节律可不规律，多有通气不足。

急性意识障碍的急诊评估十分关键，及时纠正病因有助于减少中枢神经系统损伤，改善预后，延误诊治可能产生不可逆神经损伤，脑功能永久性受损。紧急评估急性意识障碍病因依赖于检查（头颅CT）及化验（血生化检查及腰椎穿刺脑脊液化验），需仔细鉴别以下疾病。

（1）局灶性脑病：急性脑血管病，包括脑梗死和脑出血。常见的新发意识障碍原因多为脑血管病变，临床可有局灶定位体征，包括面瘫、肢体活动障碍、言语不利等，急性脑梗死多静息起病，或可醒后发现；急性脑出血可表现为突发头痛；蛛网膜下腔出血多为突发剧烈头痛，颅内压升高症状比较突出。急性脑血管病的评估依赖于神经系统查体及头颅CT。其他局灶性脑病包括颅内占位引起的意识障碍，包括肿瘤及脓肿性病变，也可通过头颅CT尽早明确。

（2）系统性脑病：①感染性疾病，包括感染性脑炎及脑膜炎，主要通过病史（发热）、病原学检查、腰椎穿刺及脑脊液检查明确。②代谢性脑病：包括血糖异常（糖尿病高渗昏迷、糖尿病酮症酸中毒、低血糖）、电解质异常（低钠血症、高钠血症、高钙血症）、毒素性脑病（肝性脑病、尿毒症脑病、肺性脑病、急性中毒等）和脓毒症脑病等。③自身免疫性脑病：主要通过病史、血与脑脊液自身免疫性指标检查，必要时可通过MRI协助诊断。④其他：如严重休克及代谢性酸中毒患者，因病情危重及脑灌注不足，亦可出现以意识障碍作为首诊主诉，可根据病史及生命体征尽快识别。

本例患者进行性加重意识障碍，定位体征不突出，以精神行为异常为主要表现，代谢性脑病可能性大，结合患者既往肝硬化病史，需首先考虑肝性脑病及血糖、电解质异常可能，应当尽快完善相关化验检查。

诊疗经过

1. 常规检查

血气分析：pH 7.55，$PaCO_2$ 27mmHg，PaO_2 105mmHg，HCO_3^- 25.7mmol/L，Lac 3.3mmol/L。

血常规：WBC 15.34×10^9/L→11.85×10^9/L→4.50×10^9/L，NEUT% 90.6%，Hb 88g/L→76g/L→66g/L→输注RBC 2U→72g/L→71g/L，PLT 50→34→30×10^9/L。

血生化：Alb 22g/L→25g/L，TBil 23.7μmol/L→51.3μmol/L→30.5μmol/L，DBil 13.3μmol/L→25.9μmol/L→15.5μmol/L，K^+ 3.4 → 3.5mmol/L，Na 141mmol/L，Glu 5.9mmol/L，Cr 71μmol/L，cTnI 0.070μg/L，Amon 171μmol/L。

凝血功能：PT 16.9s→15.5s，INR 1.48→1.34，APTT 33.1s→40.5s，Fbg 1.63g/L，D-Dimer 3.88mg/L FEU。

其他：PCT 0.29ng/ml→1.3ng/ml，hs-CRP 22.10mg/L→45.60mg/L。

2．影像学检查

头颅CT平扫：多发腔隙性梗死，余未见明显异常。

胸腹盆CT平扫：双肺下叶散在淡片、索条影，部分膨胀不全，双侧胸腔少量积液，肝硬化，TIPS术后改变，下腔静脉滤器置入术后，肝门胆管区置管影，左肾切除术后改变。

3．治疗经过

患者肝硬化基础出现意识障碍、进行性加重，结合前驱感染诱因，化验检查提示血氨升高，头颅CT及其他代谢指标未见明显阳性提示，考虑肝性脑病诊断相对明确。

入抢救室后予积极乳果糖通便、门冬氨酸鸟氨酸降氨治疗，同时控制足部皮肤软组织感染，应用静脉止血、抑酸药物并监测Hb，予对症输血后复查Hb相对稳定，无活动性出血，患者体温恢复正常水平，血氨水平逐步下降，1天后神志转清，后出室继续口服乳果糖降氨，门诊随诊。

循证治疗策略

肝性脑病的治疗：肝性脑病的发病机制仍不明确，发病涉及氨浓度升高，并且中枢神经系统中通过γ-氨基丁酸（GABA）受体产生抑制性神经传导以及中枢神经递质和循环中氨基酸的改变也可能起到一定作用。肝性脑病的现有治疗都基于这些假说。慢性肝病患者中急性肝性脑病的初始治疗包括两个步骤。①识别和纠正诱因：常见诱因包括胃肠道出血、感染（包括自发性细菌性腹膜炎和泌尿系感染）、低钾血症和/或代谢性碱中毒、肾衰竭、低血容量、缺氧、使用镇静剂、低血糖、便秘、门静脉血栓或瘤栓。②采取措施降低血氨浓度：使用乳果糖、克拉替醇或利福昔明，其中乳果糖使用最为广泛，其剂量为20～30g，每天2～4次，以达到每天排2～3次软便。新霉素可以作为双糖治疗无效患者的二线治疗。常规疗法难治性患者可以试用门冬氨酸鸟氨酸、支链氨基酸等。需要注意的是，之前的谷氨酸钠/谷氨酸钾、精氨酸等在临床上对降低血氨浓度效果较为有限，已很少常规使用。

最终诊断

肝性脑病

    酒精性肝硬化失代偿期

        TIPS术后

        低白蛋白血症

中度贫血

左足皮肤软组织感染

下肢深静脉血栓

    下腔静脉滤网置入术后

案例解析

本例患者基础肝硬化、肝衰竭，常见合并脾功能亢进、血小板减低，长期口服利尿药，此类患者需考虑的最常见的意识障碍原因包括肝性脑病、脑血管疾病（尤其是血小板低易出现脑出血）、低血糖、高钠及低钠血症。结合患者化验及检查，头颅CT未见异常，血糖、血钠均正常水平，血氨升高，考虑肝性脑病诊断明确。

肝性脑病指肝功能障碍和/或门-体分流中出现的一系列潜在可逆性神经精神异常。诊断方法包括：①询问病史并查体，以发现肝性脑病特征性的认知损害和神经肌肉障碍。②排除精神状态改变的其他原因，包括血清学实验室检查以排除代谢异常，头颅CT除外其他病因。③评估肝性脑病的可能诱因。特殊提出，氨由肠上皮细胞代谢谷氨酰胺而产生，还可以通过结肠细菌分解代谢含氨物质，健康的肝脏几乎可以清除所有流经门静脉的氨，并防止其进入体循环。但需要注意，虽然静脉和动脉氨水平与肝性脑病的严重程度相关，但血氨水平和患者意识状态并不成比例。监测血氨水平对于评估治疗效果可能有用，但并不是诊断肝性脑病的必要条件。此外，在许多非肝脏疾病中，氨水平也会升高，在没有肝性脑病临床表现的情况下，血氨水平增高并不是降氨治疗的指征。结合本例患者，基础慢性肝病，行TIPS术后，血氨代谢及分流均使其为肝性脑病高危患者；肝脑诱因方面，本例患者存在足部感染，近期进食不佳，不除外容量不足，有多方面因素需共同评估及给予治疗。

治疗方面，遵循循证医学证据，患者入抢救室后，予积极评估诱因，患者虽贫血，但持续监测评估无活动性消化道出血证据，积极控制足部感染，同时予乳果糖积极通便降氨治疗。患者血氨水平逐步下降，神志转清，好转出院。

急性意识障碍是急诊的常见疾病，病因复杂多样，病死率高，预后差。对于慢性肝病、肝硬化患者，意识障碍需同时考虑多种可能性，迅速识别最关键、最重要的病因，并给予恰当的医学处理十分关键，可能改善预后。

参考文献

[1] RUNYON B A. Hepatic encephalopathy in adults: clinical manifestations and diagnosis [DB/OL]. Beijing: Wolters Kluwer UpToDate. (2023-03-18). https://www.uptodate.com/contents/hepatic-encephalopathy-in-adults-clinical-manifestations-and-diagnosis.

[2] RUNYON B A. Hepatic encephalopathy in adults: treatment [DB/OL]. Beijing: Wolters Kluwer UpToDate. (2023-05-17). https://www.uptodate.com/contents/hepatic-encephalopathy-in-adults-treatment.

[3] WIJDICKS E F. Hepatic encephalopathy [J]. N Engl J Med, 2016, 375 (17): 1660-1670.

[4] SCHMIDT W U, PLONER C J, LUTZ M, et al. Causes of brain dysfunction in acute coma: a cohort study of 1027 patients in the emergency department [J]. Scand J Trauma Resusc Emerg Med, 2019, 27(1): 101.

病例 35 神经阻滞剂恶性综合征

患者，女性，28岁。

主诉：意识障碍22天，发热1周，抽搐1分钟。

入院情况

患者08-10无明显诱因出现意识障碍、躁狂，间断不能识人，无发热，无恶心、呕吐，精神症状逐渐加重。08-20就诊于外院予劳拉西泮1mg bid，奥氮平20mg qn，盐酸苯海索片早2mg、晚4mg，利培酮1.5ml/d。后患者间断出现抽搐，每次持续1~2分钟可自行缓解。08-25患者出现发热，T_{max} 42℃，伴畏寒、寒战，无恶心、呕吐，无咳嗽、咳痰，无腹痛、腹泻，患者家属遂停用利培酮，但上述症状无缓解，昨日就诊于我院，完善血常规：WBC 12.22×10^9/L，NEUT% 74.3%，Hb 145g/L，PLT 249×10^9/L；PCT 1.10ng/ml；血生化：ALT 301U/L，Cr 381μmol/L，cTnI 0.320μg/L；双肾超声：（－）。暂予厄他培南抗感染治疗。今日复诊时患者出现抽搐，表现为四肢僵直，呼之不应，遂入抢救室。

既往史：2018年患者因工作压力大，出现兴奋、话多，连续几天不休息，于北京安定医院住院治疗，诊断"双相情感障碍、躁狂症"，予口服碳酸锂治疗，出院1个月后自行停药。2020-10患者症状复发，伴发热、晕厥，至当地医院ICU住院治疗，诊断"肾衰竭、躁狂症"，经半月治疗（具体不详），症状缓解，后规律服用"碳酸锂0.6g qn，阿立哌唑5mg qd"治疗，症状稳定。半年前患者自行停药。余无特殊。

查体：T 39.2℃，P 140次/分，R 18次/分，BP 90/68mmHg，SpO_2 99%@NC 3L/min。GCS评分：E1V1M1，瞳孔对光反射稍迟钝。四肢肌张力增高，腱反射减低，双侧病理征阴性。双肺呼吸音清，未闻及干湿啰音。心律齐，各瓣膜听诊区未闻及杂音。全腹软，按压无痛苦表情。

入院诊断

意识障碍原因待查

    脑器质性因素可能

    神经阻滞剂恶性综合征不除外

双相情感障碍

急性心肌损伤

慢性肾功能不全

肝功能异常

患者高热、意识障碍起病，需考虑以下疾病。

1．感染性疾病

（1）中枢神经系统感染：患者脑脊液常提示蛋白、白细胞升高，脑脊液革兰染色、培养或NGS提示特定病原学感染。

（2）脓毒症脑病：需要有合并明确的感染，辅助检查方面炎症指标明显升高。

（3）破伤风：表现为肌肉强直性收缩及阵挛，一般起病前有外伤史，多数无高热表现。

2．非感染性疾病

（1）自身免疫性脑炎：常具有多种临床表现，神经精神症状多样，脑脊液自身免疫性脑炎抗体（＋），经免疫治疗后可好转。

（2）神经阻滞剂恶性综合征（NMS）：与使用抗精神病药（神经阻滞剂）相关。临床表现为发热、肌强直、精神状态改变及自主神经不稳——NMS四联症。常见引起NMS的药物有氟哌啶醇、氟奋乃静、氯丙嗪、氯氮平、利培酮、奥氮平、止吐药。

（3）5-羟色胺综合征：与使用选择性5-羟色胺再摄取抑制剂有关，典型表现有寒战、反射亢进、肌阵挛和共济失调，前驱症状有恶心、呕吐和腹泻。5-羟色胺综合征患者也可出现肌强直和高热，但其严重程度低于NMS患者。

1．常规检查

血常规：WBC 12.8×10^9/L，NEUT% 82%，Hb 143g/L，PLT 168×10^9/L。

血生化：K 3.5mmol/L，TBil 11.5μmol/L，DBil 5.4μmol/L，Cr 851μmol/L，ALT 331U/L。

心肌损伤标志物：cTnI 1.18μg/L，CK-MB 62.1μg/L，Myo＞100 000μg/L，CK 93 496μg/L，NT-proBNP 199pg/ml。

凝血功能：PT 13.2s，APTT 22.4s，Fbg 2.05g/L，D-Dimer 27.12mg/L。

血气分析：pH 7.40，$PaCO_2$ 21mmHg，PaO_2 291mmHg，cLac 4.2mmol/L，$cHCO_3^-$ 12.6mmol/L，ABE −9.9mmol/L，AG 16.7mmol/L。

脑脊液：生化大致正常。细胞总数2×10^6/L，白细胞0。

ECG：窦性心动过速，HR 139次/分，ST-T未见明显异常。

影像学检查：头颅、胸腹盆CT（－）。

毒物监测：在送检血液中检测到奥氮平（浓度为0.1μg/ml）、阿立哌唑（浓度为0.01μg/ml）、苯海索（浓度为0.01μg/ml）。

2．治疗经过

入室后立即暂停所有精神类药物。予心电监护，扩容、降温毯降温。完善腰椎穿刺除外中枢神经系统感染。予镇静镇痛、保护性气管插管，在心理医学科指导下调整劳拉西泮、溴隐亭剂量。09-07起患者肢体抽搐、强直逐渐好转，热峰较前下降。09-17脱机拔管。

循证治疗策略

NMS是一种危及生命的神经系统急症，与使用抗精神病药（神经阻滞剂）相关。临床表现为发热、肌强直、精神状态改变及自主神经不稳——NMS四联症。该病引起的自主神经功能障碍和全身并发症可直接导致患者死亡。常见引起NMS的药物有抗精神病药物和止吐药，如氟哌啶醇、氟奋乃静、氯丙嗪、氯氮平、利培酮、奥氮平等。虽然症状常在抗精神病药治疗的最初2周内发生，但NMS与药物使用之间的关联不可预测。NMS可能单次用药后就发生，也可能接受同种药物相同剂量治疗多年后才发生。虽然NMS不呈剂量依赖性，但较高剂量确实为其危险因素。诱因包括精神紧张，同时使用锂剂或其他精神药物、使用效价较高的药物、使用缓控释剂型或患神经系统疾病及急性躯体疾病。停用抗帕金森病药物如多巴胺也可诱发NMS。

停用相关的抗精神病药物和止吐药是最重要的治疗措施。如果停用多巴胺能治疗是诱因，则应重新启用该治疗。其他治疗包括冰水、降温毯等降温；积极补液维持容量；纠正电解质紊乱；维持心肺功能，抗心律失常，必要时需机械通气。中至重度的NMS患者需要药物治疗，常用药物有苯二氮䓬类（劳拉西泮、地西泮）、丹曲林、溴隐亭及金刚烷胺。

最终诊断

神经阻滞剂恶性综合征
 横纹肌溶解
 慢性肾功能不全急性加重
  急性肾小管坏死可能性大
 急性心肌损伤
 肝功能异常
双相情感障碍

案例解析

患者为青年女性，急性病程，临床以"高热、抽搐"起病。既往双向情感障碍、躁狂症，发病前有利培酮、奥氮平等药物剂量快速加量史。辅助检查肌酶显著升高，肾功能不全。脑脊液常规、生化及细胞学检查提示无感染、肿瘤等。结合以上信息，考虑NMS可能性大，同时因肌溶解出现肾功能急剧恶化。积极予降温、气管支持治疗后，患者最终意识恢复、肾功能好转，证实了NMS的诊断。

参考文献

[1] PILEGGI D J, COOK A M. Neuroleptic malignant syndrome [J]. Ann Pharmacother, 2016, 50(11): 973-981.

[2] WIJDICKS E F M. Neuroleptic malignant syndrome [DB/OL]. Beijing: Wolters Kluwer UpToDate. (2022-05-26). https://www.uptodate.com/contents/neuroleptic-malignant-syndrome.

患者，女性，23岁。

主诉：头痛伴意识改变2周，加重伴发热6天。

入院情况

2018-11-03患者经期第2天出现头痛，为炸裂样疼痛，双侧颞部明显，伴言语不清，月经量明显增多，双下肢淤点、淤斑，查PLT 95×10⁹/L，头颅CT未见明显异常。2018-11-04患者排尿时出现抽搐，伴双上肢屈曲、双眼斜视、意识丧失、摔倒，1分钟后意识转清，送至当地医院，查血常规：WBC 2.97×10⁹/L，PLT 6×10⁹/L，Hb 62g/L；血涂片：破碎红细胞占4.5%，肝功能：TBil 45.4μmol/L，DBil 35.4μmol/L，肾功能正常；免疫指标：抗SSA-52/Ro52（+++），抗SSA-60（+++），血小板抗体（+），ANCA、Coombs试验阴性；炎症指标：铁蛋白368.4μg/L，ESR、PCT、C3、C4、ASO、感染4项（−）。头胸部CT、头颅MRI、腹部超声、颈部超声未见异常。考虑"免疫性血小板减少"，给予IVIg 20g qd静脉滴注，连用5天。2018-11-09月经停止，监测PLT、Hb回升不明显，PLT 6×10⁹/L→8×10⁹/L→5×10⁹/L→10×10⁹/L→7×10⁹/L，Hb 62g/L→69g/L→67g/L→63g/L→54g/L。仍有明显头痛、呕吐、言语不清。患者2018-11-10晚出现意识障碍，呼之不应，伴有发热，体温最高39.2℃，予甲泼尼龙500mg/d冲击治疗3天，同时加用头孢曲松2g q12h抗感染，意识状态无好转，复查血PLT 8×10⁹/L，Hb 55g/L，TBil 47.1μmol/L，DBil 36.3μmol/L，网织红细胞百分比23.43%，肾功能、电解质、转氨酶、PCT、凝血指标、血培养均无异常。住院期间患者病情无明显好转，为进一步治疗转至我院急诊。

既往史：2017-12因下肢皮肤淤点，口干、眼干，PLT 45×10⁹/L，抗SSA（+++），唇腺活检病理示淋巴细胞浸润灶＞1个，诊断"干燥综合征"，予糖皮质激素及环孢素治疗，PLT升至正常水平。2018-01服用甲泼尼龙48mg qd、环孢素50mg bid，定期随诊，每10天左右减甲泼尼龙4mg，减至12mg时，每月减量1次，每次减量2mg，减至2mg qd时，因血小板下降，自行将甲泼尼龙逐渐加至12mg qd口服至今，环孢素剂量不变。

查体：T 36.9℃，P 69次/分，R 16次/分，BP 104/63mmHg，SpO₂ 100%@RA。贫血貌，意识不清，睁眼，呼之不应，全身皮肤散在淤点、淤斑。心、肺查体未见异常，双下肢无水肿。

外周血涂片（2018-11-04外院）：中幼粒细胞占3%，粒细胞中毒颗粒增多，异型淋巴细胞占1%，计数100个有核红细胞可见6个有核红细胞，成熟红细胞大小不等，可见棒状红细胞、球形红细胞、破碎红细胞，球形红细胞占6%，破碎红细胞占4.5%，血小板少见。

入院诊断

血栓性血小板减少性紫癜可能性大

    血小板减少

微血管病性溶血性贫血

干燥综合征

诊断思维要点

患者青年女性，既往诊断干燥综合征，规律激素、免疫抑制剂治疗，本次急性起病，主要表现为意识改变、月经量增多、发热及出血性皮疹，查体未发现明显神经系统定位体征，实验室检查提示贫血、血小板减少、溶血性黄疸，血涂片可见破碎红细胞。综合以上病史，患者存在发热、意识障碍、血小板减少、微血管病性溶血性贫血（MAHA）。

当患者同时存在MAHA及血小板减少时，需警惕血栓性微血管病（TMA），其病因包括原发性和继发性。

1. 原发性TMA病因

（1）血栓性血小板减少性紫癜（TTP）：由于存在ADAMTS13自身抗体，导致ADAMTS13活性严重降低引起。其临床表现轻重不一，最常受累器官为中枢神经系统及消化系统，急性肾损伤少见。当患者存在MAHA、血小板减少时，临床以严重神经系统表现，可伴或不伴发热，肾损伤表现轻微时需高度警惕TTP。

（2）志贺毒素介导的溶血尿毒综合征（ST-HUS）：有MAHA表现，病前常有腹泻病史，一般肾功能损害较重，不出现神经系统症状。本例患者肾受累不明显，但意识障碍为突出表现，故更符合TTP改变。

（3）药物诱导的TMA（DITMA）：可见于奎宁、吉西他滨、奥沙利铂、喹硫平、环孢素、他克莫司、贝伐珠单抗及阿片类药物。本例患者起病前有服用环孢素药物史，但DITMA多表现为突发重度肾损伤及无尿或长时间的慢性肾损伤，与本例患者不符。

（4）补体介导的TMA（CM-TMA）：为调节补体替代途径的调节蛋白异常，补体活化失控。多有前驱感染，常有高血压和肾损害表现，也可有肾外表现，与本例患者不符。

2. 继发性TMA病因

（1）自身免疫病：如系统性红斑狼疮、抗磷脂抗体综合征常见。该患者既往诊断干燥综合征，结缔组织病可引起MAHA、血小板减少。故外院早期考虑免疫相关血小板减少，但予糖皮质激素及IVIg治疗后效果不佳，目前证据不足。

（2）妊娠子痫前期/HELLP综合征：在本例患者很容易被排除。

（3）重症感染：本例患者出现发热、意识障碍，需警惕合并中枢神经系统感染，但发热为一过性，感染指标均无明显升高，且除非合并弥散性血管内凝血（DIC），否则不能解释MAHA，患者凝血功能可，无典型DIC表现，考虑中枢神经系统感染并DIC可能性较小。但除外诊断依赖脑脊液检查，患者血小板水平极低，腰椎穿刺风险大，可在积极纠正原发病、待血小板数量回升后完善腰椎穿刺检查。

（4）恶性肿瘤：任何全身性恶性肿瘤都可导致MAHA和血小板减少，但本例患者无癌症既往史，目前无恶性肿瘤证据。

诊疗经过

1．常规检查

血常规：WBC $11.39 \times 10^9/L$，Hb 62g/L，PLT $14 \times 10^9/L$。

血生化：TBil 29.3μmol/L，DBil 7.1μmol/L，Cr 82μmol/L。

免疫指标：补体C3、C4↓；血浆ADAMT13活性为0，血浆ADAMTS13抑制物（+）；ANA18项：ANA（+）S1∶80，抗Ro52（++），AMA-M2（++），抗SSA（+++）；抗磷脂抗体谱、狼疮抗凝物、ANCA（−）。

感染指标：感染4项、PCT、G试验、EBV-DNA、CMV-DNA（−）。

肿瘤标志物：（−）。

2．腰椎穿刺及脑脊液检查

血小板升高后行腰椎穿刺，脑脊液压力210mmH₂O，无色透明清亮；脑脊液常规、生化（−）；脑脊液细菌培养、真菌培养、抗酸染色、隐球菌抗原（−）；脑脊液自身免疫性脑炎抗体（−）。

3．影像学检查

头颅CT：未见出血灶。

4．治疗经过

2018-11-16入院后高度考虑TTP，送ADAMTS13检测，立即给予血浆置换，同时予甲泼尼龙40mg qd ivgtt。11-20的ADAMTS13检测汇报活性为0，抑制物（+），继续血浆置换，监测血小板逐渐回升至$82 \times 10^9/L$。

风湿免疫科会诊：考虑患者结缔组织病明确，既往为干燥综合征，本次加重表现为TTP，需严密随访，警惕系统性红斑狼疮（SLE）可能；可予大剂量糖皮质激素规律减量，免疫抑制剂可加用环孢素50mg tid，注意监测血压、肾功能、电解质，并监测环孢素浓度。

继续予血浆置换共7次，2018-11-23加用环孢素50mg tid po，监测ALT升高，复查肝炎病毒、EBV、CMV阴性，考虑免疫抑制剂副作用，暂停环孢素，监测ALT变化，待肝功能好转后拟加用他克莫司1mg bid，后因患者合并带状疱疹，暂未加用免疫抑制剂。

患者神志清楚，头痛缓解，血小板稳定正常范围，皮疹逐渐消退，2018-12-06出院。

循证治疗策略

TTP可为获得性或遗传性。遗传性TTP由*ADAMTS13*遗传突变引起，获得性TTP由针对ADAMTS13的抑制性自身抗体引起。该患者既往存在自身免疫病，发生严重MAHA和血小板减少，考虑为继发性可能性大。结缔组织病中易继发TTP者为SLE、抗磷脂抗体综合征、系统性硬化症，干燥综合征较为少见，入院后复查抗核抗体谱、抗ENA谱，仍考虑干燥综合征，但需警惕进展为SLE可能。

TTP是血液科急危重症，若不治疗病死率高达90%，治疗方案主要包括以下几种。

（1）血浆置换（PE）：为TTP的一线治疗，如果患者病情进展快，且存在重度贫血、重度血小板减少和红细胞碎片，且不存在或仅有极轻微的肾损伤，则必须考虑TTP，宜尽快开始TPE治疗。临床推定诊断为TTP和/或依据ADAMTS13活性严重缺乏而确诊的所有患者都可接受PE治疗，直至血小板计数恢复或确定其他诊断。每次PE的推荐用量是估算的血浆量（约40ml/kg），1次/天，持续至患者恢复，或持续至已排除TTP诊断且确定其他诊断。患者对TPE的反应可通过PLT计数是否恢复正常来评估，在患者的PLT计数恢复正常并持续2天后停用TPE。

（2）血浆输注：对于预计会延迟启用PE的患者，只要血浆输注不会干扰或延迟恰当实施TPE，就建议输注血浆，一种合理的方案是输注血浆10～15ml/kg，若患者能耐受则可输注更多血浆。需要注意的是，血浆输注并不足以替代PE，并且不能为了输注血浆或因已输注血浆而延迟PE。

以上方案可用于所有TTP患者，对于免疫性TTP（iTTP），加用糖皮质激素和利妥昔单抗可进一步改善结局，同时缩短所需的TPE持续时间。

（1）糖皮质激素：对于推定诊断为iTTP的患者在PE的基础上常规添加糖皮质激素进行初始治疗。对于意识清醒且没有神经系统异常或肌钙蛋白升高的患者，常规用法是口服泼尼松1mg/（kg·d）。对于病情较严重、有神经系统或心脏异常、PLT计数未改善的患者，可以选择静脉用甲泼尼龙冲击治疗（1000mg qd×3d）。停止TPE后继续使用泼尼松1mg/（kg·d）。

（2）利妥昔单抗：是一种针对CD20的单克隆抗体，有学者建议将利妥昔单抗作为所有确诊iTTP（ADAMTS13活性<10%）患者的初始治疗，但结局资料有限。2020年国际血栓与止血委员会（ISTH）指南针对TTP首次发作使用利妥昔单抗给出了有条件的推荐，可以在权衡原发病、合并症、费用及已有临床研究结果等之后使用。推荐剂量为一次375mg/m^2 qw，静脉给药，连续使用4周，在当天进行PE后即刻给予，而不是在紧邻PE周期前给予，因为PE会清除循环中的利妥昔单抗。

应监测PLT计数作为评估疾病反应的主要指标，恢复的良好证据是PLT≥150×10^9/L且至少持续2天，或达到处于正常范围或更高的稳定平台并持续3天。

最终诊断

血栓性血小板减少性紫癜
干燥综合征
肝功能异常（药物相关可能性大）
带状疱疹

案例解析

患者青年女性，急性病程。主要表现为头痛、抽搐、月经量增多、一过性发热，大剂量糖皮质激素及IVIg冲击治疗效果不佳。既往诊断干燥综合征，规律口服糖皮质激素及免疫抑制剂治疗。查体意识欠清，E4V2M4，双下肢散在紫癜样皮疹，无明显黏膜出血，无皮肤、巩膜黄染，心、肺、腹查体无异常体征，双侧Babinski征阴性。辅助检查：血小板减少、中重度贫血，网织红细胞升高，血涂片可见破碎红细胞；胆红素升高，以间接胆红素为主；肾功能基本正常；抗SSA（+++）；头颅MRI未见明确异常表现，血浆ADAMT13活性为0，血浆

ADAMTS13抑制物（＋）。结合临床表现及辅助检查，考虑TTP诊断明确。

TTP的一线治疗为PE，尽早进行PE可显著降低病死率。值得注意的是，患者血小板水平极低，深静脉置管出血风险大，但输注血小板可能加重TTP引起的器官受累，故需在血小板减少状态下完成操作，需向家属充分交代风险。

此外，积极针对病因治疗十分重要，是控制TTP病情和预防复发的重要环节。患者入院后查免疫指标倾向于干燥综合征，但不除外在进展为SLE过程中，风湿免疫科会诊后给予足量糖皮质激素和免疫抑制剂治疗，后期仍需定期随诊。

参考文献

[1] GEORGE J N, CUKER A. Immune TTP: initial treatment [DB/OL]. Beijing: Wolters Kluwer UpToDate. (2024-02-23). https://www.uptodate.com/contents/immune-ttp-initial-treatment.

[2] ZHENG X L, VESELY S K, CATALAND S R, et al. ISTH guidelines for treatment of thrombotic thrombocytopenic purpura [J]. J Thromb Haemost, 2020, 18(10): 2496-2502.

患者，男性，55岁。

主诉：饮药酒后视物模糊18小时，意识不清10小时。

入院情况

患者30小时前饮用两次蝎子药酒（共100～150ml），18小时前出现视物模糊，伴心悸、胸闷、乏力，走路不稳，于当地医院就诊，查HCO_3^- 11mmol/L，诊为"脑供血不足、代谢性酸中毒"，予以营养神经、碳酸氢钠纠酸及补液等治疗，患者病情无明显好转。10小时前出现意识障碍，躁动不安，不能正确回答问题，当地医院复查血气分析提示pH 7.083→7.061，实际碳酸氢盐4.5mmol/L→3.6mmol/L，AG 21.8mmol/L→21.4mmol/L，怀疑"药物中毒"，转至我院急诊。急诊血气分析示：pH 6.96，HCO_3^- 6.5mmol/L，AG 26.5mmol/L，考虑存在严重代谢性酸中毒，药物中毒不除外，遂予以送毒检，气管插管呼吸机辅助呼吸，积极纠酸补液，急查毒检结果提示甲醇浓度352μg/ml，乙醇浓度3160μg/ml，诊为"急性甲醇中毒、急性乙醇中毒、代谢性酸中毒"收入EICU治疗。

既往史：饮酒30余年，平均250ml/d（52°白酒），吸烟30余年，10支/日。否认糖尿病、冠心病、肾衰竭等慢性病史。

查体：T 37.7℃，P 130次/分，R 25次/分，BP 109/60mmHg，SpO_2 98%（呼吸机，模式PC，f 15次/分，Pi 15cmH$_2$O，FiO_2 50%，PEEP 5cmH$_2$O）。体型微胖，镇静状态，GCS评分：E1VTM2，双侧瞳孔等大等圆，直径2mm，对光反应迟钝，双肺呼吸音粗，可闻及散在湿性啰音，心律齐，无杂音，腹软，按压无痛苦表情。四肢未见水肿。

血常规：WBC 19.68×10^9/L，LY% 8.3%，NEUT% 88.5%，Hb 176g/L，PLT 186×10^9/L，RBC 5.12×10^{12}/L。血生化：K 3.1mmol/L，Na 152mmol/L，Glu 8.1mmol/L，hs-CRP 125.94mg/L，Cr 48μmol/L，BUN 2.30mmol/L，cTnI 0.068μg/L，NT-proBNP 594pg/ml，AMY 134U/L，LIP 519U/L，ALT 45U/L，Alb 38g/L。血气分析：pH 6.96，$PaCO_2$ 31mmHg，Lac 4.6mmol/L，HCO_3^- 6.5mmol/L，AG 26.5mmol/L。Amon 117μmol/L。

入院诊断

意识障碍

　　急性甲醇中毒

　　急性乙醇中毒

代谢性酸中毒

高乳酸血症

高血氨症

肺部感染

吸入性肺炎可能

诊断思维要点

患者诊断考虑意识障碍，急性乙醇及甲醇中毒可能性大。急性乙醇中毒的症状和体征因其严重程度而不同，包括言语不清、眼球震颤、去抑制行为、不稳定状态、记忆障碍、昏睡或昏迷，可发生低血压和心动过速，常由乙醇所致周围血管扩张或容量丢失引起。可导致多种代谢紊乱，包括低血糖、高乳酸血症、低钾血症、低镁血症和低钙血症。甲醇代谢产物甲酸盐则会引起视网膜损伤（视盘充血、水肿，甚至永久性失明）以及基底节缺血性或出血性损伤。乙醇或甲醇的酸性代谢产物蓄积均会引起显著的阴离子间隙（AG）增高型代谢性酸中毒。本例患者在饮酒后出现视物模糊、意识障碍，动脉血气分析提示高AG型代谢性酸中毒，毒物检测中检出乙醇及甲醇，符合急性中毒特点。

鉴别诊断：①糖尿病酮症酸中毒，患者常伴有糖尿病病史，多有感染诱因后出现急性血糖升高，深大呼吸，动脉血气分析提示代谢性酸中毒、高乳酸血症。本例患者既往无糖尿病病史，可进一步完善化验检查进行评估。②脓毒症，严重脓毒症休克患者也可出现意识障碍、严重代谢性酸中毒，患者多有较明确感染灶。③乙二醇或异丙醇中毒，亦可出现高AG型代谢性酸中毒、意识障碍等表现，需要毒物检测结果的支持。④中枢神经系统疾病，如脑膜炎、蛛网膜下腔出血等，脑膜炎患者常表现为发热、头痛、意识障碍，脑脊液检测有助于诊断，而蛛网膜下腔出血患者头颅CT常有提示。以上鉴别诊断与本例患者不符。

诊疗经过

1．常规检查

血常规：WBC 5.96×10^9/L，NEUT% 88.8%，Hb 110g/L，HCT 31.6%，PLT 65×10^9/L。

心肌损伤标志物：cTnI 0→1.313μg/L→3.867μg/L，CK 105U/L→229U/L→745U/L，CK-MB 0.6μg/L→4.9μg/L→3.9μg/L。

凝血功能：PT 14.5s，APTT 40.6s，TT 26s，Fbg 6.35g/L，D-Dimer 0.83mg/L FEU。

血气分析（纠酸后）：pH 7.51，$PaCO_2$ 16mmHg，PaO_2 72mmHg，$cHCO_3^-$（P）c 12.2mmol/L，ABEc −8.8mmol/L。

毒物检测：血液甲醇浓度150μg/ml。

2．影像学检查

头颅CT平扫（图37-1）：双侧壳核外侧对称性低密度影（图37-1），符合甲醇中毒表现，请结合临床。

胸腹部CT平扫（图37-2）：双肺多发斑片、淡片影伴小叶间隔增厚，考虑炎症可能，腹腔局部肠管积气扩张，胰腺形态结构大致正常。

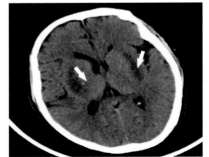

图 37-1 头颅 CT 平扫

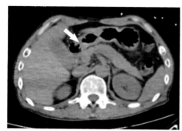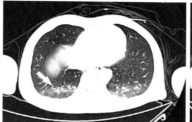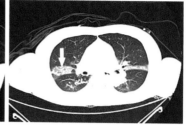

图 37-2 胸腹部 CT 平扫

3．治疗经过

入院后继续给予有创机械通气辅助呼吸，监测生命体征，监测血常规、肝肾功能、血气、凝血等指标；予以床旁血液净化治疗（CVVHD模式）支持，清除体内甲醇分子，减轻甲醇对视觉系统和中枢神经系统的损害，予碳酸氢钠纠正酸中毒，改善内环境，维持酸碱平衡；胃管持续泵入乙醇，竞争性拮抗甲醇的视神经及中枢毒性；患者存在误吸导致的肺部感染，经验性给予亚胺培南西司他汀抗感染治疗，送痰病原学，根据病原学结果进行抗生素调整；患者胃管中引流出咖啡样物质，考虑应激性溃疡可能，予以持续泵入奥美拉唑，监测血红蛋白水平及胃管引流液量和性状、大便性状；补液营养支持，同时予以补充维生素B_1、维生素B_6及叶酸，予以口服乳果糖降低血氨。

经治疗，患者病情好转，毒物检测血液甲醇浓度从入院时的352μg/ml下降到0，顺利脱离呼吸机，拔除气管插管，患者意识转清，问话可答，可配合查体，但视物模糊，请眼科会诊，诊断考虑：无光感眼可能，甲醇中毒后改变，建议患者神智可配合后完善视神经诱发电位（VEP）；高压氧舱康复治疗。患者遂转院行高压氧等治疗，目前随访仍失明状态。

循证治疗策略

甲醇作为"母体醇"相对无毒，主要引起中枢神经系统镇静，然而，甲醇在体内被代谢后可产生强烈毒性。甲醇代谢产物甲酸盐在体内蓄积，血浆水平超过大约20mg/dl时（约等于甲醇6mmol/L），可引起特定的终末器官损伤，甲酸盐会引起视网膜损伤（视盘充血、水肿，最终永久性失明）以及基底节缺血性或出血性损伤；摄入甲醇会引起显著的AG增高型代谢性酸中毒，这与毒性酸性代谢产物的蓄积直接相关，酸血症使毒性代谢产物更容易穿透细胞，从而进一步抑制中枢神经系统功能并迅速导致缺氧和酸血症的恶性循环；甲醇的消除由肺和肾进行，为一级动力学且显著减慢（$T_{1/2}$变为48～54小时），甲醇毒性代谢产物甲酸盐的消除部分依赖于四氢叶酸，给予叶酸可能会加快消除。需要注意的是，同时摄入乙醇时，甲醇的毒性会延迟发作，本例正符合这一情况，患者摄入"药酒"数小时后发病，另一方面可能预示着治疗周期的延长。甲醇中毒可以引起意识障碍，动脉血气出现AG增高型代谢性酸中毒，另外，乙二醇、乙醇中毒也能引起AG增高型代谢性酸中毒，患者也可出现意识障碍，其他如水杨酸中毒、癫痫持续状态、重度休克、肠缺血、糖尿病酮症酸中毒也可以出现上述临床表现，注意进行鉴别。

甲醇中毒治疗要点如下。

（1）维持患者气道开放、呼吸通畅及循环正常，继续给予气管插管、呼吸机辅助通气。

（2）应用碳酸氢钠纠正全身性酸中毒，其可通过将毒性酸（如甲酸）转变为阴离子（如甲酸盐）来限制它们进入视网膜等终末器官组织，因为毒性酸根的阴离子不能跨细胞膜扩散。

（3）应用甲吡唑（优先考虑）或乙醇（没有甲吡唑时使用）抑制ADH。可给予口服乙醇对抗甲醇的毒性，具体用法如下：10%葡萄糖500ml+40%乙醇500ml（40°白酒），先给负荷量350ml/h胃管泵入，随后以35ml/h持续胃肠泵入，目标是让乙醇浓度达到1mg/ml（22mmol/L）或甲醇浓度的1/4～1/3。

（4）血液透析是快速清除毒性酸性代谢产物和甲醇的最佳途径，也是严重中毒患者的基本疗法。

（5）应用辅因子（叶酸、维生素B_1和维生素B_6）来最优化消除甲醇及其代谢产物的无毒代谢途径，纠正电解质紊乱及酸碱平衡失调。

（6）注意动态监测血液甲醇、乙醇水平，监测神志、生命体征、尿量、血气、肝肾功能、电解质、酸碱平衡情况。

最终诊断

急性甲醇、乙醇混合中毒

代谢性酸中毒

高乳酸血症

高血氨症

双眼无光感

急性肾损伤

心肌损伤

应激性溃疡

吸入性肺炎

案例解析

患者中年男性，急性病程，既往高血压病史，长期吸烟、饮酒史，此次起病主要表现为饮酒后视物模糊，随后出现意识障碍，进行性加重，监护提示心率快，血压偏低，呼吸节律异常，气道保护能力差，需要人工气道有创机械通气支持，毒物检测提示患者血液中乙醇及甲醇浓度均超过正常范围，血气分析提示高AG型代谢性酸中毒、高乳酸血症，血生化提示肌酐高、血糖高，血氨升高，血常规提示WBC、Hb升高，PCT、hs-CRP均（−），胸部CT提示双下肺渗出。诊断明确：急性甲醇中毒、急性乙醇中毒、高AG型代谢性酸中毒。甲醇为不溶于水的有机溶剂，中毒途径口服摄入、无意摄入，亦可经过呼吸道或皮肤少许吸收，曾被酗酒者用作乙醇替代品，甲醇主要毒性是其代谢物质引起代谢性酸中毒和终末器官损害。对中毒的治疗主要是终止有毒代谢产物的形成，甲酸可致盲，与代酸严重程度相关。甲酸毒性的主要机制是其与细胞色素氧化酶结合，阻止氧化磷酸化过程，这导致无氧代谢和乳酸酸中毒。甲醇代谢增加了$NADH/NAD^+$的比例，有利于丙酮酸至乳酸的转化，由此恶化乳酸性酸中毒。甲酸、甲酸盐及乳酸堆积→高AG型代谢性酸中毒。轻度代谢性酸中毒患者可无明显临床表现，仅出现二氧化碳结合力降低等，重者则可能出现呼吸困难甚至死于呼吸肌麻痹；中枢神经系统受损症状包括头痛、头晕、嗜睡和昏迷等，脑损伤后的临床表现有肌强直、震颤、面具脸等；眼损害常导致视觉障碍，包括视力下降、畏光、视物模糊等，有的患者甚至遗留永久性视力损伤；还可能有胃肠道症状、胰腺炎以及肌红蛋白尿引起的肾损害等临床表现。本例患者现病史、既往史及临床表现均符合急性甲醇中毒表现，最终由毒物检测得以确诊，还需要通过血常规、血生化、血气分析及影像学检查等对器官功能进行全面评估，指导后续治疗。标准的甲醇中毒治疗原则为去污染、器官功能支持、血液净化及特效解毒剂等。

血液净化治疗的指征有：①严重代谢性酸中毒（动脉血气pH<7.25~7.30）。②出现视力、眼底和精神异常。③积极支持治疗病情仍然继续恶化者。④肾衰竭。⑤以常规治疗无法纠正的电解质紊乱。⑥血液甲醇浓度>15.6mmol/L（0.5mg/ml）。

常用的解毒剂为甲吡唑。有研究表明，联合应用甲吡唑和血液净化对于大多数甲醇中毒患者的治疗是合理且安全有效的，不仅能够降低致残率和致死率，还能缩短患者的住院时间，但遗憾的是国内暂无药。一般选用乙醇替代。适应证为：血清甲醇浓度≥6.2mmol/L（0.2mg/ml）。最近有中毒量甲醇摄入史并且渗透间隙>10mOsm/L等。用法包括：①肠内使用，将食用蒸馏酒精（体积分数为40%~50%）稀释为20%的溶液，使用5ml/kg的20%乙醇溶液使血清乙醇浓度升高1mg/ml，并以0.5ml/（kg·h）作为初始维持剂量（常规配法见前文）。②静脉使用，给予负荷剂量（10ml/kg，即800mg/kg）的10%（v/v）乙醇溶液（以5%葡萄糖溶液配制而成）能使血清乙醇浓度升高约1mg/ml（>60分钟），以10%乙醇溶液行维持输注时，起始速率为1ml/（kg·h），后根据乙醇浓度（开始每1~2小时测定1次，随后在调节剂量或输注速率后测定）进行调节，血液透析期间应将输注速率增加50%。

综上，急性甲醇中毒可以通过患者病史及实验室检查快速诊断，积极的脏器支持及解毒剂等治疗是决定患者预后的关键。

参考文献

[1] BARCELOUX D G, BOND G R, KRENZELOK E P, et al. American Academy of Clinical Toxicology practice guidelines on the treatment of methanol poisoning [J]. J Toxicol Clin Toxicol, 2002, 40(4): 415-446.

[2] BRENT J. Fomepizole for ethylene glycol and methanol poisoning [J]. N Engl J Med, 2009, 360(21): 2216-2223.

[3] KRAUT J A, KURTZ I. Toxic alcohol ingestions: clinical features, diagnosis, and management [J]. Clin J Am Soc Nephrol, 2008, 3(1): 208-225.

病例 38 水中毒

患者，女性，16岁。

主诉：间断抽搐9小时。

入院情况

04-23患者游泳后，感乏力，服用板蓝根和清开灵。当晚出现恶心，呕吐胃内容物1次，排成形大便1次，诉仍乏力，口服藿香正气水，后再次恶心，随即出现意识丧失、四肢抽搐，无口吐白沫，无尿便失禁，持续3～5分钟后自行缓解。就诊外院，查头颅CT：未见有意义的病灶；血气分析：pH 7.345，$PaCO_2$ 38mmHg，PaO_2 102mmHg，Lac 3.2mmol/L；血常规：WBC 11.67×10^9/L，NEUT# 7.75×10^9/L；Ca 2.1mmol/L，Na 120.1mmol/L，K 2.89mmol/L，Cl 90mmol/L。其间间断抽搐2次，给予地西泮、苯巴比妥、丙戊酸钠控制，同时给予葡萄糖盐水1000ml，生理盐水1000ml，氯化钾20ml。为进一步诊治，转我院入抢救室。

既往史：有轻度脑瘫病史，感统失调，日常口齿不清，精细动作差，逻辑思维能力下降，大动作可。家属诉患者6岁时发生过外伤，后顶枕部皮下血肿约3cm，当时检查无异常。否认糖尿病、冠心病、肾衰竭等慢性病史。

查体：T 36℃，P 73次/分，R 20次/分，BP 119/76mmHg，SpO_2 98%。神志昏迷，口腔内含压舌板，舌部有损伤，牙关紧闭。双侧瞳孔等大等圆，直径4mm，对光反射灵敏。双肺呼吸音清晰，未闻及干湿啰音。心律齐，无杂音。四肢按压无水肿。四肢肌力检查不能配合，肌张力正常。双侧Babinski征阳性。

入院诊断

症状性癫痫发作

电解质紊乱

　　低钠血症

　　低氯血症

　　低钾血症

　　低钙血症

轻度脑瘫（感统失调）

诊断思维要点

患者新发症状性癫痫发作，检查发现有明显的低钠血症，一般血钠在120mmol/L左右时可以诱发症状性癫痫，但症状性癫痫是否一定与低钠血症有关，尚需与其他导致癫痫的疾病鉴别。

（1）原发性癫痫：患者既往无癫痫发作史，否认家族癫痫病史，原发性依据不足。但患者有脑瘫病史，且尚在生长发育期，是否与脑皮质发育有关，暂不清楚。

（2）创伤性：患者10年前有过头部外伤，枕部头皮下血肿，但从未发生过癫痫发作，本次发病前无外伤，故创伤性依据不足。

（3）中枢神经系统感染：患者近期无发热、头痛等表现，神经系统查体无明显颈项强直，双侧Babinski征阳性，需完善腰椎穿刺检查脑脊液明确有无颅内感染。

（4）颅内器质性病变：头颅CT未见颅内出血及占位，无血栓高危因素，不支持脑梗死，可24小时复查CT或完善MRI检查排除。

（5）代谢性脑病：患者无代谢相关的基础疾病，结合辅助检查结果，排除尿毒症性脑病、肝性脑病、肺性脑病、糖尿病酮症酸中毒等。

（6）风湿免疫系统疾病：年轻女性，不排除系统性红斑狼疮可能，故不排除狼疮性脑病，但患者病史过短，无其他免疫相关表现，故考虑可能性不大，可完善免疫指标予排除。

（7）神经变性疾病：如帕金森病、阿尔茨海默病等，对青少年而言不支持。

（8）内分泌系统疾病：需排查内分泌相关疾病可能，如糖尿病、甲状腺疾病、垂体病变等。

（9）高热惊厥：患者无发热病史，暂不支持。

诊疗经过

1．常规检查

血常规：WBC 15.85×10^9/L，NEUT% 89.8%，Hb 116g/L，PLT 215×10^9/L。

尿常规：尿比重1.010。

血生化：Na 125mmol/L，Ca 2.09mmol/L，BUN 2.14mmol/L，Glu 7.7mmol/L，CK 568U/L，NT-proBNP 502pg/ml，CK-MB-mass 8.7μg/L，Myo 102μg/L。

血气分析：ctHb 11.6g/dl，cNa^+ 120mmol/L，cCa^{2+} 1.08mmol/L，cGlu 8.3mmol/L，cLac 2.4mmol/L，AG 1.6mmol/L，pH 7.37，$PaCO_2$ 37mmHg，PaO_2 96mmHg。

2．影像学检查

头颅CT平扫（图38-1）：未见明显异常。

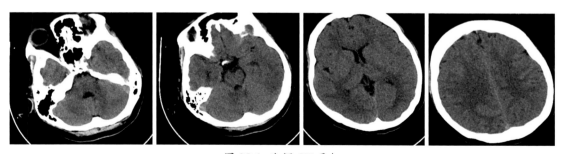

图 38-1 头颅 CT 平扫

胸腹部CT（图38-2）：未见异常。可见胃内大量液体残留。

3．脑脊液检查

脑脊液压力190cmH$_2$O，脑脊液常规（－），脑脊液生化：Cl 110mmol/L，余（－）。

4．治疗经过

患者入住抢救室后在未使用利尿剂的情况下10小时内尿量4000ml。患者母亲第二天补充病史：患者长期规律游泳锻炼，每次游泳23个来回的运动量，但患者游泳时不会闭口，时常有喝游泳池

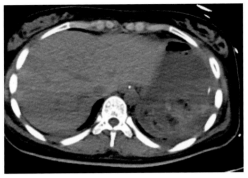

图 38-2 胸腹部 CT

中水的情况。结合患者入室CT胃中仍有大量液体残留，考虑患者因大量摄入游泳池水诱发水中毒可能性大。

入室后予以咪达唑仑镇静抗癫痫、左乙拉西坦口服抗癫痫，同时补充浓氯化钠纠正低钠血症，监测血钠上升速度每天≤8mmol/L，口服补钾纠正低钾血症。经过治疗后患者未再出现抽搐发作，神志逐渐转清醒，持续监测病情无复发，10天后出院。

循证治疗策略

关于低钠血症的治疗，主要有以下几个方面。

（1）要评估是急性还是慢性。若在48小时内发生低钠血症，则称为急性。急性低钠血症的病因通常是自我诱导的水中毒（如竞技型跑者、极度烦渴的精神病患者和摇头丸使用者），或手术相关ADH分泌过多的患者术后大量补液。若已明确低钠血症的持续时间超过48小时，或持续时间不明（如在家中发生低钠血症的患者），则称为慢性。低钠血症发生得越快，出现并发症的风险越高，越需要积极治疗。低钠血症发生得越慢，血清钠浓度越低，因过度积极治疗而出现并发症的风险越高，越需要监测以防过度纠正。

（2）要确定低钠血症的严重程度。①重度低钠血症：血清钠浓度＜120mmol/L，因不治疗或过度纠正低钠血症而发生的并发症最常见于此类患者。②中度低钠血症：血清钠浓度120～129mmol/L。③轻度低钠血症：血清钠浓度130～134mmol/L。

（3）要确定症状的严重程度。①重度症状：包括癫痫发作、意识混沌、昏迷和呼吸骤停。②轻至中度症状：相对没有特异性，包括头痛、乏力、嗜睡、恶心、呕吐、头晕、步态障碍、健忘、意识模糊和肌肉痉挛。③无症状：许多低钠血症患者看似无症状，但对于"无症状"患者，尤其是中度（120～129mmol/L）慢性低钠血症患者，精神状态和步态可能有轻微损害，跌倒和骨折风险增加。

（4）要清楚纠正低钠血症的目标速度，最大纠正速度应为任何24小时内血清钠浓度升高8mmol/L。一般而言，在接下来的数日可使血清钠浓度按相同的速度升高，直至恢复正常或接近正常。24小时目标可在最初数小时内达到，因为与渗透性脱髓鞘综合征相关的是血清钠浓度的日变化，而不是每小时变化，治疗目标是血钠浓度在数小时内快速增加4～6mmol/L。

最终诊断

水中毒

    低钠血症

        癫痫发作

    低钾血症

    低氯血症

    低钙血症

轻度脑瘫（感统失调）

案例解析

患者少年女性，基础轻度脑瘫病史，感统失调，日常口齿不清，精细动作差，逻辑思维能力下降。平时规律高强度游泳锻炼，游泳时口不能闭合，常有饮游泳池中水的情况。本次游泳后先出现恶心、呕吐，2小时后出现癫痫发作。在外院治疗过程中癫痫反复发作，使用抗癫痫药物治疗效果欠佳。来我院后通过积极补钠后血钠恢复正常，癫痫未再发作。入院前外院查血钠120.1mmol/L，考虑患者游泳时饮用大量游泳池水，导致急性稀释性低钠血症。从时间上来看符合水在体内吸收的过程，病情逐渐加重。从尿量上看，患者出现水利尿的情况，尿比重下降。从影像学上看，患者未进食的情况下，且在呕吐后仍有胃内饱满，为低密度影，支持水中毒表现。病史采集对于水中毒诊断十分重要。

患者在外院治疗期间，使用大量生理盐水补液治疗，包括1000ml生理盐水和1000ml葡萄糖氯化钠注射液，其钠的浓度均为154mmol/L，虽高于患者的血钠水平，可以纠正低钠血症，但补液量很多，这种方法对其他患者可能没有问题，本例患者存在身体内容量过多的情况，再大量补液容易发生心力衰竭。因此我院使用了3%氯化钠注射液300ml，并监测血钠水平变化，治疗目标是血钠浓度在数小时内快速增加4～6mmol/L。

参考文献

[1] STERNS R H. Overview of the treatment of hyponatremia in adults [DB/OL]. Beijing: Wolters Kluwer UpToDate. (2023-10-25). https://www.uptodate.com/contents/overview-of-the-treatment-of-hyponatremia-in-adults.

[2] 安阳，刘景娇，张睢扬，等. 低钠血症的研究进展[J]. 中华肺部疾病杂志（电子版），2021，14（5）：688-691.

[3] 张萌，王兰桂. 癫痫发病机制的研究进展[J]. 中西医结合心血管病电子杂志，2020，8（35）：31-32.

病例 39　亚硝酸盐中毒

患者，女性，90岁。

主诉：意识障碍3小时。

入院情况

患者于2021-09-04约12：00pm进食隔夜食物后出现周身不适，无呕吐，无晕厥，无尿便失禁，于家中自测脉搏79次/分，BP 110/30mmHg（平素130/80mmHg），SpO_2 83%，指尖血糖11.6mmol/L，家属予家庭吸氧及口服红糖水，后出现神志模糊，呼之仅能睁眼，不能言语，遂呼叫120送至我院，收入抢救室。

既往史：高血压30余年，BP_{max}160$^+$/100mmHg，规律口服苯磺酸氨氯地平（络活喜）5mg qd，平素BP 130/80mmHg。2021-07因"突发言语不利"在我院诊断为急性脑梗死，经治疗后遗留言语不利，长期口服阿司匹林肠溶片100mg qd+丁苯酞0.2g tid+阿托伐他汀20mg qn。否认糖尿病、冠心病、肝肾肺疾病及精神病史。

查体：T 35.5℃，P 86次/分，R 17次/分，BP 135/48mmHg，SpO_2 82%。神志模糊，言语不能，查体不合作。双侧瞳孔等大等圆，对光反射灵敏。口唇发绀。颈项无强直。双肺呼吸音清晰，未闻及干湿啰音。心律齐，心率86次/分，心音正常，各瓣膜听诊区未闻及杂音。腹软，压之无痛苦表情。肝、脾触诊肋下未及。肠鸣音正常。四肢无可凹性水肿。四肢肌力3级，肌张力正常。双侧Babinski征阴性。

血常规、生化、凝血功能：大致正常。

血气分析：pH 7.41，$PaCO_2$ 40mmHg，PaO_2 193mmHg，HCO_3^- 25.2mmol/L，氧合血红蛋白分数（FO_2Hb）45.2%（参考范围94%~98%），高铁血红蛋白分数（FMetHb）54.9%（参考范围<1.5%）。

头颅CT：与07-08我院老片对比，双侧额顶叶皮质下、基底节区及侧脑室旁多发片状低密度影，左侧额叶病变较前范围稍增大，余大致同前，缺血性改变可能。

入院诊断

意识障碍原因待查

低氧血症

　高铁血红蛋白血症

脑梗死后遗症期

高血压

诊断思维要点

高铁血红蛋白是被氧化的血红蛋白，其血红素铁结构中的亚铁（Fe^{2+}）变为高铁（Fe^{3+}）状态。与正常血红蛋白不同，高铁血红蛋白不与氧结合，因此不能向组织输送氧。

高铁血红蛋白血症可为先天性和获得性，大多数为获得性，由各种外源性物质诱导高铁血红蛋白形成增加所致。高铁血红蛋白血症在我国最常见的原因为亚硝酸盐摄入过量；最常涉及的药物包括氨苯砜、其他抗症药和局部麻醉剂；吸入NO或苯胺及其衍生物，某些溶剂、染料、杀虫剂和其他化学物质也可引起高铁血红蛋白血症。

若出现不明原因的发绀或缺氧，且辅助供氧后未缓解，则应考虑高铁血红蛋白血症。及时的临床怀疑和评估对于识别获得性高铁血红蛋白血症至关重要，该病虽罕见但可危及生命。

典型表现是暴露于可能诱导高铁血红蛋白形成的氧化物质后，相对突然地出现缺氧症状（组织氧含量低）；与组织缺氧不同，患者PaO_2可能正常。症状轻者包括轻度发绀、呼吸困难或非特异性症状（头痛、头晕、乏力、嗜睡等），重者包括由组织缺氧导致的休克、重度呼吸抑制或神经功能恶化（昏迷、癫痫发作等）。

最好的初始检测是血气分析。若高铁血红蛋白水平>5%，则可诊断为高铁血红蛋白血症；高铁血红蛋白水平>30%～40%会有严重症状，可能危及生命。

此外，还应注意一氧化碳中毒（产生碳氧血红蛋白）和硫化血红蛋白血症的识别与鉴别。

诊疗经过

患者入抢救室后予监护、吸氧，紧急送毒物检测的同时，给予亚甲蓝60mg稀释后缓慢静脉注射，同时给予导泻、维生素C及补液治疗，患者口唇、甲床很快恢复红润（图39-1），复查血气高铁血红蛋白迅速下降，氧合血红蛋白迅速上升到正常（表39-1），神志转清。追问病史，患者起病前曾食用自制腌菜。

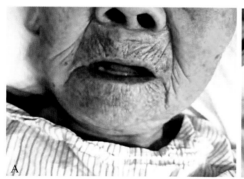 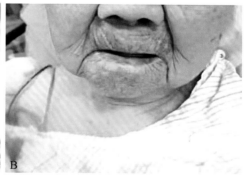

图 39-1 患者用药前后口唇颜色对比
注：A. 用药前；B. 用药后。

毒物检测回报：在送检血液中检测到亚硝酸盐（浓度为0.04μg/ml）、硝苯地平（浓度为0.06μg/ml）。患者治疗后好转出院。

表39-1　用药前后血气分析结果变化

项目名称	2022-09-05 10:22	2021-09-05 05:00	2021-09-04 18:37	2021-09-04 15:20
pH	7.39	7.40	7.42	7.41
二氧化碳分压（mmHg）	40	43	39	40
氧分压（mmHg）	105	163	177	193
总血红蛋白浓度（g/dl）	12.4	11.6	11.4	12.0
氧饱和度（%）	98.2	99.5	99.5	97.0
氧合血红蛋白分数%	96.5	97.7	96.2	45.2
CO血红蛋白分数%	1.2	1.1	0.9	0.0
还原蛋白%	1.8	0.5	0.5	1.4
高铁血红蛋白分数%	0.5	0.7	2.4	54.9

循证治疗策略

本例患者毒物检测结果提示高铁血红蛋白血症的原因为亚硝酸盐中毒。

亚硝酸盐可将血红蛋白氧化为高铁血红蛋白。硝酸盐经肠道细菌作用后转化为亚硝酸盐，因此摄入硝酸盐和亚硝酸盐均有可能出现高铁血红蛋白血症。硝酸盐、亚硝酸盐的来源见于以下情况：一些地区井水可能被硝酸盐污染；一些蔬菜（如胡萝卜、甜菜根和萝卜汁等）腌制不当、使用肥料、细菌污染、储存或制备方法不当；含有鹿花蕈素的蘑菇、含亚硝酸盐防腐剂的冻干/腌制食品、某些防冻剂，有意或无意食用，均有可能导致高铁血红蛋白血症。

因毒性物质暴露而疑诊或确诊高铁血红蛋白血症的患者，应停用致病药物或毒物，按需进行适当支持治疗。

有明显的中枢神经系统症状或呼吸困难和/或高铁血红蛋白水平＞30%的患者通常用亚甲蓝治疗。亚甲蓝比维生素C起效更快、疗效更确切，因此是有症状急性中毒性高铁血红蛋白血症的首选治疗。通常5分钟内静脉给予1～2mg/kg亚甲蓝，大多数患者可迅速获得临床改善，并在10～60分钟将高铁血红蛋白水平降至＜10%；若高铁血红蛋白水平仍较高（如＞20%）和/或上升，可在1小时内重复给药，通常不应超过2～3次。应注意，亚甲蓝不应用于G-6-PD缺乏者和使用5-羟色胺能药物的患者。在没有亚甲蓝或存在亚甲蓝使用禁忌时（如疑似或确诊G-6-PD缺乏，或患者正使用5-羟色胺能药物），可使用维生素C（静脉给予1.5～2g，通常不超10g）治疗重度或症状性高铁血红蛋白血症。无症状或只有轻微症状且高铁血红蛋白水平＜20%的患者，一般不需要使用亚甲蓝或维生素C治疗。

最终诊断

亚硝酸盐中毒
　　高铁血红蛋白血症
脑梗死后遗症期
高血压

案例解析

90岁女性，意识障碍3小时，诱因不明，来诊时心率、血压、呼吸可，SpO_2 82%，神志模糊，问话不答，口唇、手指发绀，四肢肌力3级。尽管头颅CT提示颅内多发低密度灶，但患者有基础病脑梗死，查体四肢肌力对称，且存在低氧、发绀，脑血管病无法解释病情全貌。事实上，患者SpO_2约为85%，辅助供氧无法改善组织缺氧，应考虑存在其他血红蛋白血症（如高铁血红蛋白、硫化血红蛋白、碳氧血红蛋白）可能性。

血气分析可以提供很多及时而重要的信息。患者入抢救室第一时间做的血气分析便提示高铁血红蛋白血症，高铁血红蛋白分数超过50%，且合并突然出现的明显的中枢神经系统症状，高度怀疑为药物/毒物引起的获得性高铁血红蛋白血症，这种情况下，通常无需等待毒物检测的结果，在除外禁忌（如疑似或确诊G-6-PD缺乏，或患者正使用5-羟色胺能药物）后，可立即给予亚甲蓝治疗。

及时的治疗可迅速改善临床症状，避免危及生命的情况发生。患者情况好转后补充病史发现其起病前曾食用自制腌菜，提供了进一步的支持证据。此外，某些情况下，如医疗检测受限，在临床怀疑存在异常血红蛋白时应用亚甲蓝还具有一定的鉴别意义，高铁血红蛋白血症给予亚甲蓝治疗效果显著，而硫化血红蛋白血症亚甲蓝治疗无效。

参考文献

[1] PRCHAL J T. Methemoglobinemia [DB/OL]. Beijing: Wolters Kluwer UpToDate. (2024-01-08). https://www.uptodate.com/contents/methemoglobinemia.

[2] NETH M R, LOVE J S, HOROWITZ B Z, et al. Fatal sodium nitrite poisoning: key considerations for prehospital providers [J]. Prehosp Emerg Care, 2021, 25(6): 844-850.

[3] MUN S H, PARK G J, LEE J H, et al. Two cases of fatal methemoglobinemia caused by self-poisoning with sodium nitrite: a case report [J]. Medicine (Baltimore), 2022, 101(7): e28810.

发热

患者，男性，23岁。

主诉：发热3周，胸闷、憋气1周。

入院情况

患者于2019-12中旬无明显诱因出现发热，T_{max} 40℃，多出现于下午和夜间，偶伴畏寒、全身酸痛及盗汗，无寒战、头痛、头晕、咳嗽、咳痰、腹痛、腹泻等不适，自行服用布洛芬等，体温可暂时下降至正常，后再次发热。1周后逐渐出现前胸部针扎样疼痛，活动时明显，休息后好转。12月底出现胸闷、憋气加重，就诊当地医院，查血常规：WBC 13.8×10^9/L，NEUT# 4.57×10^9/L，LY# 0.65×10^9/L，Hb 85g/L，PLT 162×10^9/L，甲/乙型流感病毒（−），TORCH-IgM+IgG：风疹病毒IgG、CMV-IgG（＋）；胸部CT：双肺多发纤维索条影，心影增大，心包大量积液，双侧胸腔少量积液。超声心动图：EF 77%，大量心包积液。建议就诊上级医院。患者2020-01-02就诊我院急诊，查血常规：WBC 7.01×10^9/L，NEUT# 4.51×10^9/L，Hb 77g/L→68g/L，PLT 300×10^9/L，MCV 68.4fl，MCH 21.5pg，MCHC 314g/L；尿常规（−），肝肾功能：K 3.1mmol/L，Alb 32g/L，ALT 10U/L，Cr 58μmol/L，BUN 2.02mmol/L；凝血功能：PT 15.0s，Fbg 6.55g/L；ANA 3项（−），补体2项+免疫球蛋白3项：（−），CRP＞160mg/L，ESR 102mm/h，PCT 0.27ng/ml→0.85ng/ml，甲状腺功能（−）。超声心动图：EF 67%，大量心包积液，右侧房室沟脏层内心包可见少量絮状物沉积。胸部CT平扫：心影增大，心包腔大量积液；心腔内密度减低，贫血可能；双侧胸腔积液；双肺多发淡片状、索条影。头颅CT：右上颌窦炎。予呋塞米利尿、洛索洛芬钠（乐松）对症退热、琥珀酸亚铁（速力菲）+叶酸纠正贫血。请心外科会诊：患者目前生命体征平稳，暂无急诊心包开窗手术指征，内科积极对症处理，建议超声心动图引导下穿刺。放射介入科会诊：心包积液诊断明确，因积液位置问题穿刺困难，建议积极对症处理，超声监测心包积液变化，积极寻找病因。住院期间，监测BP（85～104）/（55～67）mmHg，HR 99～120次/分，SpO_2 98%～99%@RA。每日尿量1000ml左右。现为进一步诊治收入院。

相关病史：10余年前可疑贫血史，治疗方案不详，自述已治愈。否认高血压、冠心病、糖尿病等慢性病史，否认肝炎、结核、伤寒、疟疾等传染病史，否认重大手术、外伤及输血史，否认药物、食物过敏史。预防接种史不详。

查体：T 38.5℃，P 110次/分，R 22次/分，BP 90/74mmHg，SpO_2 98%。神志清，皮肤、黏膜无湿冷。胸廓正常，双肺呼吸运动对称，双侧语颤对称，无胸膜摩擦感，双肺呼吸音粗，未闻及干湿啰音及胸膜摩擦音。心前区无隆起及凹陷，心界正常，心率110次/分，心律齐，心音遥远，各瓣膜听诊区未闻及病理性杂音。

入院诊断

大量心包积液
　　结核感染可能性大
中度贫血
　　缺铁性贫血可能性大
肺部感染
　　双侧胸腔积液

诊断思维要点

心包积液大都继发于全身性疾病，临床上以结核性、非特异性多见，其次是风湿免疫性、化脓性及病毒性等。

1. 感染性

（1）结核性：多见于儿童及青年，常由肺结核、纵隔淋巴结核及胸膜结核直接蔓延，或由血液、淋巴播散而来。但也有的找不到结核病灶。

（2）化脓性：常继发于败血症或脓毒血症、细菌由血行或淋巴侵入心包，或由肺部、胸膜和纵隔等邻近组织的化脓性炎症直接扩散。胸膜手术、外伤或食管异物穿破进入心包亦可导致继发感染。致病菌以金黄色葡萄球菌最为常见，其他如肺炎链球菌、溶血性链球菌、大肠埃希菌、铜绿假单胞菌等均可致病。

（3）病毒性：以柯萨奇病毒、流感病毒（A、B型）、埃可病毒较多见。近年来认为非特异性心包炎中的有些病例可能是病毒感染。

（4）真菌性：以荚膜组织胞浆菌较多见，常继发于邻近肺部或肺门淋巴结感染，很少由血行播散。还有放线菌、念珠菌、曲霉菌等引起。

（5）寄生虫性：阿米巴所致左叶肝脓肿常穿破入心包发生急性心包炎。此外，偶可见微丝蚴、血吸虫、弓形虫等感染。

2. 非感染性

（1）急性非特异性心包炎：在国外很常见，国内亦有渐增趋势。病因可能与病毒感染有关，也有认为是过敏或自身免疫反应的一种表现。起病多急骤，约半数患者于发病前1～8周有上呼吸道感染。病程数日至2周，大多能自愈，少数患者可复发，极少数患者发展为心脏压塞或缩窄性心包炎。

（2）风湿免疫性疾病伴发心包炎：急性风湿热时常伴发心包炎，常是风湿性全心炎的一部分，并伴有其他明显的风湿活动表现，多见于青少年。心包炎也可见于其他风湿性疾病，如系统性红斑狼疮、类风湿关节炎、硬皮病、结节性多动脉炎、皮肌炎等，往往是该病的一种临床表现。

（3）尿毒症性：多见于慢性肾衰竭晚期，常由于尿毒刺激心包膜所引起。它的出现表示预后严重，若在进行透析疗法的尿毒症患者出现心包摩擦音，应注意有无采用全身性肝素化措施以致心包内出血存在。

（4）心肌梗死性：心包膜脏层下的急性心肌梗死可累及心包发生反应性炎症，此多在梗死后最初2～3天出现。

（5）过敏性：在心包外伤、心脏手术、心脏挫伤，或心肌梗死后2周或更久之后出现。可能由于损伤心包心肌组织成为抗原–抗体反应靶点所致。

（6）肿瘤性：常见于肺癌、乳腺癌及淋巴瘤转移心包所致，白血病亦偶可侵入心包。

（7）放射损伤性：胸部接受放射线照射总剂量达1500rad以上时，可使心包发生血管炎性反应，照射剂量愈大，心包炎出现愈早。也有在照射后3个月甚至6年方出现心脏损害的临床表现，心肌、心内膜也可受损发生纤维化。

诊疗经过

1. 常规检查

血常规：WBC 7.15×10^9/L，NEUT# 5.73×10^9/L，Hb 68g/L→87g/L，PLT 305×10^9/L。

尿常规：WBC 15Cells/μl，PRO TRACE。

便常规+OB：OB（－）。

血生化：K 4.2mmol/L，Alb 32g/L，GGT 49U/L，AST 68U/L，LD 264U/L，ALT 55U/L，Cr 52μmol/L，BUN 2.76mmol/L，LA 0.5mmol/L，TC 2.76mmol/L，HDL-C 0.60mmol/L。

免疫指标：抗CCP抗体、内因子抗体（－）。

感染指标：PCT 0.85ng/ml，CRP＞160mg/L，hs-CRP 208.38mg/L，ESR 115mm/h，TORCH-IgM（－），EBV-DNA＜500copies/ml，CMV-DNA＜500copies/ml，血培养：厌氧瓶+需氧瓶 G^+ 球菌，痰Xpert（－）。

真菌涂片：未见菌丝及孢子，抗酸染色（－）。

心包积液常规：WBC 满视野/HPF，RBC 15～20/HPF，外观橘黄色浑浊，血生化：Alb 26g/L，LDH 4139U/L，心包积液细菌涂片：少量革兰阳性球菌，抗酸染色：（－），Xpert：（－），结核/非结核分枝杆菌核酸测定（－），心包积液涂片及TCT：大量中性粒细胞，未见瘤细胞。

肿瘤标志物：CA125 52.4U/ml。

贫血相关指标：RET% 1.31%，RET# 45.50×10^9/L；Fe 12μg/dl，TRF 1.66g/L，TIBC 202μg/dl，IS 5.9%，维生素B_{12} 141pg/ml，SFA 17.5ng/ml，Fer 114ng/ml，Coombs试验（－）。血涂片：未见明显异常。

骨髓穿刺+骨髓涂片：增生明显活跃，粒系各阶段比例及形态大致正常，红系大致正常，中心淡染区扩大，未见其他异常细胞及寄生虫。检验诊断：建议查血清铁及铁蛋白。骨髓活检：少许骨及骨髓组织，骨髓组织中造血组织与脂肪比例大致正常；造血组织中粒红系比例大致正常；巨核细胞可见。

2. 影像学检查

2020-01-17胸部CT平扫：双肺索条影，右肺中叶索条影；双肺下叶多发索条片影；双肺下叶膨胀不全；双侧胸腔积液；心包积液。

3．治疗经过

患者入院后再次联系介入科，2020-01-08行CT引导下心包穿刺引流，引流液为黄色，其中有大量纤维样物质；血培养及心包积液病原学回报：苯唑西林敏感的金黄色葡萄球菌，根据药敏，2020-01-09起予万古霉素1g q12h、头孢曲松钠（罗氏芬）2g q12h抗感染治疗，同时予静脉甲泼尼龙40mg q12h，尿激酶（洛欣）0.25MU+NS 50ml心包腔内注射×4d（2020-01-10至2020-01-13），以减少粘连、后期缩窄风险；体温热峰逐渐下降至正常，观察心包引流液量逐渐减少，纤维样物质逐渐减少；连续3天心包积液引流为0，2020-01-20拔除引流管，过程顺利；抗感染方案至满疗程（2020-01-09至2020-01-23），激素2020-01-13序贯为泼尼松30mg qd→（2020-01-21）20mg qd。监测CRP 208.38→1.04mg/L，2020-01-22复查胸部CT可见肺部索条影消失，心包积液未见增长。贫血方面结合铁4项+叶酸+维生素B_{12}、网织红细胞、血涂片、骨髓涂片+活检结果，考虑缺铁性贫血，予琥珀酸亚铁+维生素C治疗，监测Hb 69g/L→87g/L。后患者病情稳定出院。

循证治疗策略

化脓性心包炎的治疗包括心包引流和抗生素治疗。目前最佳的引流方法仍存争议。由于化脓性心包炎常是进展迅速且致命的感染，选择如下哪种技术通常取决于当地医生的专长和经验以及医疗条件。

1．心包腔引流

（1）心包穿刺术：是最简单的心包腔引流方法，常用也最迅速。然而，黏稠的积液引流效果不佳或导致心包腔内出现包裹性积液。此外，如果主要采用心包穿刺术进行引流，恢复后可能发生心包缩窄。纤维蛋白的形成是发展至缩窄性心包炎和持续性化脓性心包炎的一个关键步骤。由于心包切除术有潜在的并发症，可考虑在进行心包穿刺术同时进行心包腔内纤维蛋白溶解，将其作为一种侵入性较小的预防持续性化脓性心包炎和缩窄性心包炎的方法。虽然如此，在无法进行心包穿刺术或纤维蛋白溶解失败时，仍应首选心包切除术根除感染。

（2）剑突下心包切开术：与心包穿刺术相比，剑突下心包切开术的引流通常更彻底和持久，因为在该操作中可建立一个心包"窗"，而且外科医生用手指可轻松地实现手工松解粘连和包裹性积液。该操作通常在手术室进行，但必要时也可使用局部麻醉在床旁进行。欧洲心脏病学会2015年的指南推荐将剑突下心包切开术作为首选的治疗方法。

（3）心包切除术：与剑突下心包切开术相比，心包切除术的并发症发病率和死亡率更高。然而，心包切除术通常可实现充分引流，对于存在紧密粘连、包裹性和黏稠脓性积液、复发性心脏压塞、持续性感染以及进展至缩窄的患者，常需行心包切除术。

（4）电视胸腔镜手术：需进行气管插管和左肺放气。该手术一般通过一个左胸小切口进行。通过该手术可进行心包开窗，但不能完全剥离心包。虽然该操作可实现良好的心包腔引流效果，但仅略好于剑突下心包切开术，且风险更高。有学者提议采用心包腔内纤溶治疗来预防持续性化脓性心包炎和缩窄性心包炎，其侵入性低于心包切除术，并且采用这种方法预防时有必要早期考虑。不过，完全根除感染的首选方法仍是心包切除术。

2．抗生素经验性治疗

一旦怀疑化脓性心包炎的诊断，应立刻开始进行静脉内抗生素治疗。初始经验性抗生素治疗应覆盖可能或怀疑的病原体。在选择经验性方案时，必须仔细考虑可为病因学诊断提供线索的患者特异性因素：患者是否处于免疫抑制状态；发生感染的地点是医疗机构还是社区；身体其他部位是否同时存在感染；是否存在血管内置管或假体装置；当地抗生素耐药情况；患者近期是否已接受抗生素治疗。一般对于在免疫抑制患者或医疗保健机构中发生的感染，经验性治疗应覆盖革兰阳性和革兰阴性细菌病原体。可能的方案包括：万古霉素（一次15～20mg/kg，q8～q12h，每次不超过2g）；目标是万古霉素的最低血清浓度至少为15μg/ml，并联合使用如下任意一种方案：头孢曲松（2g，qd，静脉内给药）、头孢噻肟（2g，q8h）或庆大霉素（每24小时3mg/kg，分2～3次等量给药）、碳青霉烯类药物，如亚胺培南（500mg，q6h，静脉内给药）或美罗培南（1g，q8h，静脉内给药）、β-内酰胺类药物加β-内酰胺酶抑制剂，如替卡西林克拉维酸（3.1g，q4h，静脉内给药）、哌拉西林三唑巴坦（4.5g，q6h）或氨苄西林舒巴坦（3g，q6h，静脉内给药）或头孢吡肟（2g，q12h，静脉内给药）。此外，对于严重免疫抑制、近期在ICU接受过治疗或近期接受过广谱抗生素治疗的患者，推荐采用氟康唑（200～400mg，qd，静脉内给药）进行经验性治疗。

在通过血培养和/或心包积液培养确定微生物学诊断后，可针对分离出的具体病原体进行治疗。如果分离出甲氧西林敏感性金黄色葡萄球菌，则应使用萘夫西林或苯唑西林（2g，q4h，静脉内给药）替代万古霉素。心包腔内滴注抗生素没有作用，因为通过静脉内给予抗生素可使心包积液内的药物达到治疗浓度。

治疗持续时间必须视情况而定。静脉内治疗应持续至发热和感染的临床体征缓解且白细胞计数恢复正常时为止。一般情况下，通常需2～4周的治疗，这取决于引流的充分性和致病细菌对抗生素的敏感性。

最终诊断

化脓性心包炎（苯唑西林敏感的金黄色葡萄球菌）

 大量心包积液

肺部感染

血流感染（苯唑西林敏感的金黄色葡萄球菌）

双侧胸腔积液

肝功能不全

缺铁性贫血

 中度贫血

案例解析

本例患者为青年男性，无基础疾病，发热3周，胸闷、憋气1周，后发现心包积液，伴有肺部感染。一般首先需要除外是否有心脏压塞，如果有则需要紧急行心包穿刺引流。患者入室时血压偏低，但皮肤、尿量、神志都可，乳酸不高，无明显休克征象。接下来要明确心包积液原因，首先需要除外结核性心包炎，同时寻找其他感染和非感染性疾病的证据。本例患者前期因积液位置问题未行超声引导下穿刺，后在介入引导下穿刺引流。血培养发现G$^+$球菌，血培养及心包积液病原查到苯唑西林敏感的金黄色葡萄球菌，同时肿瘤和免疫相关检查无阳性发现，直接明确了心包积液的原因。患者经抗感染治疗后心包引流减少痊愈出院。

参考文献

[1] IMAZIO M. Purulent pericarditis [DB/OL]. Beijing: Wolters Kluwer UpToDate. (2022-04-01). https://www.uptodate.com/contents/purulent-pericarditis.

[2] SAGRISTÀ-SAULEDA J, BARRABÉS J A, PERMANYER-MIRALDA G, et al. Purulent pericarditis: review of a 20-year experience in a general hospital [J]. J Am Coll Cardiol, 1993, 22(6): 1661-1665.

[3] AUGUSTIN P, DESMARD M, MORDANT P, et al. Clinical review: intrapericardial fibrinolysis in management of purulent pericarditis [J]. Crit Care, 2011, 15(1): 220.

患者，女性，18岁。

主诉：左髋关节疼痛21天，发热、呼吸困难2天。

入院情况

患者于21天前运动后出现左大腿疼痛伴肿胀，休息后无缓解，当地医院行髋关节MRI提示左髋关节软组织水肿，左侧髋关节腔积液，予对症治疗，卧床制动，疼痛持续不缓解。2天前出现发热，T_{max} 37.7℃，后突发喘憋、呼吸困难。床旁超声心动图：提示右心房室增大，主动脉增宽。CTPA：提示肺动脉左右分支栓塞改变；双肺片状影及左肺小空洞，考虑"急性肺栓塞"，予利伐沙班20mg bid抗凝治疗，但患者呼吸困难仍进行性加重，并出现血压下降、意识障碍，予气管插管接呼吸机辅助通气，去甲肾上腺素、间羟胺、多巴酚丁胺静脉泵入维持循环等，病情未见好转。为进一步诊治转至我院，查血常规：WBC 16.85×10^9/L，NEUT% 90.7%，Hb 96g/L，PLT 19×10^9/L；血生化大致正常；心肌损伤标志物：cTnI 0.2μg/L，CK 302U/L，CK-MB 25μg/L，NT-proBNP 8000pg/ml；下肢深静脉彩超：双下肢深静脉未见明显血栓。

既往史：体健。

查体：P 141次/分，BP 106/70mmHg，SpO_2 100%@机械通气（PEEP 5cmH₂O，FiO_2 50%）。GCS评分：E1VTM1，双侧瞳孔等大，直径2mm，对光反射存在。双肺呼吸音粗，散在哮鸣音。心律齐，三尖瓣听诊区可闻及收缩期吹风样杂音，余瓣膜区未闻及明显病理性杂音。腹软，按压无痛苦表情。左髋关节处稍肿胀，无明显皮温升高。

入院诊断

呼吸困难待查
  急性肺栓塞
    梗阻性休克可能性大
    感染性休克可能
左髋关节疼痛待查
  软组织感染不除外

诊断思维要点

对于呼吸困难的患者，首先要关注气道、呼吸和循环状态，仔细鉴别以下危及生命的疾病。

1. 呼吸系统疾病

（1）上气道疾病：常见于气管异物、喉头水肿或肿物，患者常有异物吸入或过敏史，表现为吸气性呼吸困难、三凹征等。

（2）急性肺栓塞：多有长时间制动、近期创伤或手术、恶性肿瘤等病史，临床表现有突发憋气，伴胸痛、咯血等症状，辅助检查发现D-Dimer升高，下肢深静脉可有血栓，超声心动图表现为右心负荷增重的表现，诊断需要CTPA明确。

（3）急性哮喘发作：一般表现为呼吸困难和哮鸣，重度发作可表现为使用辅助呼吸肌、言不成句，甚至"沉默胸"。有哮喘病史和诱因。

（4）气胸：包括自发性、创伤性和医源性，自发性气胸多见于瘦高体型的青壮年男性，或有基础肺部病变者。需注意，不论何种原因引起的张力性气胸，均需立即处理。

2．心血管系统疾病

（1）急性冠脉综合征：常伴有胸痛，有心肌损伤标志物的升高，心电图有ST-T段缺血改变，血管造影可发现冠状动脉狭窄或血栓形成。

（2）急性心力衰竭：表现为突发严重的呼吸困难、端坐呼吸、呼吸过速，肺部满布湿啰音。常有冠心病、高血压等病史。

（3）心肌病、心脏瓣膜病：同时合并发热，新发心脏杂音，需警惕感染性心内膜炎，完善血培养，超声心动图可明确诊断。

3．中毒和代谢性疾病

中毒性疾病常有毒物接触史，毒物检测可明确诊断；代谢性疾病包括糖尿病酮症酸中毒、甲状腺危象等，通常有相应基础病史。

本例患者外院CTPA提示肺动脉左右分支栓塞改变，结合临床表现考虑肺栓塞诊断明确。肺栓塞包括肺血栓栓塞、脂肪栓塞、空气栓塞、羊水栓塞、异物栓塞、细菌性栓塞、肿瘤性栓塞等。本例患者虽然有下肢制动病史，但超声未见下肢深静脉血栓，因此血栓栓塞证据不足。右髋关节肿痛起病，病程中有发热，外院胸部CT还可见双肺片状影及左肺小空洞，存在感染基础，临床诊疗时需警惕菌栓栓塞可能。

诊疗经过

1．常规检查

血常规：WBC 14.94×10^9/L，NEUT% 87.8%，Hb 89g/L，PLT 21×10^9/L。

血生化：ALT 68U/L，TBil 24.7μmol/L，DBil 17.8μmol/L，K 4.3mmol/L，Na 143mmol/L，Cr 63μmol/L，BUN 6.97mmol/L。

血氨：正常。

心肌损伤标志物：cTnI 0.410μg/L，CK 349U/L，CK-MB 1.8g/L，NT-proBNP 10 915pg/ml。

凝血功能：PT 22s，APTT 58s，TT 63.4s，Fbg 3.57g/L，D-Dimer 50.44mg/L。

血气分析：pH 7.33，$PaCO_2$ 51mmHg，PaO_2 162mmHg，Lac 2.0 mmol/L。

血培养：甲氧西林耐药的金黄色葡萄球菌（MRSA）。

2．影像学检查

下肢深静脉彩超：双下肢深静脉未见明显血栓。

超声心动图：LVEF（M型）55%，三尖瓣赘生物形成（大小14mm×12mm），三尖瓣瓣叶损毁，重度三尖瓣关闭不全。

CTPA（图41-1）：双肺动脉远端分支多发充盈缺损，考虑多发肺栓塞可能；双肺沿肺动脉及其分支散在不规则结节、斑片影，考虑肺梗死伴发感染可能。

髋关节MRI：左侧髋关节各组成骨多发斑片状异常信号，合并左侧髋关节周围肌肉多发异常信号，左侧髋关节腔积液，炎性改变可能。

3.治疗经过

患者入院后继续气管插管+呼吸机辅助呼吸维持通气，血管活性药物泵入维持血压，阿加曲班静脉泵入抗凝治疗，结合血培养及影像学检查结果，考虑髋关节软组织感染继发三尖瓣感染性心内膜炎、感染性休克，感染性菌栓脱落造成血流播散性感染和肺栓塞。予患者万古霉素抗感染，后考虑感染控制不佳，加用哌拉西林钠他唑巴坦钠、达托霉素抗感染。骨科会诊考虑左侧髋关节未见明显脓肿，暂不予以穿刺引流；心外科会诊考虑患者三尖瓣赘生物、感染性心内膜炎，

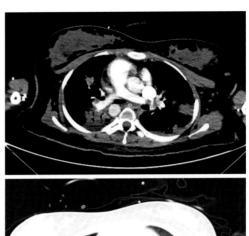
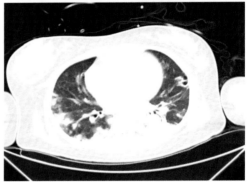

图 41-1　CTPA

存在手术指征。于全麻体外循环下行"三尖瓣置换术"，术后患者脱机困难，行气管切开。之后患者突出症状为左髋疼痛，且炎症指标改善不明显，复查CT与MRI提示左髋破坏进行性加重，骨科于全麻下行"左侧髋关节清理、股骨头切除、间隔器置入术"，最终患者好转出院。

循证治疗策略

右心感染性心内膜炎（IE）的治疗包括抗生素治疗和手术干预。

（1）抗生素方案：经验性治疗时大多数患者的初始治疗可选择万古霉素。对于甲氧西林敏感的金黄色葡萄球菌（MSSA），一般可用半合成青霉素治疗，如苯唑西林。青霉素过敏患者，可使用万古霉素和达托霉素作为替代药物。对于MRSA，可用万古霉素治疗，疗程为6周。对于患者不耐受万古霉素或所感染分离株的万古霉素MIC>1，可将达托霉素作为替代药物。金黄色葡萄球菌心内膜炎患者开始治疗后，可能继续发热5～7天，合并脓毒性肺栓子的患者继续发热的时间更长。

（2）手术指征：大体积赘生物（≥20mm），复发性脓毒性肺栓子，存在高度耐药性微生物，恰当抗生素治疗后仍存在菌血症，重度三尖瓣反流导致的右心衰竭，心脏传导阻滞，瓣周脓肿。三尖瓣手术方案包括修复和置换，取决于瓣膜损伤范围和程度。对于IE患者的抗血栓治疗具有挑战性，对IE伴新近肺栓塞的患者，应权衡不予抗凝治疗发生血栓栓塞并发症的风险和给予抗凝治疗发生出血并发症的风险。对于无脑卒中证据且无高出血风险疾病的IE患者，可采用肺栓塞抗凝治疗的标准推荐。

最终诊断

左髋关节化脓性感染伴播散
    感染性心内膜炎
    急性肺栓塞
    感染性休克

案例解析

患者青年女性，既往体健，运动外伤后出现左髋关节疼痛卧床，后出现发热、突发呼吸困难，先发现肺栓塞，后通过血培养和超声心动图诊断感染性心内膜炎。经过抗感染治疗、三尖瓣置换手术和髋关节脓肿清除手术，最终好转出院。

本例患者有卧床制动的病史，起病早期突发呼吸困难，符合典型急性肺栓塞的表现，CTPA支持肺栓塞的诊断。患者早期无高热，髋关节处感染表现不明显，因此考虑到IE菌栓脱落所致肺栓塞有一定困难。但CTPA提示双肺分支栓塞，迅速出现循环衰竭，病情无法用单纯肺血栓栓塞解释。同时，患者有发热、血小板减低、双肺空洞，提示合并感染存在。转入我院后，完善血培养和超声心动图，发现三尖瓣赘生物，诊断感染性心内膜炎。本病例提示，当目前诊断不能解释疾病全貌时，需要寻找更多线索。

参考文献

[1] CHU V H, SCHRANZ A J. Right-sided native valve infective endocarditis [DB/OL]. Beijing: Wolters Kluwer UpToDate. (2024-03-26). https://www.uptodate.com/contents/right-sided-native-valve-infective-endocarditis.

[2] ORTEL T L. Antithrombotic therapy in patients with infective endocarditis [DB/OL]. Beijing: Wolters Kluwer UpToDate. (2022-03-04). https://www.uptodate.com/contents/antithrombotic-therapy-in-patients-with-infective-endocarditis.

[3] BADDOUR L M, WILSON W R, BAYER A S, et al. Infective endocarditis in adults: diagnosis, antimicrobial therapy, and management of complications: a scientific statement for healthcare professionals from the American Heart Association [J]. Circulation, 2015, 132(15): 1435-1486.

[4] MARTÍN-DÁVILA P, NAVAS E, FORTÚN J, et al. Analysis of mortality and risk factors associated with native valve endocarditis in drug users: the importance of vegetation size [J]. Am Heart J, 2005, 150(5): 1099-1106.

病例 42 肝脓肿

患者，男性，64岁。

主诉：乏力、食欲减退2周，发热1周。

入院情况

患者2周前进食香肠后出现乏力，伴厌油、食欲减退，自测心率增快，100～110次/分，每日饮水量约800ml，无腹痛、腹泻、呕吐、皮肤巩膜黄染等，自诉曾有一过性尿色加深，约3天后自行好转，未行诊治。1周前患者出现发热，T_{max} 38℃，无腹痛、腹泻、皮肤巩膜黄染等，遂于我院急诊就诊。查血常规：WBC 14.65×10^9/L，NEUT# 12.44×10^9/L，Hb 135g/L，PLT 355×10^9/L；血生化：TBil 9.8μmol/L，DBil 5.6μmol/L，ALT 17U/L，Cr 53μmol/L，K 2.9mmol/L，Alb 31g/L，BUN 2.65mmol/L；hs-CRP 197.79mg/L。胸部CT：示左肺上叶下舌段、双肺下叶索条影；纵隔多发小淋巴结；双侧胸膜增厚；肝左叶低密度影，肝内外胆管积气、扩张；腹部增强CT：示肝左叶低密度影，内部可见分隔。考虑"肝脓肿可能"，予厄他培南1g qd抗感染治疗，后监测体温热峰逐渐下降，但仍有低热，T_{max} 37.4℃，为进一步治疗收入院。

自起病以来，患者精神、饮食、睡眠稍差，二便大致正常，体重无明显变化。病程中无光过敏、皮疹、口眼干、关节痛、肌痛、雷诺现象等。

既往史：胆囊炎、胆结石病史。

查体：P 72次/分，BP 132/68mmHg。体型肥胖，全身皮肤黏膜未见黄染、出血点、破溃。双肺呼吸音清，未闻及干湿啰音。心脏查体（－）。腹软，无压痛、反跳痛，肠鸣音4次/分，肝脾肋下、剑下未及，Murphy征（－），移动性浊音（－），肝区叩击痛（＋）。双下肢无水肿。

血常规：WBC 14.65×10^9/L，NEUT# 12.44×10^9/L，Hb 135g/L，PLT 355×10^9/L。

血生化：TBil 9.8μmol/L，DBil 5.6μmol/L，ALT 17U/L，Cr 53μmol/L，K 2.9mmol/L，Alb 31g/L，BUN 2.65mmol/L。hs-CRP 197.79mg/L。

胸部CT：示左肺上叶下舌段、双肺下叶索条影；纵隔多发小淋巴结；双侧胸膜增厚；肝左叶低密度影，肝内外胆管积气、扩张。

腹部增强CT（图42-1）：示肝左叶低密度灶，边缘欠清，范围约10.7cm×10cm，增强扫描呈环形强化，内部强化不明显。肝内外胆管扩张、积气。

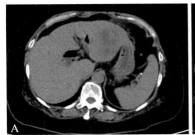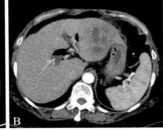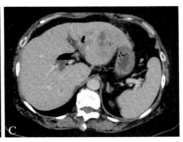

图 42-1 腹部 CT 平扫 + 增强

注：A. 平扫；B. 动脉期；C. 门脉期。

入院诊断

肝脓肿

　　胆系感染可能

胆囊炎

胆囊结石

右肺结节

动脉粥样硬化

诊断思维要点

大多数细菌性肝脓肿为多重感染，以肠革兰阴性杆菌和厌氧菌为主。在亚洲，肺炎克雷伯菌单一微生物感染是原发性肝脓肿的重要原因。

肝脓肿临床表现包括发热和腹痛，也可表现为恶心、呕吐、食欲减退、体重减轻和不适。疑似肝脓肿的评估包括影像学检查（通常为CT或超声）、血培养，以及对脓肿进行穿刺和培养。若患者的影像学检查显示存在肝病变，且病变穿刺物呈脓性和/或革兰染色或培养发现细菌，则可确诊。

细菌性肝脓肿的危险因素包括糖尿病、肝胆或胰腺疾病、肝移植和规律使用质子泵抑制剂。由于细菌性肝脓肿可表现为发热、右上腹疼痛和压痛、肝酶升高，需要与以下疾病进行鉴别诊断：肝炎（如病毒性、药物性、酒精性）、原发性或继发性肝肿瘤、右下叶肺炎、急性胆管炎和急性胆囊炎。一般可通过肝脏超声或CT区分。

本例患者老年女性，急性病程，既往胆囊炎、胆囊结石病史，临床以乏力、食欲减退起病，后出现发热，查体提示肝区叩痛，影像学检查可见肝左叶低密度影，予抗感染治疗后体温逐渐下降，结合症状、体征及辅助检查结果，考虑患者肝脓肿诊断明确。

诊疗经过

1. 常规检查

血常规：WBC 13.95×10^9/L，LY% 9.7%，NEUT# 12.08×10^9/L，PLT 257×10^9/L。

流式尿沉渣分析+尿常规：UBG 33μmol/L，SG 1.013，pH 7.0，NIT NEG，WBC NEG

cells/μl，BLD NEG cells/μl。

便常规+OB：（－）。

血生化：TC 2.74mmol/L，TG 0.70mmol/L，hs-CRP 175.91mg/L，Cr 61μmol/L，ALT 18U/L，BUN 2.58mmol/L，LDH 196U/L，TBil 18.4μmol/L，DBil 9.8μmol/L，TP 58g/L，Alb 29g/L，K 3.7mmol/L。

甲状腺功能、糖化血红蛋白：正常。

心肌损伤标志物：正常。

肝脓肿引流液全自动化需氧+厌氧培养：ESBL（－）肺炎克雷伯菌。

2．影像学检查

超声心动图：升主动脉增宽，主动脉瓣退行性变，左心室舒张功能减低（Ⅰ级）。

3．治疗经过

入院后完善相关检查考虑无明确操作禁忌，于局麻下行CT引导下肝脓肿穿刺置管引流术，同时予头孢哌酮钠舒巴坦钠3g q8h抗感染治疗，但患者仍有发热，T_{max} 38.3℃，遂于次日升级抗生素为亚胺培南西司他丁0.5g q6h×3d抗感染治疗，后患者体温降至正常，复查血常规、炎症指标：WBC $13.95×10^9/L$→$9.44×10^9/L$，hs-CRP 175.91mg/L→82.81mg/L，完善超声心动图、眼底检查，未见感染性心内膜炎（IE）、眼底出血等血行播散表现，后根据引流液药敏降级抗生素为头孢哌酮钠舒巴坦钠3g q8h×8d，其间患者引流液逐渐减少，未再次发热，共引流脓液约270ml，监测血常规：WBC $9.44×10^9/L$→$6.14×10^9/L$；hs-CRP 82.81mg/L→8.70mg/L，复查腹部CT示肝左叶片状低密度影范围较前缩小（6.7cm×7.4cm→5.6cm×4.8cm），肝左外叶下段卵圆形稍低密度区范围较前缩小（4.5cm×2.4cm→2.6cm×2.3cm）。考虑治疗有效，停用静脉抗生素，换用左氧氟沙星0.75g qd口服，介入科阅片后建议继续保留肝脓肿引流管，2周后复查腹部CT评估是否予以拔除。

患者病情稳定，出院后嘱院外继续服药，加强引流管路护理，门诊随诊。

循证治疗策略

细菌性肝脓肿的治疗包括引流和抗生素治疗。原则上，应尽早行超声或CT引导下经皮肝脓肿穿刺置管引流，穿刺或置管引流的适应证包括：①液化成熟的肝脓肿。②药物保守治疗效果不明显，持续高热的肝脓肿。③直径＞3cm的脓肿首选置管引流。出现以下情况建议行手术治疗：①脓肿有高度破溃风险，或已经破溃形成腹膜炎、胸膜炎。②合并其他胆道疾病需手术。③经规范的药物及介入治疗（经皮穿刺引流7天）病情无明显改善。④脓肿内容物黏稠致引流不畅或堵塞引流管。

早期经验性应用抗生素应在考虑原发病的基础上尽可能全面覆盖肝脓肿常见致病菌，如肠杆菌（肺炎克雷伯菌，大肠埃希菌和其他肠杆菌）、葡萄球菌、厌氧菌。经验性抗生素治疗首选第三代头孢菌素+甲硝唑，或β-内酰胺类/β-内酰胺酶抑制剂联合甲硝唑，或碳青霉烯类。无论最初采取何种经验性治疗方案，都应根据药敏试验结果及时调整药物治疗方案。

单纯抗生素治疗建议4～6周，对初始引流反应良好的患者建议2～4周静脉抗生素治疗，而引流不完全的患者建议4~6周静脉抗生素治疗，脓肿难以引流的患者通常需要较长的疗程，治疗后期口服抗生素治疗可根据培养和药敏试验结果采用特定口服药物。若没有培养结果，可选择经验性口服抗生素，包括阿莫西林克拉维酸单药治疗或喹诺酮类联合甲硝唑治疗。

最终诊断

肝脓肿〔ESBL（−）肺炎克雷伯菌〕
　　胆系感染
胆囊结石
　　胆囊炎
老年性白内障
右肺结节
动脉粥样硬化

案例解析

细菌性肝脓肿有多种感染途径。在欧美国家，胆源性和门静脉感染是最常见的途径，即胆系结石、急性胆囊炎、肝胆恶性肿瘤、肝胆侵入性操作等导致细菌逆行至肝引起继发性肝内感染，或腹腔内感染、肠道感染导致细菌经门静脉及其分支进入肝引起感染。另外，血行播散或直接肝感染也可导致肝脓肿。在东亚地区，隐源性感染是最常见的感染途径。肺炎克雷伯菌是中国细菌性肝脓肿的主要致病菌，尤其在糖尿病患者中感染比例有上升趋势，相比其他病原体导致的肝脓肿，肺炎克雷伯菌肝脓肿具有较高的侵袭性感染风险，临床表现为肝外侵袭综合征，如脑膜炎、眼内炎、骨髓炎及其他部位脓肿形成（如肺脓肿）。

本例患者为老年男性，无糖尿病、长期应用质子泵抑制剂类药物等高危因素，因既往胆囊炎病史，此次起病前曾有高脂饮食史，后出现食欲减退等症状。CT提示肝内胆管积气、肝内外胆管扩张，考虑胆道感染较重，逆行感染所致，本次肝脓肿发作可能为胆系感染继发。但脓肿病原学为肺炎克雷伯菌，需高度警惕侵袭性肝脓肿，因此也进行了超声心动图、眼底等筛查，最终未发现肝外脓肿灶。

介入穿刺引流和抗生素治疗是细菌性肝脓肿等基本手段，本例患者CT上可见液化成熟，因此入院后即完成经皮肝脓肿穿刺引流，这不仅是治疗的重要部分，也可获取病原学及药敏试验结果以指导后续针对性治疗。

经验性抗生素治疗方案应覆盖链球菌、肠道革兰阴性杆菌和厌氧菌，抗生素治疗通常总共持续4~6周，具体取决于临床效果，目前尚无高质量临床数据支持，治疗方案需动态评估病情并结合培养和药敏试验结果及时调整。

参考文献 ———————

[1] DAVIS J, MCDONALD M. Pyogenic liver abscess [DB/OL]. Beijing: Wolters Kluwer UpToDate. (2024-02-16). https://www.uptodate.com/contents/pyogenic-liver-abscess.

[2] 中华医学会急诊医学分会. 细菌性肝脓肿诊治急诊专家共识[J]. 中华急诊医学杂志，2022，31（3）：273-280.

病例 43 侵袭性肝脓肿综合征

患者，男性，42岁。

主诉：发热、咳嗽、憋气10天，加重7天，左眼视力下降5天。

入院情况

患者2022-05-10下午从公园回家后出现发热，T_{max} 40℃，伴畏寒、寒战，伴咳嗽、咳少量血性痰，伴胸闷、憋气、乏力，无腹痛、腹泻、尿频、尿急，就诊外院治疗无好转（具体不详）。至2022-05-13持续高热，咳少量铁锈色黏痰，伴憋气，咳嗽时明显，夜间可平卧。2022-05-15患者新出现左眼视力下降，遂转入廊坊市人民医院诊治，查血常规：WBC 9.24×10^9/L，NEUT% 88.4% 95.7%，Hb 137g/L，PLT 52×10^9/L；血气分析：pH 7.42，$PaCO_2$ 25mmHg，PaO_2 117mmHg，SaO_2 98%（3L/min），Lac 2.3mmol/L，Glu 21.3mmol/L；PCT 56.37ng/ml；CRP 181mg/L。肺部CT：双肺散在炎症病变伴部分小空洞形成，双肺多发小结节，右肺上叶肺气肿；腹部CT：肝顶部可见1.7cm大小低密度，胆囊大小正常，肝内外胆管无扩张；血培养：ESBL（-）肺炎克雷伯菌（需氧0.36天、厌氧0.42天），氨苄西林、哌拉西林耐药，头孢曲松、亚胺培南、美罗培南、左氧氟沙星等敏感。给予第三代头孢菌素抗感染效果不佳。2022-05-19患者自觉憋气加重，左眼视力下降明显，肺部CT提示两肺病变明显增多，且空洞增大，右侧大量胸腔积液，右肺膨胀不全。腹部CT：肝顶部可见2.5cm大小低密度，肝周出现少量积液，给予抗感染治疗后，病情未见好转，2022-05-20经120转入我院急诊。

既往史：平素身体健康状况一般，否认多饮、多食、多尿，否认高血压、冠心病、糖尿病等慢性病史。

查体：T 38.2℃，P 118次/分，R 30次/分，BP 119/69mmHg，SpO_2 94%（鼻导管4L/min）。GCS评分：E4V5M6，全身皮肤未见黄染、出血点、破溃。左睑结膜充血、水肿，巩膜无黄染，双侧瞳孔等大正圆，直径2.5cm，对光反射灵敏。右肺呼吸音弱，双肺均可闻及湿啰音。心前区无隆起及凹陷，心界正常，心率118次/分，心律齐，各瓣膜听诊区未闻及病理性杂音。腹平软，无压痛、反跳痛，肝脾肋下、剑下未及。生理反射存在，双侧Babinski征阴性。

入院诊断

播散性肺炎克雷伯菌感染

　　重症肺炎［ESBL（-）肺炎克雷伯菌］

　　　Ⅰ型呼吸衰竭

　　胸腔积液

　　肺不张

肝脓肿可能

眼内炎可能

血流感染

诊断思维要点

本例患者中年男性，急性起病，以发热、咳嗽、咳痰、胸闷、憋气等呼吸道症状起病，辅助检查提示血象升高、炎症指标升高，肺部影像学发现肺内多发空洞，肺部病变进展迅速，且全身多部位受累（肝、眼、血液），病原学明确肺炎克雷伯菌感染，考虑播散性肺炎克雷伯菌感染明确。诊断及鉴别方面，从患者的呼吸道症状及肺部影像学角度出发，应考虑以下几方面。

（1）伴发肺部典型空洞样影像学特征的细菌感染：可见于链球菌、金黄色葡萄球菌、肺炎克雷伯菌、铜绿假单胞菌等感染。这些病原菌临床表现都为急性起病，发热，伴咳脓痰，肺内空洞多发，常伴胸腔积液。

（2）真菌感染：最常见于黄曲霉、烟曲霉等，其临床表现在很大程度上取决于宿主的免疫状态，侵袭性真菌感染是最具破坏性的疾病形式，主要见于具有显著免疫抑制人群，小的生长病灶不受控制，菌丝穿透组织平面和血管，通过血液系统传播到多个器官。

（3）军团菌感染：常因吸入含有军团菌的气溶胶感染而致病，起病急骤，以肺炎为主要表现，多种影像共存，常伴低钠血症、低磷血症、肌酸激酶升高、肝功能异常，严重者可伴意识改变。

（4）肺结核：多有咳嗽、咳痰、发热、盗汗、体重减轻等表现，空洞大小不均，伴发结节，实变和"树芽征"等不同征象，可沿支气管播散引起支气管肺炎。

（5）肉芽肿性多血管炎：基本病理为坏死性血管炎，累及小动脉和小静脉，临床多伴鼻炎、鼻窦炎、发热、呼吸道症状、肾衰竭、皮肤损害等多系统受累，影像学可见结节，浸润和空洞并存。

（6）肿瘤：主要因恶性肿瘤经放化疗后缺血坏死，形成内部囊肿和继发感染所致，多有肿瘤原发病表现。

人类是肺炎克雷伯菌的主要宿主。根据中国细菌耐药监测网数据，我国2021年临床分离菌株主要菌群分布中肺炎克雷伯菌排名第二。经过长时间演变，肺炎克雷伯菌逐渐进化并形成两个不同的克隆组，一个呈现多重耐药，称为经典肺炎克雷伯菌；而另一个呈现高毒力，称为高毒力肺炎克雷伯菌。

与经典肺炎克雷伯菌不同，高毒力肺炎克雷伯菌在亚太地区和亚裔人群中高发，常引起社区获得性感染，并且多发生在免疫健全人群中，因其较强的致病力使其致残率及致死率更高。高毒力肺炎克雷伯菌最易引起肝脓肿，常同时或先后伴有远隔器官的共感染，如内源性眼内炎、血源性肺脓肿或脑脓肿等。在没有肝胆疾病情况下发生的肝脓肿称为原发性肺炎克雷伯菌肝脓肿（KLA）或侵袭性肝脓肿。

诊疗经过

1. 常规检查

血气分析：pH 7.52，PCO_2 28mmHg，PO_2 58mmHg，HCO_3^- 22.6mmol/L，@RA，cLac 2.3mmol/L。

炎症指标：PCT 6.00ng/ml。

血常规：WBC 15.39×10^9/L，NEUT% 84.7%，PLT 165×10^9/L，Hb 119g/L。

凝血功能：PT 13.2s，PT% 73.1%，INR 1.17，Fbg 4.22g/L，D-Dimer 2.50mg/L FEU。

肝肾功能：K 2.8mmol/L，Alb 26g/L，Ca 1.89mmol/L，Glu 10.7mmol/L，Cr 46μmol/L。

心肌损伤标志物：NT-proBNP 436pg/ml。

2. 影像学检查

腹部CT（图43-1）：肝近膈顶低密度，直径2.5cm，胆囊壁略厚，囊内多发小结石。

胸部CT（图43-2）：双肺多发斑片、实变及结节影，左肺多发空洞，首先考虑感染性病变可能性大，双侧胸腔积液，右侧为著，右肺膨胀不全。

眼B超：右眼玻璃体轻度浑浊，部分玻璃体后脱离；左眼玻璃体炎性浑浊。

头颅增强MRI+MRS+DWI（图43-3）：左尾状核头、右苍白球、右额上回、双半卵圆中心、右侧脑室后角旁多发异常信号，不同时期缺血改变可能，感染不除外。

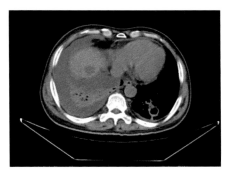

图 43-1 腹部 CT

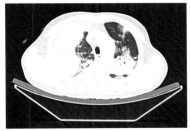 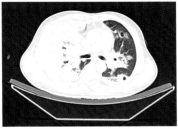 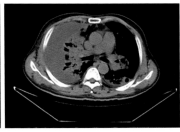

图 43-2 胸部 CT

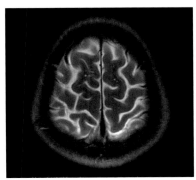 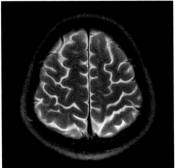 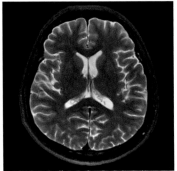

图 43-3 头颅增强 MRI+MRS+DWI

3．治疗经过

根据药敏试验结果及患者临床表现，逐渐调整抗生素方案：美罗培南（14天）→哌拉西林钠他唑巴坦钠（7天）→头孢曲松联合左氧氟沙星继续抗感染。眼科会诊：局麻下行左眼经结膜微创玻璃体切除+视网膜切开+气液交换+重水充填+视网膜激光光凝+硅油填充+玻璃体腔注药术（头孢他啶），其中眼玻璃体腔注药术共4次。复查CT肝脓肿缩小，直径约1.5cm，考虑该位置穿刺难度高，且病灶较小，不建议行穿刺，抗生素治疗持续4~6周再复查影像学变化。经过治疗后，患者病情稳定好转。

循证治疗策略

原发性KLA的治疗包括引流和全身性抗生素治疗。

（1）肝脓肿引流：单纯抗生素治疗肝脓肿，疗程十分漫长；对于已液化的肝脓肿推荐积极引流。可行影像学（超声或CT）引导下经皮穿刺引流，该方法创伤小，优于外科引流。如果脓肿呈多腔性、脓肿未能液化或脓肿迟迟不消且患者长期发热，可选择外科手术治疗。

（2）抗生素的选择：KLA的初始治疗通常应覆盖革兰阴性菌和厌氧菌，大多社区获得性KLA分离株对头孢菌素保持敏感性，后续抗生素治疗应根据药敏试验结果进行调整。

（3）疗程：对于大多数病例，抗生素治疗应持续至少4~6周。一般情况下，治疗应持续到CT显示脓腔完全或近乎完全消失。

（4）转移性感染灶的治疗：对于转移性感染患者，除全身性抗生素治疗外，还需要给予局部治疗或清创。例如，肺炎克雷伯菌眼内炎患者可接受玻璃体内抗生素治疗和玻璃体切割术等。

最终诊断

侵袭性肝脓肿综合征［ESBL（−）肺炎克雷伯菌感染］
    重症肺炎
        Ⅰ型呼吸衰竭
      双侧胸腔积液
     左侧眼内炎
     颅内感染
2型糖尿病

案例解析

肝脓肿起病隐匿，早期不易发现。当以远隔脏器转移感染为首发表现就诊时（如肺脓肿、眼内炎），临床易误导诊治方向。

肝脓肿大多急性起病，合并高热、寒战、肝区疼痛等表现，但在合并糖尿病患者中，其临床常表现不典型，易造成漏诊。

近年来，肺炎克雷伯菌相关的侵袭性肝脓肿越发常见，临床应对其多样化表现提高警惕。尤其对于来诊前未确认的隐匿糖尿病患者，当合并多部位感染时，应考虑该病。

参考文献

[1] 张欣，陈佰义. 高毒力肺炎克雷伯菌感染研究进展[J]. 中华结核和呼吸杂志，2020，43（10）：870-874.

[2] YU W-L. Invasive liver abscess syndrome caused by Klebsiella pneumoniae [DB/OL]. Beijing: Wolters Kluwer UpToDate. (2023-03-07). https://www.uptodate.com/contents/invasive-liver-abscess-syndrome-caused-by-klebsiella-pneumoniae.

患者，男性，75岁。

主诉：左下肢皮肤破损伴发热10余天。

入院情况

患者10余天前下地劳作可疑虫咬伤后，左下肢局部出现红斑伴瘙痒、肿痛，逐渐加重伴破溃渗出，T_{max} 40℃，就诊于外院，血培养未见异常，发现下肢肌间静脉血栓，考虑"丹毒感染可能"，予氯唑西林3g bid×8d效果不佳，3天前加用静脉氢化泼尼松20mg qd×3d，但患者仍有发热，且皮疹蔓延严重，出现周身淤斑、红斑，神志较前淡漠，转入我院。

既往史：无特殊。

查体：T 38.4℃，P 92次/分，R 16次/分，BP 99/71mmHg，SpO_2 90%。轮椅入，神清，精神弱。心、肺、腹查体未见异常。躯干、四肢可见多发红色斑疹、淤斑，皮损按压可部分褪色。左小腿下1/2内侧皮肤红肿、破溃（图44-1），左小腿张力高、压痛，左足踝活动可。

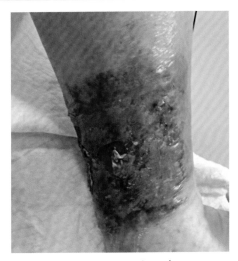

图 44-1　左小腿皮肤外观

血常规：PLT $149×10^9$/L，WBC $8.18×10^9$/L，NEUT% 78.8%，Hb 118g/L，NEUT $6.44×10^9$/L，LY% 18.8%，MONO% 2.2%。

PCT、肝肾功能、心肌损伤标志物：大致正常。

凝血功能：PT 13.3s，PT% 75.1%，APTT 29.6s，INR 1.15，D-Dimer 22.7mg/L FEU。

入院诊断

发热、皮损原因待查
　皮肤软组织感染可能
肌间静脉血栓
冠心病

诊断思维要点

临床常见叮咬人类的昆虫包括蚊、臭虫、蜱虫、蚤、虱等，田间劳作还可见于恙螨、蜈蚣、蜘蛛咬伤。多数昆虫叮咬后仅有局部表现，为瘙痒性的红斑和水肿，但偶尔会进展成水疱或坏死性病变，组织坏死一般由毒液注入导致，可见于蜘蛛或蜈蚣咬伤，但相对少见。此外，皮肤接触隐翅虫毒液后也可表现为红斑、脓疱、糜烂，但隐翅虫并不叮咬人类，多表现为急性接触性皮炎，呈自限性，这类患者通常有拍捏毒虫史。

多数确切的昆虫咬伤仅局部治疗即可，但临床需要警惕虫媒病传播。常见的以发热和皮疹起病的虫媒病包括登革热、斑疹伤寒、恙虫病及其他蜱传播疾病，如莱姆病、无形体病、立克次体病等。

本例患者以单侧下肢皮肤局部丹毒/蜂窝织炎样表现起病，发病早期为局部红斑伴瘙痒，询问病史发病前可疑有虫叮咬史，诊断方面首先需要考虑上述虫媒相关疾病，其次还需考虑其他以发热、皮疹起病的非传染性疾病。①丹毒、蜂窝织炎：多为细菌感染，局部皮损红肿热痛，抗感染治疗有效。②坏死性筋膜炎：为累及皮下脂肪层及筋膜层的急性坏死性软组织感染，随着感染进展，全身毒性症状明显，皮肤表现包括大疱和淤斑伴坏死，皮肤可能出现感觉缺失。③坏疽性脓皮病：是一种少见嗜中性皮肤病，起病为痛性红斑、结节、无菌性脓疱，后迅速进展为坏死性溃疡且潜行性扩大，伴有浸润的紫红色边缘，严重时可深达肌层，可自发发生或由轻微创伤触发。

诊疗经过

1. 辅助检查

创面分泌物培养：细菌、真菌均（－）。

创面分泌物涂片：偶见革兰阴性杆菌。

血培养需氧、厌氧菌：均（－）。

总IgE：84.6KU/L。

TORCH10项：风疹病毒IgG抗体（＋）1.91S/CO，巨细胞病毒IgG抗体（＋）3.48S/CO，单纯疱疹病毒1型IgG（＋）3.59S/CO。

NGS病原体高通量DNA：立克次体×5条，EB病毒×2条。

铁蛋白：1392ng/ml；抗链球菌溶血素O：26U/ml。

2. 治疗经过

患者下地劳作时有可疑虫咬史，发热外院常规抗生素治疗效果不佳，并出现全身性斑丘疹，病程中出现精神淡漠并逐渐加重，考虑特殊病原体感染可能，完善NGS病原体高通量DNA：立克次体×5条，EB病毒×2条，考虑立克次体感染明确，给予亚胺培南西司他丁+多西环素抗感染治疗，感染科会诊同意目前诊断，建议调整抗生素方案为多西环素+哌拉西林钠他唑巴坦钠抗感染，并完善皮肤活检。但因患者及家属拒绝未做。皮肤科会诊局部皮损外用硼酸洗液湿敷，随后外用莫匹罗星软膏（百多邦软膏）。血管外科会诊给予利伐沙班抗凝治疗。

后因患者家属大腿出现大片状红色皮疹，不除外蜱虫媒介传播等情况，转传染病医院继续诊治。

循证治疗策略

立克次体病是由立克次体感染引起的急性传染病，为一类严重威胁人类健康的人畜共患自然疫源性疾病，传播媒介主要为节肢动物如蜱、虱、蚤、螨等，也可因家畜如猫、犬等抓咬而发生。典型三联征为发热、头痛和皮疹，其他常见症状有畏寒、肌肉痛和厌食症。根据立克次体种类的不同，导致的疾病主要包括斑疹伤寒（如流行性斑疹伤寒、地方性斑疹伤寒）、恙虫病、人无形体病等。立克次体病的严重并发症包括脑炎、神志不清、昏迷、肺炎、深静脉血栓形成、出血、坏疽、肝衰竭、肾衰竭和心力衰竭。

多西环素、氯霉素、四环素等对各种立克次体病均有疗效，但多西环素是治疗的首选，成人推荐多西环素口服剂量为100mg q12h，在热退后一般需要再用药3天。四环素副作用较多，故8岁以下儿童和妊娠期妇女禁用。氯霉素同样被作为立克次体感染的主要药物，但存在导致再生障碍性贫血的风险，也是感染斑疹伤寒孕妇患者的首选药物，但禁用于产妇，因存在引起灰婴综合征的风险。

最终诊断

立克次体病（斑疹热立克次体病可能性大）

肌间静脉血栓

案例解析

患者老年男性，此次下地劳作时有可疑虫咬史，此后出现左下肢皮疹并出现红肿破溃合并发热，经常规抗感染治疗效不佳，出现精神淡漠，NGS结果回报立克次体，因此立克次体感染诊断明确。

本例患者在起初就诊时被误诊为丹毒，当给予氯唑西林抗感染治疗效果不佳时，需要重新考虑对病原体的判断，是否为耐药菌感染，或不是常规病原体感染。此时如果重视了重要的流行病学史——可疑虫咬史，就会发现新的思路，从而引导进一步的检查。针对病原学的宏基因组测序NGS已在国内广泛开展，能给出确定的病原学诊断。但当地医院发现治疗效果不佳后盲目给予糖皮质激素治疗，造成免疫抑制从而加重了患者的感染。本例提示，当患者有发热、皮疹时要详细询问病史尤其是流行病学史，并仔细观察皮疹的特点，警惕特殊病原体的感染，必要时行NGS检查。

参考文献

[1] LOPEZ F A, SANDERS C V. Fever and rash in the immunocompetent patient [DB/OL]. Beijing: Wolters Kluwer UpToDate. (2023-11-29). https://www.uptodate.com/contents/fever-and-rash-in-the-immunocompetent-patient.

[2] WILSON M E. Skin lesions in the returning traveler [DB/OL]. Beijing: Wolters Kluwer UpToDate. (2022-12-26). https://www.uptodate.com/contents/skin-lesions-in-the-returning-traveler.

[3] MCCLAIN M T. Epidemiology, clinical manifestations and diagnosis of Rocky Mountain spotted fever [DB/OL]. Beijing: Wolters Kluwer UpToDate. (2024-02-16). https://www.uptodate.com/contents/epidemiology-clinical-manifestations-and-diagnosis-of-rocky-mountain-spotted-fever.

[4] 赵清，逯军，潘翔. 人感染立克次体致病研究现状[J]. 中国热带医学，2020，20（6）：583-588.

[5] 高浩然，刘水，王凯新，等. 1507例立克次体病患者的流行病学特征[J]. 热带医学杂志，2022，22（2）：283-286，290.

病例 45　急性会厌炎起病的冷球蛋白血症

患者，男性，65岁。

主诉：发热、皮疹、呼吸困难1个月，下肢乏力1周，腹痛2天。

入院情况

2022-04-17患者受凉后出现发热、咽痛，T_{max} 39.2℃，自服头孢地尼、连花清瘟效果不佳，就诊外院，查血常规：WBC 10.45×10^9/L，NEUT% 82.4%。胸部CT：右肺中叶内侧段、左肺上舌叶及双肺下叶少许炎性条索，考虑"感染性发热，肺部感染不除外"，予头孢克肟抗感染、对乙酰氨基酚退热治疗。2022-04-18下午出现喘息、呼吸困难，伴皮疹，无咳嗽、咳痰，无鼻塞、流涕。2022-04-19凌晨就诊我院急诊，考虑"药物过敏、上气道梗阻、急性会厌炎可能"收入抢救室。查体见四肢、胸腹散在皮疹，部分凸于皮面，言语不能、呼吸急促，咽部充血红肿明显，可及轻度喉鸣，未见三凹征，双肺未闻及哮鸣音。血气分析：pH 7.45，$PaCO_2$ 35mmHg，PaO_2 144mmHg，HCO_3^- 23.8mmol/L，BE 0.8mmol/L，Lac 1.6mmol/L；血常规：WBC 12.30×10^9/L，NEUT% 90.7%，NEUT# 11.16×10^9/L，LY# 0.55×10^9/L，MONO# 0.55×10^9/L，EOS# 0×10^9/L，BASO# 0.04×10^9/L，Hb 154g/L，PLT 129×10^9/L。血生化：K 3.3mmol/L，Cr 64μmol/L，hs-CRP 132.70mg/L，NT-proBNP 823pg/ml。PCT 0.28ng/ml。予苯海拉明20mg肌内注射+肾上腺素0.5mg肌内注射+布地奈德雾化+氢化可的松琥珀酸钠200mg静脉输注，依巴斯汀10mg qd 口服+西替利嗪10mg qd 口服，艾洛松乳膏bid外涂于皮疹处。肺部感染予厄他培南+甲硝唑治疗。耳鼻喉科会诊予完善电子喉镜检查：会厌红肿明显。经上述治疗后患者喘憋明显好转，转入留观继续诊治。耳鼻喉科随诊建议氢化可的松100mg qd×3d减轻水肿。2022-04-22复查间接喉镜水肿基本消退。颈部CT：口咽、喉咽侧壁增厚，考虑恶性病变可能。皮肤科随诊考虑多形红斑可能、药疹不除外，激素过渡为甲泼尼龙（美卓乐）16mg qd口服。2022-04-23患者再次出现发热，T_{max} 38.5℃，无畏寒、寒战、咳嗽、咳痰、尿频、尿痛等不适，查体皮疹较前变淡，部分消退，双肺听诊稍粗，未闻及干湿啰音。予完善血培养（－）、感染指标较前变化不大。2022-04-25颈胸增强CT回报：与我院2022-04-19前片对比，原右侧口咽、喉咽侧壁增厚，右侧梨状隐窝消失，口咽、喉咽腔变窄，此次未见，增强后未见明确异常强化影；双侧颌下、颏下、颈动脉鞘旁、锁骨上窝多发淋巴结，较前减少、缩小。耳鼻喉科随诊电子喉镜下见双侧室带肥厚，遮挡部分声带，声带黏膜光滑，运动好，咽喉结构较上次喉镜下所见明显好转。继续抗感染，复查感染指标。查肿瘤标志物、CMV-DNA、EBV-DNA、ANCA均（－）。血涂片：可见少量异型淋巴细胞。追问患者自诉发病前有补牙病史，完善超声心动图后排除心内膜炎。腹部超声：脂肪肝，胆囊多发结石，未见胆囊壁增厚、周围渗出及胆管结石、肝内外胆管扩张等。2022-04-28患者体温正常，无新发皮疹，甲泼尼龙减量至12mg qd口服，患者家属拒绝继续留观，签字后离院。2022-05-06患者再次出现间断发热，T_max39℃，间隔1~3天出现，热峰1~2次/天，伴全身皮疹再次加重，伴双下肢乏力。2022-05-14出现腹痛，再次就诊我院急诊查体右上腹压痛，Murphy征（+），肝区叩痛（-）。查血常规：WBC 16.97×10⁹/L，NEUT% 90.5%，Hb 114g/L，PLT 109×10⁹/L。血生化：ALT 40U/L，Alb 31g/L，TBil 29.6μmol/L，DBil 11.9μmol/L，K 5.4mmol/L，Na 128mmol/L，Ca 2.16mmol/L，BUN 32.30mmol/L，Cr 198μmol/L，Glu 7.7mmol/L，hs-CRP 163.90mg/L，CK 18U/L，cTnI<0.017μg/L，NT-proBNP 17 422pg/ml。尿常规：BLD 200cells/μl，WBC（-）。腹部超声：胆囊壁毛糙、胆囊多发结石。泌尿系BUS（-）。胸部CT：可见双侧胸腔积液，考虑急性胆囊炎、急性肾损伤（AKI）、心力衰竭，予禁食水、给予厄他培南（怡万之）、补液、利尿处理。2022-05-16患者体温控制仍不佳，腹痛无显著缓解，复查WBC、hs-CRP均较前升高，更换抗生素为亚胺培南西司他丁，当晚急诊全麻下行腹腔镜探查，粘连松解，胆囊切除术，术后安返EICU。

既往史：2006年因冠心病于外院行冠状动脉造影，植入支架2枚（具体不详），现口服阿司匹林0.1g qd。乙肝小三阳病史多年，口服恩替卡韦治疗。

查体：患者神志模糊，嗜睡。双肺可闻及细湿啰音，左肺为著，左下肢肌力3级，右下肢肌力2级，双下肢膝以下轻度可凹陷性水肿。腹部可见陈旧性出血性皮疹，双足可见散在出血性皮疹。术口无红肿，术口敷料干洁，无渗血、渗液。

急性会厌炎时激素治疗前后喉镜、皮疹情况见图45-1、图45-2。

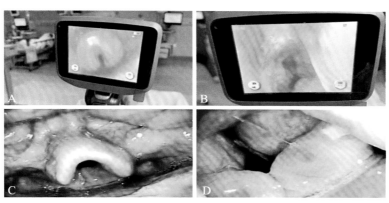

图 45-1 喉镜检查
注：A~B.激素治疗前；C~D.激素治疗后。

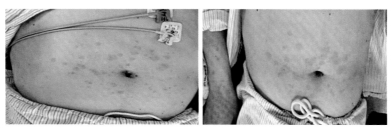

图 45-2 皮疹外观

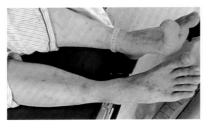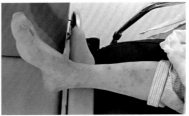

图 45-2 皮疹外观（续）

入院诊断

急性胆囊炎

　　胆囊结石

发热、皮疹原因待查

　　血管炎?

冠心病

　　冠状动脉支架植入术后

　　心功能不全

　　　　心包积液

　　　　双侧胸腔积液

急性肾损伤

乙肝小三阳

诊断思维要点

成人急性上气道梗阻多见于：①上气道腔内/外病变，多见上气道内异物、带蒂气管内息肉或肿瘤和炎性肉芽肿以及外压。②水肿，血管神经性水肿、过敏反应、刺激气体吸入。③感染，如扁桃体炎、咽炎、会厌炎、咽后壁脓肿、急性阻塞性喉气管支气管炎、免疫抑制患者喉念珠菌病等。

患者反复发热、皮疹原因待查，需考虑以下情况。

1. 感染性发热

（1）患者诉洁牙后发热，不除外厌氧菌入血引起血流感染可能，但多次留取血培养未见阳性发现。

（2）警惕感染性心内膜炎，已完善两次超声心动图（−），暂不考虑。

（3）病毒及非典型病原体感染：患者起病初考虑感染性发热，血白细胞、中性粒细胞增多，细菌感染可能，但病程中抗生素效果欠佳，需考虑不典型病原体。注意筛查布氏杆菌、伤寒杆菌、病毒、结核分枝杆菌、支原体、衣原体及军团菌等。

2. 非感染性发热

患者血涂片可见异型淋巴细胞，病程中抗生素治疗欠佳，故需警惕非感染性发热因素。

（1）血管炎：患者病初存在过敏性因素，合并皮疹、喉头水肿、急性会厌炎。病程中曾予小剂量激素治疗，后逐渐减量。阅患者当时皮疹照片，似血管炎皮疹。但完善2次ANCA（－），肝功能正常，嗜酸性粒细胞计数不高。请皮肤科会诊评估，必要时可行皮肤活检。

（2）血液系统肿瘤：影像学检查提示腹膜后淋巴结大，但血三系未见明显异常，如仍反复发热，出现血象下降，必要时可完善骨髓穿刺+骨髓培养。

（3）实体肿瘤：患者CT曾回报右侧口咽、喉咽侧壁增厚，考虑恶性病变可能，予完善肿瘤标志物筛查阴性，且后复查影像学病变消失，考虑不符。

诊疗经过

入院后考虑患者反复发热、皮疹，新出现下肢乏力、神志改变、肾损害，难以用过敏、肺部感染、急性胆囊炎等一元论解释，且入院查体发现仍有散在新发皮疹，需以发热、皮疹原因待查为出发点再次思考疾病诊断，同时患者存在AKI，故予完善免疫、血液系统疾病、特殊病毒感染等方面进行筛查。

1. 常规检查

尿沉渣+尿常规：SG 1.016，WBC 15cells/μl，PRO 1.0g/L，UBG 3.2μmol/L，BLD 200cells/μl，RBC 588.8/μL，N.RBC% 80%，Ab.RBC% 20%，WBC. 44.9/μl。

生化：IgG 5.66g/L，IgA 1.25g/L，IgM 10.53g/L，C3 0.708g/L，C4 0.004g/L，RF 633.5IU/ml，Fer 1176ng/ml。总IgE 67.5KU/L；β_2MG 6.6mg/L。24hUP 0.79g/24h。24小时尿M蛋白定量测定：45mg/L。

外周血细胞形态学分析：基本正常。

血清蛋白电泳：M蛋白% 11.4%，M蛋白6.27g/L；血清免疫固定电泳（IgA+IgG+IgM）：IgM κ（＋）；直接抗球蛋白试验（Poly）：Coombs试验（－）；血游离轻链2项：sFLC-κ 547.5mg/L，sFLC-λ 31.8mg/L，sFLC-κ/λ 17.217；尿免疫固定电泳3项：F-κ（＋）。

冷凝集试验A：4℃（－）；冷凝集试验B：37℃（－）；冷球蛋白定性：CG（＋），Ⅱ型。单克隆成分为IgMκ，多克隆成分为IgG，冷球蛋白定量：CG 16.0%，CG 2488.4mg/L。

免疫指标：系统性血管炎相关自身抗体谱（－）；狼疮抗凝物：LA 0.97；抗磷脂抗体谱6项：β_2GP$_1$-IgM（＋）61.4AU/ml，ACL-IgM（＋）24.0MPLU/ml，抗磷脂酶A2受体抗体检测：PLA2R＜2RU/ml；类风湿关节炎早期诊断自身抗体谱4项：（－）。

腰椎穿刺：压力162mmH$_2$O。脑脊液常规：外观无色透明，细胞总数4×10^6/L，白细胞总数0×10^6/L，单核细胞0×10^6/L，多核细胞0×10^6/L；生化+乳酸：Pro 0.32g/L，Cl 130mmol/L，Glu 5.8mmol/L，LA 1.5mmol/L；细菌涂片+培养+药敏、真菌涂片、抗酸染色、奴卡菌涂片、墨汁染色、Xpert、隐球菌抗原定性、TORCH-IgM：（－）；抗神经抗原抗体检测（Ri+Hu+Yo）、抗神经抗原抗体检测（NMDA+GAD+VGKC）、抗神经节苷脂抗体测定：（－）；脑脊液特异IgG寡克隆区带分析5项：IgG（S）6.78g/L，OB（＋），OB（S）（＋），非妇科脱落细胞学检查与诊断：未见明显异常。

2. 影像学检查

头颅常规MRI+T2WI：右侧基底节区、右侧侧脑室旁、胼胝体体部多发腔隙灶，双侧脑室旁、额顶叶白质多发斑片状缺血性高信号，脑干、右侧额叶微出血灶。

头颅MRA：右侧大脑前动脉A3段局部稍窄，双侧颈内动脉虹吸段局部欠规则，左侧大脑中动脉M1段局部略窄，左椎动脉V4段局部稍粗。

头颅MRV：左侧横窦、乙状窦纤细浅淡、显影欠清，考虑右侧引流优势型可能。

3．病理检查

骨髓涂片：取材、涂片、染色良好。增生尚可，粒=73%，红=7%，粒：红=10.43：1，粒系中幼粒细胞比例增高，余各阶段比例大致正常，部分粒细胞胞质颗粒粗大。红系中、晚幼红细胞比例减低，形态大致正常。红细胞形态正常，呈"缗钱"状排列。淋巴细胞比例正常及形态正常。单核细胞比例及形态正常。浆细胞比例稍高，占1.5%。巨核细胞及血小板不少。未见其他异常细胞及寄生虫。

骨髓穿刺活检病理诊断：（髂后上棘）少许骨及骨髓组织，骨髓组织中造血组织增多，脂肪相对减少；造血组织中粒红系比例增高；巨核细胞易见。

胆囊病理：符合急性胆囊炎、胆囊结石。

皮肤活检：表皮角化过度，棘层萎缩，基底层点状液化变性，真皮内部分小血管管壁纤维素样变性。刚果红染色阴性。符合血管炎。

4．治疗经过

（1）冷球蛋白血症方面：行皮肤活检，加用甲泼尼龙40mg qd ivgtt治疗，曾因发热予美罗培南1g q12h ivgtt（根据肾功能调整剂量）治疗，后停药。2022-05-24多学科会诊冷球蛋白血症可能性大，存在肾及神经系统受累，需予激素、免疫抑制剂及血浆置换治疗，肾功能不全如不好转可能需血液透析治疗，遂予放置颈内静脉置管。2022-05-24至2022-05-26予甲泼尼龙80mg qd ivgtt，2022-05-27起调整为泼尼松70mg qd po治疗。2022-05-25、2022-05-26、2022-05-27、2022-05-29及2022-05-31先后行5次血浆置换治疗，治疗后患者肾功能及神志均恢复正常，复查冷球蛋白定量：CG<1.0%，CG无法定量。患者家属商议后决定暂不行肾穿刺活检。

（2）急性胆囊炎方面：2022-05-16行腹腔镜胆囊切除术，病理回报急性胆囊炎，现已拆线，伤口愈合尚可。

（3）乙肝方面：入院后因原发病予加用激素、免疫抑制剂治疗，考虑存在乙肝病毒激活风险，予完善HBV-DNA阴性，加用恩替卡韦抗病毒治疗，监测肝功能水平大致正常。

（4）冠心病：入室后因胆囊切除术以及肾穿刺活检可能性曾暂停阿司匹林治疗，现已恢复。

（5）高血压方面：入室后监测患者血压偏高，根据监测血压水平予调整降压方案，硝苯地平30mg qd po、氨氯地平5mg qd po，降压治疗，监测患者血压可控制在140/90mmHg以下。

（6）肺部感染方面：患者入院存在发热，予美罗培南抗感染治疗，停药后监测体温正常，复查胸部CT提示肺部感染部分好转。

诊断思维要点

患者有乙肝小三阳的基础，发热、皮疹病因尚不明确，存在多系统受累（皮肤、肾、中枢神经系统），感染性发热难以解释疾病全貌，化验示IgMκ阳性，IgM定量、RF增高，补体减少，需警惕冷球蛋白血症血管炎，进一步检查发现冷球蛋白定性阳性，定量CG% 16.0%，CG

2488.4mg/L，考虑继发性冷球蛋白血症诊断明确。

冷球蛋白指37℃以下时沉淀，升温时再溶解的血清免疫球蛋白。冷球蛋白血症血管炎（或冷球蛋白血症综合征）是一种全身性炎症综合征，通常与含冷球蛋白免疫复合物引起的中小血管炎有关。Brouet分类标准根据冷球蛋白血症的免疫球蛋白组成将其分为3个亚组。①Ⅰ型冷球蛋白血症：冷球蛋白是单克隆免疫球蛋白，通常为IgG或IgM，一般伴发于蛋白分泌型单克隆丙种球蛋白血症，如多发性骨髓瘤、Waldenström巨球蛋白血症或慢性淋巴细胞白血病等B细胞系恶性肿瘤；一般通过冷沉淀产生血管闭塞相关症状和体征，如指端缺血、网状青斑、皮肤坏死和紫癜。雷诺现象和皮肤表现在这些患者中很常见，并且与外界温度低密切相关。冷沉淀比容较高时，可能出现高黏滞血症的症状。②Ⅱ型冷球蛋白血症：冷球蛋白由单克隆IgM（或IgG/IgA）和多克隆免疫球蛋白的混合物组成。Ⅱ型冷球蛋白常与持续性HCV、HBV和HIV感染有关，也可以继发于系统性红斑狼疮和干燥综合征等免疫病，并与混合性冷球蛋白血症综合征有关。③Ⅲ型冷球蛋白血症：冷球蛋白由多克隆IgG和多克隆IgM混合物组成。这些病例往往继发于自身免疫病或感染（主要是HCV）。混合性冷球蛋白血症（Ⅱ/Ⅲ型）最常伴有全身症状和非特异性症状，如关节痛、乏力和肌痛，以及皮肤血管炎引起的可触及紫癜和周围神经病变引起的感觉改变或减弱。临床表现与外界温度低无关。大多数患者有经典的Meltzer三联征：紫癜、关节痛和乏力。

因此，当患者因关节痛、紫癜、皮肤溃疡、肾小球肾炎和周围神经病变就诊时，应怀疑冷球蛋白血症综合征。

以下疾病患者伴发这些表现时应高度怀疑冷球蛋白血症：克隆性血液病（如多发性骨髓瘤、Waldenström巨球蛋白血症、意义未明单克隆免疫球蛋白血症）、病毒（如HCV、HBV、HIV）感染或结缔组织病（如系统性红斑狼疮、干燥综合征）。

诊断冷球蛋白相关疾病时需要谨慎地综合考虑临床、实验室数据和病理结果。冷球蛋白（冷沉淀比容）、C4补体降低仍然是冷球蛋白血症综合征最突出的实验室特征。

循证治疗策略

（1）轻度冷球蛋白血症：轻度混合性冷球蛋白血症（无器官受累证据）通常不需要免疫抑制治疗。治疗主要针对基础疾病。其他治疗取决于患者的症状：非溃疡性皮肤病变的治疗方法与特发性皮肤小血管炎相似，用药包括全身性糖皮质激素、秋水仙碱或氨苯砜。轻度感觉性神经病变患者可以使用疼痛缓解剂治疗，包括阿米替林、加巴喷丁或普瑞巴林。尽量避免使用阿片类镇痛药治疗神经病理性疼痛。肾功能未受损患者的关节痛或关节炎可以用非甾体抗炎药治疗，如果疗效不足或担心肾功能受损，可口服低剂量糖皮质激素，如泼尼松10mg/d或等效剂量的其他药物。轻症患者应根据症状严重程度进行监测，通常每3～6个月1次。

（2）中至重度冷球蛋白血症：总体策略是针对导致冷球蛋白血症的基础疾病进行治疗，并给予免疫抑制治疗。在大多数情况下，首先进行免疫抑制治疗，病情稳定后，再加入针对基础疾病的治疗，如慢性HCV感染者的抗病毒治疗。但HIV或HBV感染引起的混合性冷球蛋白血症例外，此时应在免疫抑制治疗前或同时开始抗病毒治疗。一些危及生命的疾病或存在冷球蛋白血症相关高黏滞综合征的患者可能受益于血浆置换。

对于大多数中至重度混合性冷球蛋白血症患者，建议采用大剂量全身性糖皮质激素联合利妥昔单抗进行初始治疗，如果无法使用利妥昔单抗治疗、利妥昔单抗治疗未带来临床缓解或不能耐受，则可使用环磷酰胺治疗。血浆置换作用有限，对于混合性冷球蛋白血症患者，仅在如下临床情况中进行血浆置换：①混合性冷球蛋白血症导致症状性高黏滞综合征，但这种情况极为罕见。②有危及生命的疾病表现，如急性呼吸衰竭、肺出血、急性肠道血管炎或需要透析的急进性（新月体性）肾小球肾炎。③皮肤血管炎导致重度、难治性皮肤溃疡。④给予利妥昔单抗之前的冷沉淀比容高（即≥10%），为避免血管炎活动性加重而行血浆置换。此时，2~3次血浆置换可能足以降低冷沉淀比容，优先选择每周输注利妥昔单抗375mg/m²、持续4周。

最终诊断

冷球蛋白血症（Ⅱ型）
 肾脏受累
  急性肾损伤
 中枢神经系统受累
 周围神经损害
 皮肤血管炎
急性胆囊炎
 胆囊多发结石
冠心病
 冠状动脉支架植入术后（2枚）
 心功能不全
乙肝小三阳
高血压（3级，很高危）
肺部感染

案例解析

患者老年男性，基础HBV感染。病程初期以发热、上呼吸道症状起病，口服抗生素后出现皮疹、急性会厌炎表现。最初临床表现考虑药物过敏所致可能性大，给予抗过敏+糖皮质激素治疗后临床症状缓解，但在糖皮质激素减量期间患者再次反复发热、皮疹反复。当患者再次以发热、胆囊炎表现就诊时，纵览病史及病程，发现患者临床表现并不能以药物过敏性急性会厌炎、急性胆囊炎、心功能不全等一元论解释。

患者发热、皮疹1月余，同时新进出现急性肾损伤、意识状态改变，存在多系统受累（皮肤、肾、中枢神经系统），感染性发热难以解释疾病全貌，需考虑全身性疾病所致上述器官受累可能，此时需完善免疫、血液系统相关检查。

完善检查后患者冷球蛋白血症诊断明确，病情分析为中至重度患者，重度器官受累患者的预后通常较差，特别是发生急性肺出血、伴有胃肠道出血或缺血的肠道血管炎或急进性肾小球肾炎的患者。生存率为22%~80%。本例患者给予抗病毒（HBV）治疗同时开始大剂量糖皮质激素+免疫抑制剂+血浆置换治疗后，临床症状缓解，临床转归良好。

在部分急诊患者中所出现的急性症状可能为病程中某一节点或某一阶段，对常规治疗有反应。就像本例患者之前发热、皮疹、急性会厌炎，似乎诊断已经确定，诊疗已经结束，但患者在密切随访或随诊下，出现常规检查中不能解释疾病全貌的现象或症状，之后进行了进一步细致检查，最终发现隐藏在背后的原发疾病。

参考文献

[1] FERVENZA F C, LEISE M D, ROCCATELLO D. Mixed cryoglobulinemia syndrome: treatment and prognosis [DB/OL]. Beijing: Wolters Kluwer UpToDate. (2024-03-19). https://www.uptodate.com/contents/mixed-cryoglobulinemia-syndrome-treatment-and-prognosis.

[2] DE VITA S, QUARTUCCIO L, ISOLA M, et al. A randomized controlled trial of rituximab for the treatment of severe cryoglobulinemic vasculitis [J]. Arthritis Rheum, 2012, 64(3): 843-853.

[3] ROCCATELLO D, SCIASCIA S, BALDOVINO S, et al. Improved (4 Plus 2) rituximab protocol for severe cases of mixed cryoglobulinemia: a 6-year observational study [J]. Am J Nephrol, 2016, 43(4): 251-260.

[4] RETAMOZO S, DÍAZ-LAGARES C, BOSCH X, et al. Life-threatening cryoglobulinemic patients with hepatitis C: clinical description and outcome of 279 patients [J]. Medicine (Baltimore), 2013, 92(5): 273-284.

患者，女性，21岁。

主诉：淋巴结肿大伴皮疹45天，发热1个月，低血压1天。

入院情况

患者1个半月前无明显诱因发现右颈部淋巴结进行性肿大，伴疼痛，后背及大腿充血性皮疹，连接成片，伴瘙痒，诊所开具中药口服（具体不详），皮疹稍有好转。随后相继出现左颈部、双腋窝、双腹股沟淋巴结肿大。1个月前无明显诱因出现发热，T_{max} 40℃，伴畏寒、寒战，伴双肘、膝关节疼痛，无红肿，每日热峰1～2次，使用退热药体温能恢复正常，病程中再次出现皮疹，就诊于当地医院，查血常规：WBC 2.91×10^9/L，Hb 115g/L→96g/L，PLT 93×10^9/L；血生化：ALT 410U/L，AST 511U/L，LDH 2328U/L，Fer 640.4ng/ml；凝血功能：PT 13.1s，APTT 40.4s，Fbg 1.21g/L，D-Dimer 4.28μg/ml；感染指标：多次血培养（－），EBV/CMV-DNA、伤寒杆菌、布氏杆菌、真菌、TORCH（－）；免疫指标：ANA 1∶100（＋），ANCA（－）；彩超：双侧颈部多发淋巴结肿大，甲状腺左叶多发囊实性回声；超声心动图：未见瓣膜赘生物；腹盆增强CT：双侧腋窝、腹股沟淋巴结肿大，双肺少许纤维化，脾大，腹部未见明显异常；头颅CT：未见明显异常。骨髓穿刺涂片见噬血细胞，活检示骨髓增生略低下，粒红巨三系造血细胞均可见。颈部淋巴结针吸活检：反应性增生，淋巴瘤或坏死性淋巴结炎不除外。外院考虑发热伴血三系下降、肝功能受损，先后给予头孢他啶、阿奇霉素、肌苷及中成药等对症治疗，同时予甲泼尼龙40mg q12h，具体疗程不详，患者上述症状无明显好转，今日再次发热后出现低血压，BP 85/55mmHg，伴少尿，为进一步诊治转入我院，收入急诊留观。

患者既往无脱发、光过敏、皮肤黏膜溃疡、口眼干、雷诺现象，起病以来精神、食欲、睡眠欠佳，大小便尚正常，体力下降，体重下降2kg。

相关病史：否认乙肝、结核及其他传染病，否认手术、输血史，2021-03、2021-05接种新冠疫苗2剂，无特殊化学品、放射性物质接触史，无特殊药物应用史，无疫区旅居史，无新冠肺炎相关接触史，无不良嗜好。患者为大学生，未婚未育，父母及2个姐姐体健，无遗传病家族史。

查体：T 38.5℃，P 142次/分，R 22次/分，BP 85/60mmHg，SpO_2 95%@RA。Ht 162cm，Wt 53.5kg，BMI 20.4。神志清楚，颈软，亚急性病容，咽部无红肿，扁桃体未见脓性分泌物，颈部、腋窝、腹股沟触及肿大淋巴结，有触痛，可活动，双眼睑、双侧前胸、双下肢散在出血点，颈部、躯干、大腿皮肤发红。心、肺查体未见明显异常。腹软，肝脾肋下未及，四肢无水肿。神经系统查体无异常。

入院诊断

发热、皮疹伴淋巴结肿大待查

噬血细胞综合征可能

　淋巴瘤待除外

　多系统受累

　　休克

　　　低血容量性休克

　　　分布性休克待除外

　　血液系统受累

　　　血三系下降

　　肝脏受累

　　弥散性血管内凝血可能

　　低白蛋白血症

　　胆汁淤积

低钠血症

肺部感染

诊断思维要点

青年女性，亚急性病程，以淋巴结肿大、发热起病，伴多器官系统受累（循环系统、血液系统、肝脏、皮肤），铁蛋白迅速升高，结合骨髓穿刺可见噬血现象，需高度警惕临床上一种严重危及生命且极易漏诊的炎症反应综合征——噬血细胞综合征［又称噬血细胞性淋巴组织细胞增生症（HLH）］。该病临床表现复杂多样，以高热、肝脾淋巴结肿大、全血细胞减少为特征，病情进展迅猛，若不及时采取有效治疗，病死率极高，它的病理生理特点是因机体不能正常下调巨噬细胞和淋巴细胞的功能出现的过度炎症/免疫失调。

1. 诊断

国际组织细胞学会HLH—2004修订标准指出，符合以下标准中的一项可诊断HLH。

（1）分子生物学诊断符合HLH：即检测到相关基因的病理性突变。

（2）符合以下诊断标准8条中的5条：①发热（持续时间≥7天，最高体温≥38.5℃）。②脾大（肋下≥3cm）。③血细胞减少，至少两项，非骨髓增生减低或发育异常所致，Hb<90g/L（4周内婴儿<100g/L），PLT<100×10^9/L，ANC<1×10^9/L。④高甘油三酯血症和/或低纤维蛋白原血症，空腹甘油三酯>1.7mmol/L；Fbg≤1.5g/L。⑤血清铁蛋白≥500μg/L。⑥骨髓、肝、脾、淋巴结活检可见噬血细胞，同时无恶性病证据。⑦NK细胞活性降低。⑧sCD25≥6400pg/ml。本例患者存在发热、血细胞减少、血清铁蛋白升高、低纤维蛋白原血症、骨髓穿刺涂片见噬血细胞，8项已符合5项，基本可以诊断HLH，可继续完善NK细胞活性和sCD25进一步评价。同时，患者存在低纤维蛋白原血症、血小板下降、D-二聚体升高，需要警惕弥散性血管内凝血（DIC）；患者血压下降、少尿，需警惕感染性休克。

2. 病因

HLH常见原因包括感染、免疫、肿瘤。

（1）感染：HLH常伴有单一或多重病毒感染，如EBV、CMV、细小病毒、单纯疱疹病毒等，本例患者外院相关检查阴性，暂不支持，可动态复查；细菌感染：患者病程较长，发热症状反复，伴畏寒、寒战，需警惕感染性心内膜炎，但外院血培养及超声心动图未见异常，可再次复查；深部脓肿，多见于糖尿病或基础免疫状态较差患者，胸腹盆增强CT可见感染灶，本例患者暂不支持；特殊病原体：如结核分枝杆菌，患者长期发热，外院抗生素治疗效果差，病程中有消耗表现，需进一步完善T-SPOT.TB、Xpert、PPD试验等除外结核病；筛查其他周期性发热病原体，如杜氏利什曼原虫、布氏杆菌、Q热立克次体、伤寒杆菌、立克次体等，通常有相关流行病学史。

（2）肿瘤相关的噬血细胞综合征：年轻患者，长程发热，血液系统受累，主要考虑血液系统疾病及肿瘤，如阵发性睡眠性血红蛋白尿症、淋巴瘤、白血病等，霍奇金淋巴瘤可出现周期性发热，淋巴结肿大，本例患者可行骨髓穿刺、淋巴瘤免疫分型以及淋巴结活检以鉴别。

（3）免疫相关的噬血细胞综合征：青年女性，为免疫病好发年龄，需考虑弥漫性结缔组织病，如系统性红斑狼疮（SLE），患者免疫筛查：ANA 1∶100（＋），血三系下降，皮肤受累，不支持点包括：无其他脏器受累表现，如关节炎、浆膜炎、肾脏病变、神经病变，SLE相关免疫指标不典型，部分SLE患者可以特发性血小板减少性紫癜（ITP）、自身免疫性溶血性贫血起病，早期抗体较少，免疫反应严重时，可因抗体与红细胞等靶细胞结合，导致循环免疫抗体减少，随着患者年龄增长，疾病进展，抗体可逐渐出现。由于患者无脱发、光过敏、皮肤黏膜溃疡、口眼干、雷诺现象等免疫色彩，暂不考虑其他免疫病；成人斯蒂尔病（AOSD）为排

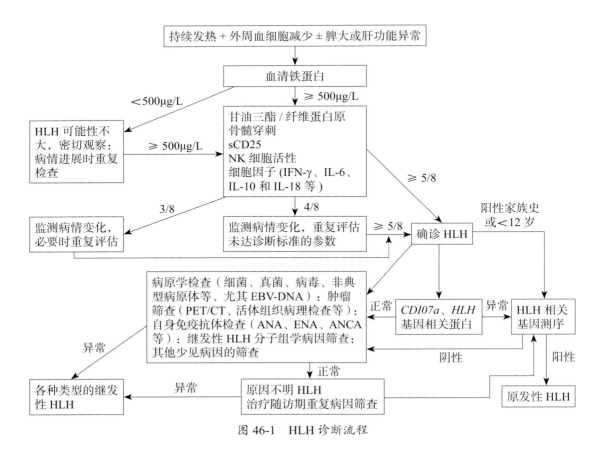

图 46-1　HLH 诊断流程

他性疾病，需排除任何感染、恶性肿瘤或其他已知临床表现类似于AOSD的风湿性疾病才能诊断，典型表现为：每日发热、关节炎和一过性皮疹，患者可能有咽炎、淋巴结肿大、肝脾大、肝功能异常和一些非特异性表现，ANA和RF检测阴性。

诊疗经过

1．常规检查

血常规：WBC 8.73×10^9/L，Hb 107g/L～163g/L，PLT 19×10^9/L。

肝肾功能：ALT 187U/L，LDH 2540U/L，Alb 30g/L，TBil 33.2μmol/L，DBil 16.6μmol/L，NH_3 79μmol/L，TG 1.4mmol/L，Cr 45μmol/L。

凝血功能：PT 19.7s，APTT 115.1s，Fbg 1.05g/L，D-Dimer 115.62mg/L。

电解质：K 3.3mmol/L，Na 122mmol/L，Cl 94mmol/L，Ca 1.83mmol/L。

血气分析：pH 7.43，PaO_2 148mmhg，Lac 2.7mmol/L，$cHCO_3^-$ 19.5mmol/L。

尿常规+便常规：未见异常。

炎症及免疫指标：PCT 7.3ng/ml，hs-CRP 38.27mg/L，ESR 7mm/h，Fer 10 001ng/ml，抗核抗体谱17项、抗磷脂抗体谱6项、系统性血管炎相关自身抗体、免疫球蛋白3项、自身免疫性肝炎、类风湿关节炎2项、Coombs试验、狼疮抗凝物（－），补体C3稍偏低。

感染指标：EBV、CMV-DNA、TORCH 10项、细小病毒IgM、肝炎全套、HIV、梅毒、外周血布氏杆菌、伤寒杆菌、嗜肺军团菌、G试验、GM试验、T-SPOT.TB、血培养（－）。

甲状腺功能：正常。

β-HCG：（－）。

T/B细胞亚群：$CD4^+$T细胞正常，$CD8^+$T细胞↑、IL-6、IL-10↑。

肿瘤标志物：CA19-9、CA15-3、NSE稍增高。

凝血因子筛查：因子Ⅱ、Ⅷ、Ⅸ、Ⅹ、Ⅺ活性下降。

血浆1：1纠正试验：（－）。

外周血涂片：红细胞大小不等，部分形态不规则，血小板数量减少，形态大致正常，淋巴细胞17%，中性分叶49%，异型淋巴细胞15%。

2．影像学检查

超声：双颈、腹股沟、腋下多发淋巴结皮质增厚（较大者2.9cm×1.4cm）。

超声心动图：微量心包积液。

肝胆胰脾超声：胆囊壁明显增厚，脾厚，肋下未及，结合病史符合噬血综合征表现。

3．治疗经过

入院首先纠正休克，维持生命体征平稳，给予补充晶体液，前3小时30ml/kg，适当补充白蛋白，24小时补液4700ml，24小时尿量2750ml。经验性给予美罗培南抗感染治疗，针对凝血功能差，给予输入新鲜冰冻血浆、人纤维蛋白原、维生素K_1，但患者凝血功能改善不明显。对症给予输注血小板及红细胞，患者肝功能异常，不排除前期使用非甾体抗炎药药物所致，给予保肝、纠正电解质及加强营养支持治疗。

入院第3天：sCD25 13 500pg/ml（↑），NK细胞活性正常。

入院第4天：骨髓穿刺涂片结果示粒系分叶核粒细胞比例升高，余各阶段比例及形态大致正常，红系各阶段比例减低，形态大致正常。红细胞形态正常，淋巴细胞比例正常，可见异型淋巴细胞，占9.5%，胞体大小不等，核圆形或不规则形，染色质聚集成块，胞质量中等，深蓝色，部分细胞可见少许颗粒。单核细胞比例升高，形态正常。可见吞噬细胞及吞噬血细胞现象。全片共计巨核细胞21个，其中颗粒巨19个，产板巨1个，裸核1个，血小板减少，未见其他异常细胞及寄生虫，建议活检及免疫分型。

入院第5天：PET/CT回报为脾大伴代谢增高，SUV_{max} 2.5，中央骨髓代谢不均匀增高；双侧颈部、腋窝、双侧腹股沟多发小淋巴结，代谢轻度增高，SUV_{max} 1.4；全身皮下软组织肿胀，代谢不高；双下肺膨胀不全，伴炎性条索影；双侧胸腔积液；盆腔积液；大脑皮质弥漫性代谢减低，继发改变可能；头、颈、胸、腹和盆部其余部位未见明确代谢异常增高病灶。

入院第6天：骨髓流式细胞学未见明显异常。

入院第7天：IgH基因重排+淋巴瘤免疫分型未见异常。

骨髓活检：（髂前）少许骨及骨髓组织，骨髓组织中造血组织与脂肪组织比例大致正常，造血组织中粒/红系比例升高，以成熟分叶核中性粒细胞及嗜酸性粒细胞增多为著；巨核细胞数目大致正常，未见明确噬血现象，可见散在淋巴细胞分布，部分细胞可见异型性（占造血细胞总数约2%），免疫组化提示为T细胞表型，细胞数量少，病理分型困难，建议结合流式细胞学进行分型。

骨髓免疫组化：CD3（散在+），CD15（部分+），CD20（个别+），CD38（散在+），CD138（散在+），CD235a（部分+），Ki-67（造血组织90%），MPO（部分+）。

淋巴结活检：（右腹股沟淋巴结）结节1枚，大小1.8cm×0.8cm×0.4cm，淋巴结高度反应性增生，局部可见上皮样肉芽肿，部分细胞不典型，建议病理补充做免疫组化等进一步明确。

淋巴结活检病理补充报告：淋巴结高度反应性增生，T细胞及组织细胞增生明显，局部可见上皮样肉芽肿。免疫组化结果：Bcl-2（+），Bcl-6（部分+），CD3（T细胞+），CD5（T细胞+），CD10（部分+），CD20（B细胞+），CD21（FDC+），CD23（FDC+），Cyclin D1（-），Ki-67（index 60%），SOX11（-），CD19（B细胞+），CD1a（局灶+），CD68（组织细胞+），S-100（局灶+）；原位杂交结果：κ ISH（-），λ ISH（-），原位杂交（阳性对照）（+），原位杂交（阴性对照）（-）。特染结果：PAS染色（-），六胺银染色（-），抗酸-TB染色（-），弱抗酸染色（-），黏卡（-）。

风湿免疫科会诊考虑HLH，AOSD可能性大，遵专科会诊意见给予地塞米松（10mg q12h）抗炎治疗，同时予质子泵抑制剂抑酸，患者使用地塞米松次日发热好转，凝血功能及血小板亦有所改善，进一步完善淋巴结活检及PET/CT排除血液系统恶性肿瘤后，针对噬血细胞加用依托泊苷（VP16）100mg qw，随后患者血小板及红细胞逐步恢复正常，凝血功能进一步改善，肝功能逐渐恢复正常，铁蛋白逐渐下降；入院第8天，转入风湿免疫科继续治疗，患者后期血压稳定、肝功能恢复，使用依托泊苷后出现粒细胞缺乏，停用依托泊苷，换用他克莫司治疗，经验性给予头孢他啶预防性抗感染治疗。

出院后曾有病毒性疱疹，已自愈，无其他不适，能投入正常的社会生活，继续口服激素，每月减半，他克莫司1mg tid，每月复查血常规、血尿素氮和肌酐、电解质、铁蛋白、D-

二聚体、ALT和AST，每2～3个月风湿免疫科门诊随诊。

循证治疗策略

国际组织细胞协会制定的HLH-1994治疗方案如下。

（1）诱导缓解治疗：以控制过度炎症状态为主，控制HLH活化进展。地塞米松：第1～2周10mg/（$m^2 \cdot d$），第3～4周5mg/（$m^2 \cdot d$），第5～6周2.5mg/（$m^2 \cdot d$），第7周1.25mg/（$m^2 \cdot d$），第8周减停，可应用雷尼替丁等保护胃黏膜药物。依托泊苷：第1～2周150mg/m^2（2次/周），第3～8周150mg/m^2（1次/周），中性粒细胞绝对计数<0.5×10^9依托泊苷或骨髓抑制明显停用，由于青少年/成年对依托泊苷的需求量和耐受量均相对较低，对其使用进行了年龄相关的调整：15～39岁患者75～100mg/m^2；对于明显肝功能不全或肝肾功能合并受损的患者，减低首剂依托泊苷的剂量，如减至75mg/m^2，待肝功能改善时再增加剂量。对于肝衰竭患者，应使用阿仑单抗治疗，而不是依托泊苷。

（2）病因治疗：纠正潜在的免疫缺陷和控制原发病，达到防止复发的目的。对有中枢神经系统受累证据的患者，病情允许时应尽早给予鞘内注射甲氨蝶呤和地塞米松，每周鞘内注射治疗需维持到中枢神经系统恢复正常后至少1周。

（3）挽救治疗：在初始治疗后的2～3周应进行疗效评估，对于经初始诱导治疗未能达到部分应答及以上疗效的患者建议尽早接受挽救治疗，关于挽救治疗方案，国内尚无统一的标准，异基因造血干细胞移植指征：持续NK细胞功能障碍，已证实为家族/遗传性疾病的患者，复发难治性HLH，中枢神经系统受累的HLH患者，一般风湿性疾病引起的巨噬细胞活化综合征并不推荐。

（4）并发症治疗：感染、出血、DIC、多器官功能衰竭的支持治疗。

最终诊断

噬血细胞综合征
  成人斯蒂尔病可能性大
  全血细胞减少
  急性肝损伤
  多发淋巴结肿大
肺部感染
甲状腺左叶多发囊实性结节

案例解析

患者青年女性，因"淋巴结肿大伴皮疹45天，发热1个月"入院，早期疾病特点为：血两系下降、肝功能受损、铁蛋白异常升高，骨髓穿刺提示可见噬血现象，强烈提示HLH，早期快速送检sCD25水平和NK细胞活性检测可以为HLH的诊断提供更多的支持点，也可为后期评估治疗疗效提供参考，但该临床综合征病因复杂，常见病因为感染、免疫、肿瘤，在完善淋巴结活检、骨髓活检、PET/CT等一系列检查排除其他疾病可能性后，最终考虑患者HLH原因为

AOSD，AOSD是一种炎症性疾病，也是一种排他性疾病，特征为每日发热、关节炎和一过性皮疹，患者可能有咽炎、淋巴结肿大、肝脾大和一些非特异性表现，包括白细胞增多。AOSD的年发病率为0.16/10万，男女比例均衡，年龄分布呈双峰模式，15～25岁和36～46岁。AOSD患者的ANA或RF检测通常呈阴性，但可能存在低效价的ANA或RF。此外，若存在感染、恶性肿瘤或其他已知临床表现类似于AOSD的风湿性疾病，则不能诊断为AOSD。另外，此类患者需警惕后期向其他免疫病、淋巴增殖性疾病、肿瘤等转化，如SLE、淋巴瘤等，即所谓"病在路上"的免疫病或肿瘤，需要定期随诊观察。

参考文献

[1] 噬血细胞综合征中国专家联盟，中华医学会儿科学分会血液学组. 噬血细胞综合征诊治中国专家共识[J]. 中华医学杂志，2018，98（2）：91-95.

[2] MCCLAIN K L, ECKSTEIN O. Clinical features and diagnosis of hemophagocytic lymphohistiocytosis [DB/OL]. Beijing: Wolters Kluwer UpToDate. (2022-05-06). https://www.uptodate.com/contents/clinical-features-and-diagnosis-of-hemophagocytic-lymphohistiocytosis.

[3] MCCLAIN K L. Treatment and prognosis of hemophagocytic lymphohistiocytosis [DB/OL]. Beijing: Wolters Kluwer UpToDate. (2022-05-06). https://www.uptodate.com/contents/treatment-and-prognosis-of-hemophagocytic-lymphohistiocytosis.

[4] MANDL L A. Clinical manifestations and diagnosis of adult-onset Still's disease [DB/OL]. Beijing: Wolters Kluwer UpToDate. (2023-08-25). https://www.uptodate.com/contents/clinical-manifestations-and-diagnosis-of-adult-onset-stills-disease.

[5] MANDL L A, NIGROVIC P A. Treatment of adult-onset Still's disease [DB/OL]. Beijing: Wolters Kluwer UpToDate. (2023-09-11). https://www.uptodate.com/contents/treatment-of-adult-onset-stills-disease.

腰痛 / 头痛 / 出血

病例 47 腹膜后脓肿

患者，男性，39岁。

主诉：右侧腰腹痛3月余，加重1天。

入院情况

患者3个月前出现右侧腰腹痛，伴右腿痛，病初曾有一过性发热，近2个月体温正常。2个月前就诊于外院，考虑"泌尿系结石"，给予抗感染治疗十余天后未好转。外院腹部MRI：双肾多发异常信号病灶，右肾为著，累及右侧腰大肌，右侧腰大肌脓肿形成。可疑黄色肉芽肿性肾盂肾炎。患者3天前就诊于我院泌尿外科门诊，查血常规：WBC 22.47×10^9/L，Hb 110g/L，PLT 344×10^9/L。尿常规：WBC 125/HP，RBC 80/HP。今日患者自觉右侧腰痛加重，无法自行排尿，近两日尿量<400ml/d，外院留置尿管，有脓尿排出，就诊于我院急诊。

相关病史：4年前因浆液性乳腺炎当地医院行手术治疗。高血压病史3年，糖尿病病史2年，未予监测及治疗。有吸烟史，20支/日。

查体：P 90次/分，BP 90/65mmHg，SpO_2 96%。轮椅入室，神志清。心、肺查体无特殊。腹软，无压痛，右侧腰部肿胀，皮温增高，右侧肾区叩痛阳性。左侧肾区无胀痛及叩击痛，左侧输尿管走行区无压痛。膀胱区无明显膨隆。四肢未见水肿。

入院诊断

腹膜后囊实性肿物原因待查

　黄色肉芽肿性肾盂肾炎？

　肾肿瘤不除外

高血压

糖尿病

浆液性乳腺炎术后

诊断思维要点

患者中年男性，根据病史及辅助检查，考虑目前右侧腹膜后区占位性病变，根据患者影像学表现，在病因学方面考虑肾周脓肿可能性大。但患者起病较慢，且病程中体温基本正常，与典型急性泌尿系统感染表现不符合，因此首先考虑为慢性泌尿系统感染，如黄色肉芽肿性肾盂肾炎。但黄色肉芽肿性肾盂肾炎最常见于有反复尿路感染史的中年女性，多累及单侧肾脏，肉眼可见肾脏增大。与典型的肾周脓肿不同，肾脏通常受到炎症破坏，典型影像学表现为"熊掌征"。可见由多层橙色组织包绕的黄色坏死物质。肿块内常有肾结石，包括鹿角状结石。若病变延伸到肾周，则炎性肿块可黏附于周围结构。从外院影像学结果未显示有明确的肾脏破坏，因此需再次完善腹盆增强CT明确病变范围。鉴别诊断方面如下。

（1）肾肿瘤：多为恶性病变，可有腰痛、血尿、尿频、尿急等症状，B超提示肾实质内中低回声或混杂回声实性占位，内有血流信号；CT见肾实质内不规则类圆形软组织占位，平扫呈低密度，增强后明显强化。若肾细胞癌导致梗阻，也可并发脓肿形成。如果患者目前影像学显示病变受累范围广泛，考虑患者肾肿瘤可能性大，必要时可完善病理学检查。

（2）肾积水：部分肾盏积水类似肾囊肿表现。本例患者虽有肾积水，但无明确囊肿表现，该诊断基本除外。

（3）囊性肾癌：常表现为密度不均的囊实性占位，囊内有分隔、软组织结节。本例患者影像学检查不符，有待病理结果进一步明确。

（4）肾错构瘤：为良性病变，可有血尿、腰痛、发热等不适。B超检查若脂肪比例高，回声反射强，若脂肪比例低，可为低回声或无回声。CT值随瘤体脂肪比例变化而变化，其最低CT值为负值。本例患者无血尿，外院增强CT未见明确负值，需病理明确诊断。

诊疗经过

1. 常规检查

血常规：WBC 13.66×10^9/L，NEUT% 87.2%，Hb 82g/L，PLT 303×10^9/L。

炎症指标：PCT 1.60ng/ml，hs-CRP 151.71mg/L，ESR 119mm/h。

肾功能：BUN 17.56mmol/L，Cr 254μmol/L。

凝血功能：PT 29.7s，Fbg 6.16g/L，APTT 44.1s，D-Dimer 3.76mg/L FEU。

2. 病因方面检查

抗肾小球基底膜抗体：（－）。

补体2项+免疫球蛋白3项：IgG 20.19g/L，IgA 4.19g/L，IgM 0.87g/L，C3 1.133g/L，C4 0.155g/L。

24小时尿总蛋白定量：24hUP 1.52g/24h，24hU-V 2200ml，U-Pro 691mg/L。

尿培养+计数+药敏：苯唑西林敏感的金黄色葡萄球菌。

尿液病理学检查：未见瘤细胞。

3. 影像学检查

双肾、输尿管、膀胱超声：右肾长径12.7cm，左肾长径11.5cm。双肾可显示部分结构清，肾盂、输尿管未见扩张。右肾下极后下方、腰大肌前方见低回声，范围约10.8cm×8.8cm×9.1cm，形态欠规则，边界欠清，内回声不均，可见片状中高回声，内未见明确液性暗区及颗粒漂浮感，CDFI：内未见明确血流信号。膀胱充盈良好，内可见管样回声，内未见明确结石及占位。排尿后膀胱空虚。

胸腹盆CT平扫（图47-1）：右肾中下部不规则包块影，其内低密度影向下延续，与右侧腰大肌分界不清，右侧腹膜增厚，脂肪间隙密度增高，腹壁软组织水肿，右侧髂肌较对侧增厚；考虑合并感染性病变可能；膀胱-尿道引流管置入；盆腔积液。

腹盆增强CT+三维重建（图47-2）：右侧腹膜后右肾中下方团块影，形态不规则，密度欠均匀，增强可见不均匀强化，累及脊柱旁软组织及后腹膜，右肾周筋膜增厚。右侧腹壁皮下多发索条影，右侧髂肌增厚。右侧髂动脉少许钙化斑块，余腹部各动脉及双肾静脉未见明显异常。结肠腔内大量稍高密度内容物影。肝周积液。双肾多发斑片状强化减低影，右肾盂肾盏略扩张、积水。腹膜后未见明显肿大淋巴结。膀胱内尿管置入。膀胱积气。盆腔积液。

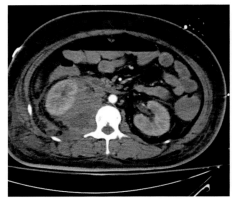
图 47-1 腹部 CT 平扫

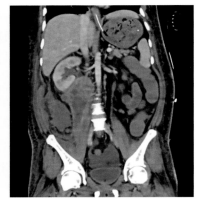
图 47-2 腹盆增强 CT+
三维重建

4．治疗经过

患者入院后考虑肾脓肿可能性大，经泌尿外科会诊，暂给予经验性厄他培南+左氧氟沙星治疗。抗感染6天中监测Hb 110g/L→89g/L→84g/L，Cr 174μmol/L→320μmol/L→417μmol/L。病程中患者持续高热，并逐渐出现嗜睡，反应迟钝，腰痛剧烈，双下肢凹陷性水肿，合并肌酐升高。复查腹盆增强CT（图47-3）未见造影剂外溢征象；右肾后方不规则包块较前稍有增大，内见分隔及纤维条索状影像，考虑感染病灶可能性大。患者感染灶难以用单纯抗感染治疗控制，且出现急性肾功能不全，因此在就诊第7天行CT引导下右侧腹膜后脓肿穿刺引流，置入8.0F外引流管于脓腔内，引流出脓性浑浊液体。穿刺液常规：外观褐色，乳糜样浑浊，WBC满视野/HPF，RBC（2～5）/HPF。脓液涂片见大量阳性球菌，培养为苯唑西林敏感的金黄色葡萄球菌，遂暂停左氧氟沙星，加用克林霉素联合哌拉西林钠他唑巴坦钠抗感染治疗。脓液引流后体温逐步恢复正常，感染指标下降，患者好转出院。

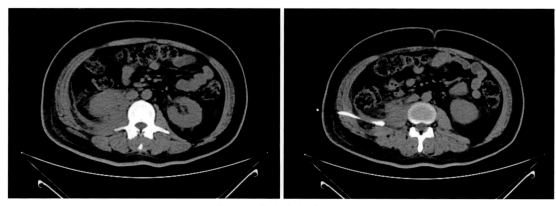
图 47-3 复查腹盆增强 CT

循证治疗策略

肾或肾周脓肿的治疗方法包括联合抗感染治疗+脓肿引流。此外，如果存在泌尿系统梗阻，应及时予以解除。若抗感染和引流不能成功治疗脓肿或肾有基础慢性病，需要手术干预。对于尚未明确致病菌的肾周脓肿，如果能立即引流且患者病情稳定，则可推迟经验性抗生素治疗而先进行引流，在经验性抗菌治疗的药物选择上，应首先覆盖常见引起肾盂肾炎的菌株（如大肠埃希菌、金黄色葡萄球菌和肺炎克雷伯菌），并通过病原学培养结果及时调整抗生素种类。通常在整个引流期间及引流完成后持续进行抗生素治疗，总持续时间至少2～3周。抗生素治疗最终的疗程应取决于感染程度、患者对初始治疗的临床反应以及炎症标志物是否恢复正常。对于肾脓肿，若其直径＜5cm，则可仅给予长疗程的抗生素而不一定进行引流。而对于直径＞5cm的脓肿，应采取经皮引流联合抗感染治疗，且应将引流导管保留至少7天，直到每日引流物极少时再拔出。对于肾周脓肿，通常需要经皮引流才能取得较好的治疗效果。如果脓肿太大致抗生素和导管引流的疗效不佳，则需要行外科手术引流和/或挽救性肾切除术。

最终诊断

急性复杂性泌尿系感染（肾盂肾炎）
　腹膜后脓肿
高血压
2型糖尿病
浆液性乳腺炎术后

案例解析

患者中年男性，慢性病程，急性加重。患者基础糖尿病病史，平素未监测及控制血糖。此次以右侧腰腹痛起病，病程中曾有一过性发热。提示患者起病初为泌尿系感染可能性大。但在外院就诊时并未考虑泌尿系感染，而仅诊断为"泌尿系结石"。泌尿系结石和糖尿病控制不佳均为急性复杂性泌尿系感染的重要危险因素。对于此类患者应第一时间进行尿常规、尿培养+药敏试验明确诊断。虽然大多数急性复杂性泌尿系感染患者不需要行影像学检查来帮助诊断或处理，但对于病情严重患者，恰当抗感染治疗48～72小时仍有持续临床症状、疑似有尿路梗阻（如肾功能减退至基线水平以下或尿量急剧减少），或在治疗中出现症状反复的患者均应接受影像学检查。影像学检查的主要目的是评估是否有需干预的情况（如结石或梗阻），或评估是否存在并发症（如肾脓肿或肾周围脓肿）。本例患者增强CT发现腹膜后脓肿，但并未见到明确的肾破坏，且未有相关病理学检查结果，故黄色肉芽肿性肾盂肾炎无明确证据。在治疗方面，由于引起泌尿系感染常见的微生物为大肠埃希菌、克雷伯菌、变形杆菌、假单胞菌、肠球菌和葡萄球菌，因此建议第一时间采用广谱抗菌药经验性治疗，如抗假单胞菌的碳青霉烯类药物。而对于脓肿范围（或直径）较大或抗感染治疗效果不佳的患者，应早期进行脓肿引流。本例患者来院时已明确巨大脓肿病灶，在病程中进行了7天保守治疗后出现感染性休克的表现（高热、尿量减少、肌酐升高），行急诊穿刺引流后才逐渐好转。在肾周脓肿的治疗策略上，对于尚未明确致病菌者，如果可立即引流且患者病情稳定，则可推迟经验性抗生素治疗而先进行引流。本例患者反复抗感染效果不佳，早期进行引流可能效果更好。

参考文献

[1] MEYRIER A. Renal and perinephric abscess [DB/OL]. Beijing: Wolters Kluwer UpToDate. (2023-08-28). https://www.uptodate.com/contents/renal-and-perinephric-abscess.

[2] GUPTA K. Acute complicated urinary tract infection （including pyelonephritis) in adults and adolescents [DB/OL]. Beijing: Wolters Kluwer UpToDate. (2023-12-11). https://www.uptodate.com/contents/acute-complicated-urinary-tract-infection-including-pyelonephritis-in-adults-and-adolescents.

病例 48 获得性血友病 A

患者，男性，35岁。

主诉：腰痛、肉眼血尿半月，排尿困难4天。

入院情况

患者入院前半月于"上呼吸道感染"后，出现双侧下腰部隐痛，右侧为著，否认尿色改变。当地医院查血常规：WBC 11.18×10^9/L，NEUT% 69.4%，Hb 140g/L；尿常规：BLD+++，PRO++；血生化：Cr 73μmol/L；泌尿系B超：右肾积水；CT：双肾、输尿管及周围改变，膀胱右侧壁增厚。考虑"输尿管结石、泌尿系感染"，予头孢菌素、罂粟碱（具体不详）治疗无效。随之出现酱油色尿，腰痛缓解，无发热。查Hb 124g/L，Cr 150μmol/L，APTT 89.1s；考虑"泌尿系肿瘤？"，行输尿管镜：双肾周、双肾盂及双侧输尿管感染，放置双侧D-J管，并持续膀胱冲洗。术后患者导尿管反复被血块堵塞，排尿困难，尿量减少，伴下腹剧烈胀痛。Hb进行性下降至64g/L，Cr进行性上升至864μmol/L，转我院。因APTT 63～80s，行APTT正浆纠正试验：即刻可部分纠正，2小时后不可纠正。完善检查发现FⅧ：C 6%（50%～150%），FⅧ：I 5.05BU/ml（<0.6BU/ml），LA 83.1s，ANA、ANCA、Ig、补体、肿瘤标志物（-）。为进一步诊治收住入院。

既往史：脂肪肝4年，否认高血压、糖尿病、冠心病、肾衰竭等慢性病史。

查体：T 36℃，P 107次/分，R 23次/分，BP 160/101mmHg，SpO$_2$ 100%。神志清，皮肤、黏膜可见散在淤点及淤斑。心、肺（-）。腹部膨隆，下腹质韧，拒按，可扪及10cm×10cm大小包块，肝、脾触诊肋下未及，移动性浊音阴性，肠鸣音正常。双下肢无水肿。

入院诊断

获得性血友病A
  泌尿系出血
    急性肾损伤
    D-J管置入术后
泌尿系感染
脂肪肝

诊断思维要点

患者为青年男性，既往无出血倾向及出血家族史，在上呼吸道感染后出现血尿及肾后性梗阻所致的急性肾功能不全，辅助检查表现为Hb下降、Cr持续升高，PLT、PT、Fbg正常，仅APTT明显延长，需要警惕获得性内源性凝血途径异常所致的出血性疾病。

完善APTT血浆纠正试验，结果发现即刻可部分纠正，2小时后不可纠正，提示凝血因子抑制物存在可能。

进一步查发现FⅧ活性明显下降及抑制物阳性，而狼疮抗凝物（LA）阴性，明确诊断为获得性血友病A（AHA）。该病需与其他单一引起APTT延长的疾病鉴别，具体诊断流程及鉴别诊断见图48-1。

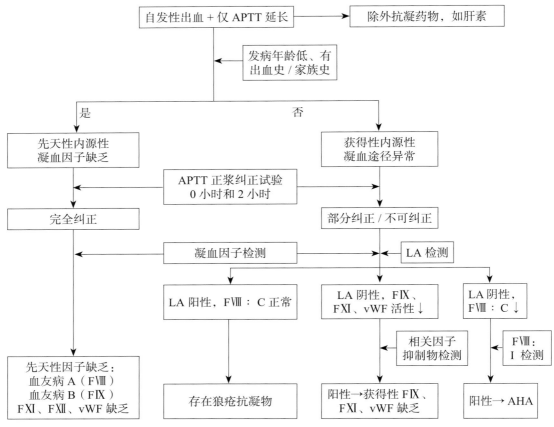

图 48-1 引起 APTT 延长疾病诊断流程

诊疗经过

1. 常规检查

血常规：WBC 7.58×10^9/L，Hb 65g/L，PLT 307×10^9/L。

血生化：K 5.6mmol/L，BUN 28.69mmol/L，Cr 1269μmol/L。

凝血功能：PT 12s，Fbg 2.69g，APTT（1∶1）纠正试验：APTT（患者血浆）103.6s（参考范围22.7~31.8s），APTT（患者血浆-2h）135.2s，APTT 1∶1纠正（即刻）50.9s，APTT 1∶1纠正（2h）72.8s。

FⅧ活性（FⅧ∶C）1.3%（参考范围50.0%~150.0%），因子Ⅷ抑制物（FⅧ∶I）4.2BU/ml（参考范围<0.6BU/ml）。

抗链球菌溶血素（ASO）1391.7U/ml，抗核抗体谱、抗ENA抗体、抗磷脂抗体谱（ACL、β₂GP1）、狼疮抗凝物（LA）、补体、免疫球蛋白、类风湿因子、Coombs试验等：均在正常范围。

肿瘤标志物：CEA、CA19-9、AFP、PSA未见异常。

2．影像学检查

泌尿系B超：膀胱内见9.0cm×9.2cm×7.8cm血凝块。

急诊膀胱镜：见膀胱内巨大血块。

腹盆CT平扫（图48-2）：提示双侧肾盂肾盏及输尿管近端积血，膀胱内积血、积气。

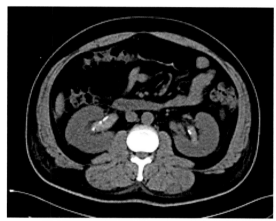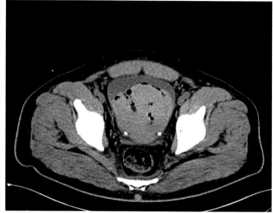

图 48-2 腹盆 CT 平扫

3．治疗经过

患者入抢救室后予红细胞、血浆纠正贫血及凝血功能异常，人凝血酶原复合物（PCC）1200～2000U q12h，根据出血及Hb情况调整具体用量，予重组人凝血因子Ⅶa 7mg后行全麻下膀胱切开、膀胱血肿清除，留置膀胱造瘘管、导尿管。术后转至EICU病房继续治疗，持续膀胱冲洗，并行床旁CRRT治疗。请血液科会诊，加用口服泼尼松60mg qd，并予环磷酰胺（CTX）0.4g每周2次。

经治疗患者尿量恢复，肌酐逐步下降至正常范围，术后第11天起尿液呈黄色清亮，Hb回升，加用泼尼松及CTX 2周后查FⅧ：C 14.8%，FⅧ：Ⅰ 0.8BU/ml。1周后再次复查FⅧ：C 73.4%，FⅧ：Ⅰ 0BU/ml。出院后泼尼松减量并停用，于出院后2个月、3个月及半年复查结果 FⅧ：C 90.2%～139.1%，FⅧ：Ⅰ 0BU/ml。

循证治疗策略

在诊断AHA后，首先需要对出血严重程度进行评估，主要关注出血表现、Hb水平及下降程度，以及影像学资料等。其次，还需继续筛查引起AHA的病因。约50%患者可找到相关基础疾病或诱发因素，包括实体或血液系统恶性肿瘤（6.4%～18.4%）、各类自身免疫病（9.4%～17%）、妊娠或围生期状态（10%～12.5%）、感染、皮肤病及药物等，但43.6%～51.9%

的患者为特发性。

本例患者发病前曾有上呼吸道感染史，ASO明显升高，免疫指标及肿瘤标志物等未见异常，考虑感染相关的AHA。

对于有重要脏器出血、多部位出血或引起骨筋膜室综合征的肌肉出血等情况，应立即予积极止血治疗。

一线止血药物起效迅速并可达到90%以上有效率，包括旁路制剂人重组活化凝血因子Ⅶ（rFⅦ）和活化凝血酶原复合物（APCC），rFⅦ的推荐用法为90μg/kg，每2～3小时重复1次至出血稳定，或在治疗出血的手术及操作前给药。目前国内尚无APCC制剂，临床上多采用凝血酶原复合物（PCC）作为替代。

二线用药包括大剂量FⅧ、去氨加压素等。

此外，因AHA的发病机制为体内产生针对FⅧ的抑制物，故而抑制物的清除治疗尤为关键，目前临床上采用足量糖皮质激素［1mg/（kg·d）］单用或联合CTX，疗效不佳时也可使用其他免疫抑制剂，如环孢素、硫唑嘌呤等。其他抑制物清除治疗方面，利妥昔单抗联合糖皮质激素在文献报道中也有较好的疗效。血浆置换作为清除体内抗体的一种治疗手段，也可用于AHA。

在治疗过程中，需关注止血药物带来的血栓风险及糖皮质激素和免疫抑制剂造成的感染、骨髓抑制等相关副作用。

结合本例患者，术前予rFⅦ充分止血为手术创造条件，在出血稳定前始终予PCC止血治疗，并根据出血情况调整用量，明确诊断后即加用糖皮质激素及CTX清除抑制物，入院3周后达到完全缓解（FⅧ：C＞50%，FⅧ：Ⅰ＜0.6BU/ml）。

最终诊断

获得性血友病A
   泌尿系出血
   急性肾损伤
   D-J管置入术后
   开腹膀胱血肿清除术+D-J管拔除术后
泌尿系感染
脂肪肝

案例解析

患者青年男性，急性起病，病程半月，主要表现为泌尿系出血、肾后梗阻性肾功能不全，无家族史及早发出血史，为自发出血，辅助检查方面APTT长达80秒，APTT纠正试验为不可或部分纠正，FⅧ：C减低及FⅧ：Ⅰ阳性，诊断考虑AHA。

AHA是针对体内凝血因子Ⅷ产生自身抗体而引起的FⅧ活性明显下降导致的严重的出血性疾病，多表现为自发性出血，超过80%病例出血部位为皮肤、黏膜，其次为深部肌肉、泌尿生殖系统、胃肠道、关节及腹膜后等。

诊断明确后，需评估出血严重程度，患者血红蛋白下降约80g/L且术后仍需间断输血支持治疗，膀胱冲洗持续为血性，为重度出血，立即予积极止血治疗。术前予rFⅦ充分止血为手术创造条件，在出血稳定前始终予PCC止血治疗，并根据出血情况调整用量，明确诊断后即加用糖皮质激素及CTX清除抑制物，入院3周后达到完全缓解（FⅧ：C>50%，FⅧ：Ⅰ<0.6BU/ml）。

总之，AHA为罕见的出血性疾病，在急诊工作中，对于自发性出血表现且无出血史、凝血功能异常单独表现为APTT延长的患者，需警惕AHA可能，及时完善FⅧ活性及其抑制物的检查以尽快做出诊断，积极采用旁路制剂止血及清除抑制物治疗，以减少漏诊、误诊，降低病死率。

参考文献

[1] 中华医学会血液学分会血栓与止血组，中国血友病协作组. 获得性血友病A诊断与治疗中国指南（2021年版）[J]. 中华血液学杂志，2021，42（10）：793-799.

[2] SUN B Y, XUE F, FENG Y, et al. Outcome of CARE: a 6- year national registry of acquired haemophilia A in China [J]. Br J Haematol, 2019, 187(5): 653-665.

[3] KNOEBL P, MARCO P, BAUDO F, et al. Demographic and clinical data in acquired hemophilia A: results from the European Acquired Haemophilia Registry (EACH2) [J]. J Thromb Haemost, 2012, 10(4): 622-631.

[4] KRUSE-JARRES R, KEMPTON C L, BAUDO F, et al. Acquired hemophilia A: updated review of evidence and treatment guidance [J]. Am J Hematol, 2017, 92(7): 695-705.

病例 49 因子XIII缺乏

患者，男性，58岁。

主诉：左侧腋窝、下肢血肿2月余，加重1天。

入院情况

2022-06-20患者因膝关节腔积液使用腋杖辅助行走后出现左腋窝、左上臂、左肋部大片青紫，腋窝处疼痛伴肿胀，触之质硬，就诊外院查Hb 97g/L、凝血功能正常，未予特殊处理，10余天后上述部位肿胀自行吸收。2022-07-20患者左侧大腿外侧磕碰后疼痛明显，3天内大腿迅速肿胀，外院查Hb 88g/L，余凝血功能、血栓弹力图、抗磷脂抗体谱、狼疮抗凝物、易栓症（蛋白S、蛋白C）、凝血因子（Ⅱ/Ⅴ/Ⅶ/Ⅷ/Ⅸ/Ⅹ/Ⅺ/Ⅻ）活性均正常；完善血管性血友病因子（vWF）抗原测定226.9%；下肢血管超声：左侧腘静脉血流淤滞，左侧胫后静脉血栓形成，左侧小腿肌间静脉内径增宽伴血栓形成，左侧髂总静脉卡压可能，左侧大腿皮下水肿。肺动脉造影（CTPA）提示肺动脉分支栓塞，双肺下叶基底段为著，双上叶肺动脉可疑栓塞。2022-07-23起外院加用低分子量肝素抗凝，2022-07-26完善髋部软组织MRI示左侧大腿中上段股外侧肌血肿可能性大，遂停用低分子量肝素。患者抗凝治疗后下肢血肿加重，监测Hb最低至48g/L，予输血、补铁等支持治疗。2022-08-03患者用力翻身后腿部肿胀再次加重，为进一步治疗就诊我院，查血常规：WBC 14.75×10^9/L，Hb 59g/L，PLT 363×10^9/L；凝血功能：PT、APTT、TT正常，Fbg 4.36g/L，D-Dimer 2.83mg/L。

既往史：无特殊。

查体：P 105次/分，BP 124/98mmHg。患者平车入室，神清。左下肢明显肿胀，腿围增大。

入院诊断

全身多发血肿原因待查
  中度贫血
下肢静脉血栓形成（左侧胫后静脉、肌间静脉）
肺栓塞

诊断思维要点

患者以轻微磕碰后出现皮下青紫及腋窝、大腿血肿起病，监测Hb进行性下降，外院髋部MRI明确有肌间血肿形成，考虑为出血性疾病原因待查。

急诊工作时如遇到出血性疾病的患者，首先要判断患者生命体征是否平稳以及是否有活动性出血，若生命体征不平稳，或考虑存在活动性出血，需要在确诊前干预出血。

其次，病史采集有助于明确出血性疾病类型，尤其是患者既往的出血史及出血相关家族史等，如幼时出血多是先天性和遗传性疾病，病史多有出生后脐带断端的出血及儿童期更换乳牙时有出血等。

最后，根据临床表现，确定病因。止血过程分为一期止血和二期止血。一期止血为血凝块形成的起始阶段，造成一期止血障碍的因素主要包括血管壁异常和血小板数量或功能异常，临床主要表现为皮肤及黏膜淤点、淤斑。其中，血管壁异常的疾病包括遗传性毛细血管扩张症、巨大海绵状血管瘤、马方综合征、过敏性紫癜等；血小板数量和功能异常包括再生障碍性贫血（AA）、血栓性血小板减少性紫癜（TTP）、溶血尿毒症综合征（HUS）、血小板无力征等。二期止血则是指接下来形成以纤维蛋白为主的血凝块的过程，主要依赖于凝血因子。

血肿和关节出血常是凝血因子缺乏，即二期止血异常所致，最常见的疾病是血友病。自发性出血及反复罕见部位的出血，常提示患者有严重的出血性疾病，需要高度怀疑获得性出凝血功能障碍。结合本例患者既往无出血病史及家族史，但反复出现深部血肿，监测血小板计数及功能基本正常，因此考虑为获得性凝血因子功能障碍可能性大。

诊疗经过

1. 常规检查

血常规：WBC 14.75×10^9/L，RBC 1.98×10^{12}/L，Hb 59g/L，PLT 363×10^9/L。

凝血功能：PT 12.5s，APTT 27.1s，Fbg 4.36g/L，D-Dimer 2.83mg/L。

肝肾功能、补体、免疫球蛋白、抗磷脂抗体谱、ANCA、ANA17项、Coombs试验、肿瘤指标筛查：均大致正常。

FⅪ 109.0%，FⅫ 56.6%，FⅩ 83.7%。

活化蛋白C抵抗：3.0。

AT-Ⅲ：95%。

蛋白C：93%。

蛋白S：86%。

血小板聚集试验：Ristocetin 1.2mg/ml，85% Collagen 82%，ADP 71%，大致正常。

血栓弹力图：凝血功能总体表现正常，R 4.4分钟，K 1.2分钟，Angle 73.3deg，MA 67.3mm，CI 2.7，LY30 0.6%。

凝血因子ⅩⅢ筛选：枸橼酸血浆30分钟完全溶解，阳性。

2. 影像学检查

下肢CTA（图49-1）：左侧大腿肿胀，左侧髂骨、股骨周围肌群多发混杂密度影，血肿可能；左侧小腿皮下积液，部分密度增高，合并积血可能；左侧腹壁、左髋部及左下肢皮下水肿；左侧腘静脉增粗。

3. 治疗过程

结合患者病史、临床表现及检查结果，因子ⅩⅢ功能异常导致出血倾向诊断明确。病因方面，患者起病前没有出血表现，家族中无出血性疾病患者，*F13A1*、*F13B*基因阴性，故考虑为

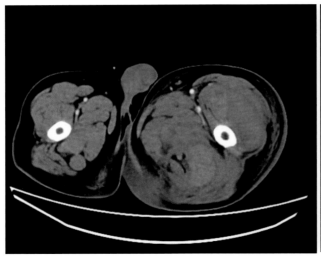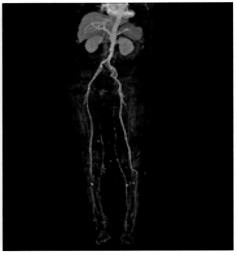

图 49-1 下肢 CTA

获得性因子ⅩⅢ异常。虽后续检查因子ⅩⅢ抑制物阴性，但抑制物试验阴性不除外与检测技术及大量输注血浆有关。因国内目前暂无因子ⅩⅢ等药品，主要予血浆、红细胞对症支持，氨甲环酸止血，足量泼尼松80mg qd po，后逐渐减量。监测患者Hb逐渐恢复正常，血肿明显减轻，腿围逐渐缩小，复查因子ⅩⅢ活性提示血凝块溶解时间正常。

患者下肢深静脉血栓、肺栓塞方面，考虑与下肢血肿压迫局部循环导致静脉血流淤滞、下肢深静脉血栓脱落继发肺栓塞有关。因此，待患者腿围缩小、Hb稳定后逐渐从小剂量加用抗凝。其间患者未再有血肿扩大、新发血肿情况。病情稳定，予以出院。

循证治疗策略

对于出血性疾病，应首先判断对应的异常止血过程是第几期。本例患者以血肿为主要表现，考虑为二期止血异常，即凝血途径的异常。凝血分为内源性凝血和外源性凝血两条途径，其中主要参与内源性凝血途径因子是因子ⅩⅡ、ⅩⅠ、ⅠⅩ、Ⅷ，主要参与外源性凝血途径的因子为因子Ⅶ，后续共同通路涉及因子Ⅹ、Ⅴ、Ⅱ以及纤维蛋白原和因子ⅩⅢ。临床上，通过筛查凝血可以推断异常的凝血因子，APTT可以反映内源性因子及共同通路的一部分，PT则反映外源性因子及共同通路的一部分，但因为因子ⅩⅢ的作用是使纤维蛋白交联，进而稳定血凝块，并促进抗纤溶物质结合到纤维蛋白，抵抗纤溶作用，所以，因子ⅩⅢ缺乏不会使PT或APTT延长。因此，APTT和PT均不能反映纤维蛋白在因子ⅩⅢ作用下的交联。

本例患者在住院期间血小板计数及功能、纤维蛋白原均正常，实验室检查尚未达到DIC诊断标准，外院及我院检测内外源凝血因子水平也均基本正常。故对于凝血指标大致正常但有明显出血风险的患者，需高度怀疑因子ⅩⅢ异常。

病因方面，因子ⅩⅢ抑制物可与免疫有关。有研究表明，1/3的病例中因子ⅩⅢ抗体的产生与系统性红斑狼疮有关；其他相关情况还包括其他自身免疫病、淋巴系统恶性肿瘤和某些药物使用等，本例患者因子ⅩⅢ筛查阳性，由于其起病前没有出血表现，无出血性疾病家族史，故考虑为获得性因子ⅩⅢ异常。故入院后进一步筛查了免疫、肿瘤等相关疾病。

治疗方面，主要分支持治疗与病因治疗。本例患者有明确的出血表现，可对症输注血浆或冷沉淀。目前国内暂无因子ⅩⅢ的相关制品，如存在抑制物，一般是与免疫介导相关，可考虑使用泼尼松、环磷酰胺、血浆置换、人丙种球蛋白、利妥昔单抗等。

最终诊断

因子ⅩⅢ缺乏
 获得性因子ⅩⅢ抑制物可能
  左腿、臀部、腰部血肿
  下肢静脉血栓
  肺栓塞
重度贫血

案例解析

患者中年男性，急性起病，既往无出血倾向，此次轻微碰触后出现左腋窝、左下肢血肿，伴有Hb进行性降低，PT、APTT正常。结合其临床表现、凝血因子检查等结果，因子ⅩⅢ功能异常诊断明确。

因子ⅩⅢ使纤维蛋白交联，进而稳定血凝块。该因子缺乏是罕见的常染色体遗传病，也有部分病例是因为存在因子ⅩⅢ抑制物（获得性）。本例患者起病前没有出血表现，家族中无出血性疾病患者，考虑为获得性因子ⅩⅢ异常，尽管患者抑制物试验阴性，这不除外与检测技术及大量输注血浆有关，故予足量糖皮质激素治疗，后监测Hb逐渐恢复正常，腿围逐渐缩小，血肿明显减轻，复查因子ⅩⅢ活性提示血凝块溶解时间正常。

本例提示出现不能用原发疾病解释的出血、血肿，当考虑凝血途径异常，且PT、APTT等凝血筛查指标正常时要警惕因子ⅩⅢ缺乏的可能。

参考文献

[1] MA A. Approach to the adult with a suspected bleeding disorder [DB/OL]. Beijing: Wolters Kluwer UpToDate. (2023-09-29). https://www.uptodate.cn/contents/approach-to-the-adult-with-a-suspected-bleeding-disorder.

[2] MANNUCCI M P. Rare inherited coagulation disorders [DB/OL]. Beijing: Wolters Kluwer UpToDate. (2024-02-02). https://www.uptodate.cn/contents/rare-inherited-coagulation-disorders.

[3] Cryoprecipitate and fibrinogen concentrate [DB/OL]. Beijing: Wolters Kluwer UpToDate. (2023-10-25). https://www.uptodate.cn/contents/cryoprecipitate-and-fibrinogen-concentrate.

[4] HOOTS W K, SHAPIRO A D. Inhibitors in hemophilia: mechanisms, prevalence, diagnosis, and eradication [DB/OL]. Beijing: Wolters Kluwer UpToDate. (2022-03-04). https://www.uptodate.cn/contents/inhibitors-in-hemophilia-mechanisms-prevalence-diagnosis-and-eradication.

[5] ICHINOSE A, Japanese Collaborative Research Group on AH13. Autoimmune acquired factor XIII defificiency due to anti-factor XIII/13 antibodies: a summary of 93 patients [J]. Blood Rev, 2017, 31(1): 37-45.

急性早幼粒细胞白血病

患者，女性，46岁。

主诉：阴道出血10余天，发热6天。

入院情况

患者10天前阴道出血，量多，伴头晕，外院查血常规：WBC 9.7×10^9/L，Hb 63g/L，PLT 30×10^9/L。9天前因阴道大量出血、贫血，行宫腔镜清宫手术。清宫后阴道出血减少。6天前开始间断发热，T_{max} 38℃，伴头晕、头痛、恶心、乏力。2天前于外院复诊查血常规：WBC 47.1×10^9/L，NEUT 3.96×10^9/L，Hb 35g/L，PLT 19×10^9/L，予输红细胞4U、血浆400ml、血小板1U对症后转至我院。当时仍有少量阴道出血，复查血常规：WBC 40.88×10^9/L，Hb 74g/L，PLT 27×10^9/L，予以亚胺培南西司他丁1g q8h抗感染，红细胞2U、人纤维蛋白原对症纠正凝血，补液支持等治疗。今日晨起患者诉胸闷、憋气，查心电图无异常，血常规：WBC 81.83×10^9/L，NEUT% 2.0%，NEUT# 1.64×10^9/L，Hb 69g/L，PLT 13×10^9/L，血涂片中早幼粒细胞占97%。同时患者出现幻觉，诉"输液架上长满草"。复查头颅CT：双侧基底节区多发小斑片状高密度及低密度影，其中高密度影考虑少量出血可能，考虑"AML-M3可能、高白细胞血症、脑出血"转入抢救室治疗。

既往史：体健。

查体：T 36.4℃，P 87次/分，R 23次/分，BP 130/67mmHg，SpO_2 98%。贫血貌，心、肺、腹查体无特殊。

入院诊断

发热、高白细胞血症待查

　　AML-M3可能性大

弥散性血管内凝血不除外

　　血小板减少

　　凝血异常

　　双侧基底节区脑出血

　　阴道出血

　　　宫腔镜清宫术后

　　贫血

诊断思维要点

白细胞过多是一种实验室检查异常，定义不一，从WBC $> 50 \times 10^9$/L到$> 100 \times 10^9$/L都有

报道。引起白细胞过多最常见的原因为类白血病反应和白血病。

（1）类白血病反应：是由非白血病原因诱导骨髓细胞释放细胞因子引起的正常骨髓极度增生反应，最常见的是中性粒细胞类白血病反应（NLR），诊断NLR要有明确的病因，如严重感染、严重烧伤、创伤以及中毒和药物因素等；血象一般原始细胞少见，幼稚细胞比例稍高，一般无贫血和血小板减少；骨髓象增生活跃或明显活跃，核左移，无血细胞病态造血表现；去除原发病后血象随之正常。

（2）白血病：常见临床表现为发热、感染、出血、贫血以及白血病浸润的表现，最典型的血象为白细胞升高、贫血以及血小板减少，可见原始和/或幼稚细胞。骨髓象增生活跃至极度活跃，原始细胞占骨髓有核细胞比例≥20%，少部分可表现为增生低下。可通过免疫学检测及流式细胞检测进一步鉴别。临床上，如果白细胞过多的白血病患者出现呼吸窘迫或神经系统损害，则通常经验性诊断为高白细胞血症，特征为原始细胞计数极度升高以及有组织灌注降低的症状。多达40%的患者可发生弥散性血管内凝血（DIC），表现为不同程度的纤维蛋白原减少，以及纤维蛋白降解产物FDP和D-二聚体升高。

诊疗经过

1. 常规检查

血常规：WBC 84.16×10^9/L，RBC 2.67×10^{12}/L，Hb 79g/L，PLT 22×10^9/L。

凝血功能：PT 15.8s，INR 1.37，APTT 21.1s，Fbg 0.41g/L，D-Dimer 37.71mg/L，FDP 102.8μg/ml。

血生化：K 2.9mmol/L，LD 1477U/L，Glu 11.4mmol/L，hs-CRP 65.70mg/L，ALT 50U/L，cTnI 1.870μg/L，NT-proBNP 4029pg/ml，CK-MB-mass 5.4μg/L，Cr 57μmol/L，TBil 12.2μmol/L，DBil 4.3μmol/L。

外周血涂片：红细胞大小不等，异常早幼粒细胞占99%，血小板减少。

2. 影像学检查

头颅CT（图50-1）：入院前和入院后相比有明显变化。

3. 治疗经过

患者以阴道出血伴发热起病，血常规表现为WBC快速急剧升高、Hb和PLT下降，外周血涂片可见大量早幼粒细胞，病程中出现DIC、脑出血以及高白细胞血症，结合以上临床表现及

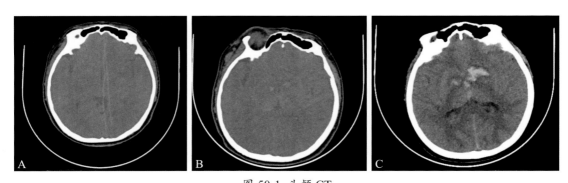

图 50-1 头颅 CT

注：A. 患者入我院前头颅CT；B. 在我院流水出现幻觉时头颅CT；C. 入抢救室昏迷后头颅CT。

化验结果，考虑急性白血病、M3型可能性大。入抢救室后予以美罗培南抗感染、吸氧、补液及输血、人凝血酶原、人纤维蛋白原等对症支持。请血液科会诊同意急性白血病诊断可能，立即予口服羟基脲1g tid，准备维A酸治疗，完善骨髓穿刺+活检。

但患者入室后迅速出现意识障碍、昏迷，复查头颅CT：脑出血明显加重并破入脑室系统。请神经内科会诊后予以甘油果糖250ml q12h脱水降颅压，神经外科会诊病情进展迅速，考虑与原发病（可疑AML-M3）相关，预后不佳，手术获益不大，向家属充分交代病情后拒绝手术。入室第2天患者出现血压下降，血压及血氧饱和度测不出，患者家属拒绝心肺复苏、气管插管等有创抢救措施，保守抢救无效，宣布临床死亡。

后续骨髓穿刺结果回报：急性早幼粒细胞白血病。

循证治疗策略

高白细胞血症是一种最常见于急性髓系白血病（AML）或慢性髓系白血病（CML）急变期患者的急症，如果不治疗，1周病死率为20%～40%。此时应尽力迅速稳定患者状态并降低白细胞计数。

在大多数情况下，诱导化疗可实现快速细胞减灭，但应注意预防溶瘤综合征。由于有时可快速出现临床恶化，大多数医师也提倡对无症状性白细胞过多患者尽快开始细胞减灭治疗。必须充分补液以防脱水并确保尿量良好。通过化疗（羟基脲或诱导缓解化疗）或白细胞去除术可实现细胞减灭。但白细胞去除术不应用于急性早幼粒细胞白血病（AML-M3），因为可能加重与这种白血病亚型相关的固有凝血障碍。

AML-M3是一种有较高早期病死率的急症，因其早期特别容易出现DIC，这类患者一般常因出血倾向首诊在急诊，是急诊医师应该了解的血液病急症。

一旦根据细胞学和临床标准疑诊AML-M3，强烈推荐立即启用维A酸分化诱导治疗，而不是等到遗传学、细胞遗传学或免疫染色证据确诊之后。如未确诊AML-M3，可停用维A酸，改用其他类型AML的治疗方案。对于高危AML-M3，全反式维A酸+化疗一般作为首选，有尝试使用羟基脲或一种蒽环类药物进行细胞毒化疗的先例，但未见前瞻性研究报道。

大约80%的高白细胞血症患者可出现发热，可能是由于高白细胞血症相关的炎症或合并感染。由于排除感染性原因并不容易，可对所有这类患者进行经验性抗感染治疗。

最终诊断

急性早幼粒细胞白血病
  高白细胞血症
  弥散性血管内凝血
血小板减少
凝血功能异常
双侧基底节区脑出血
阴道出血

宫腔镜清宫术后

贫血

案例解析

患者中年女性，急性起病，结合其临床表现、影像学及骨髓穿刺结果，AML-M3诊断明确。病程中急进性出现凝血功能障碍、DIC、阴道出血、脑出血。因高白细胞造成高白细胞血症可出现胸闷、气短等呼吸困难的表现；因大量幼稚白细胞浸润抑制骨髓造血可出现贫血、中性粒细胞减少及血小板减低。在疑诊AML-M3后立即给予羟基脲进行细胞减灭，积极纠正凝血功能障碍、补液、抗感染，但患者脑出血进行性加重，最终死亡。

AML-M3导致DIC的患者出现脑出血的概率很高，值得注意。本例患者在起病时有顽固性阴道出血、凝血异常以及Hb、PLT的下降，已有DIC倾向，结合患者有高白细胞血症，就已经提示有AML-M3的可能，但未引起接诊医师的足够警惕，随着病程的进展，WBC急剧升高并出现脑出血以及心肺受累的表现时才给予羟基脲。

从本例总结以下经验：当患者无明显诱因出现出血倾向、凝血功能异常时需要怀疑DIC，此时白细胞如有异常变化，需要警惕AML-M3，外周血出现不典型的早幼粒细胞时是一个直接提示，有时病情进展很快，不用等骨髓穿刺结果，专科会诊后应第一时间给予患者细胞减灭治疗，特别强调维A酸的早期使用。

参考文献

[1] LARSON R A, GURBUXANI S. Clinical manifestations, pathologic features, and diagnosis of acute promyelocytic leukemia in adults [DB/OL]. Beijing: Wolters Kluwer UpToDate. (2022-09-20). https://www.uptodate.cn/contents/clinical-manifestations-pathologic-features-and-diagnosis-of-acute-promyelocytic-leukemia-in-adults.

[2] SCHIFFER C A, WANG E S. Hyperleukocytosis and leukostasis in hematologic malignancies [DB/OL]. Beijing: Wolters Kluwer UpToDate. (2024-01-30). https://www.uptodate.cn/contents/hyperleukocytosis-and-leukostasis-in-hematologic-malignancies.

[3] LARSON R A. Initial treatment of acute promyelocytic leukemia in adults [DB/OL]. Beijing: Wolters Kluwer UpToDate. (2022-06-10). https://www.uptodate.cn/contents/initial-treatment-of-acute-promyelocytic-leukemia-in-adults.

[4] COATES T D. Approach to the patient with neutrophilia [DB/OL]. Beijing: Wolters Kluwer UpToDate. (2022-05-05). https://www.uptodate.cn/contents/approach-to-the-patient-with-neutrophilia.

患者，女性，25岁。

主诉：孕38周，牙龈出血4天。

入院情况

患者停经38周，4天前刷牙时出现牙龈出血，不易止住。无发热，无皮肤黏膜出血、淤斑，无血尿、便血，无呕血、黑便，无咳嗽、咳痰、咯血，无腹痛。曾就诊于当地医院，查凝血功能示PT、APTT显著延长，来我院进一步治疗。

相关病史：妊娠状态，G3P1，宫内孕38周。

查体：P 103次/分，BP 119/78mmHg，SpO_2 99%。发育正常，神志清楚，全身皮肤无未见淤斑、淤点。双侧呼吸音清，未闻及干湿啰音。心律齐，心音正常，各瓣膜区未闻及杂音。腹软无压痛，双肾无叩痛，肠鸣音正常。四肢未见水肿。

入院诊断

凝血时间延长原因待查

宫内孕38周

诊断思维要点

凝血时间延长的鉴别诊断如下。①PT/INR延长、APTT正常：可见于华法林过量、灭鼠药中毒或遗传性因子Ⅶ缺乏。②APTT延长而PT/INR正常：可见于血友病、使用肝素、系统性红斑狼疮、血管性血友病、前激肽激酶缺乏或高分子量激肽原缺乏。③PT/INR和APTT均延长：可以是上述疾病的严重状态，也可见于DIC、脓毒症、肝功能不全、维生素K缺乏，以及因子Ⅱ、Ⅴ、Ⅹ或纤维蛋白原缺乏。

本例患者既往无出血相关遗传病病史，此次就诊原因为牙龈出血，凝血结果显示PT、APTT延长，需要进行病因方面筛查，如中毒、风湿免疫病、易栓症和肿瘤。

明确病因的同时需进行出血灶的排查，明确有无重要脏器的出血，如脑出血、胃肠道出血。若有重要脏器出血，应在筛查病因的同时进行血浆输注等支持治疗，避免发生失血性休克或危及生命的关键部位出血，如脑出血。

诊疗经过

1. 常规检查

血常规：WBC 10.95×10^9/L，NEUT# 7.95×10^9/L，RBC 3.40×10^{12}/L，Hb 91g/L，PLT330×10^9/L。

肝功能：正常。

凝血功能：PT＞70s，Fbg 3.86g/L，APTT 110.5s，D-Dimer 1.12mg/L FEU，TT 16.2s。

2．病因学筛查

正常血浆APTT纠正试验（1：1）：PT 28.7s，PT% 27.0%，INR 2.48，APTT 45.5s，APTT-R 1.69，PT（JZ）13.0s，APTT（JZ）23.7s。

抗磷脂抗体谱（2项）：ACL（－），β₂GP1（－）。

狼疮抗凝物：LA 0.92秒。

3．毒物检测

溴敌隆浓度127ng/ml。

4．治疗经过

患者青年女性，因牙龈出血4天入院，曾就诊于当地医院查凝血功能异常，并送307医院毒检，结果示溴敌隆药物浓度超标，既往孕38周。考虑患者为宫内孕38周、鼠药溴敌隆中毒。

溴敌隆属于"超级华法林"类抗凝药物，毒力强，半衰期长，脂溶性好，易在体内脂肪内堆积，中毒潜伏期比较长，一般为3~7天，并有蓄积作用，且可以透过胎盘，因此对胎儿的影响未知。

患者入院后经多学科会诊给予维生素K₁ 50mg q6h im、血浆和人凝血酶原复合物输注纠正凝血，并予3天后经再次多学科会诊和征得家属同意后，给予手术终止妊娠。患者在全麻下行剖宫产，活产一男婴。患者3天后好转出院。

男婴出生后皮肤苍白，肌张力消失，无自主呼吸，Apgar评分1分钟2分，3分钟5分，5分钟及10分钟均为5分，诊断为新生儿重度窒息。入儿科ICU后当天出现阵发性抽搐，行头颅CT：左侧硬膜外可见大片高密度灶，左侧脑室受压消失，右侧脑室枕部可见高密度影，中线结构明显右移。患儿脑出血诊断明确，建议行血肿穿刺引流术，家属拒绝手术治疗，患儿第2天死亡。

循证治疗策略

溴敌隆属于第二代抗凝血灭鼠剂，其作用机制同华法林，都是通过抑制维生素K₁、2,3-环氧化物还原酶来发挥作用，该酶在维生素K的再生以及后续的维生素K依赖性凝血因子Ⅱ、Ⅶ、Ⅸ、Ⅹ和蛋白C、蛋白S、蛋白Z激活中必不可少。

抗凝血灭鼠剂暴露之后，通常要延迟24~48小时才会出现实验室可检测的凝血功能障碍。包括PT延长、INR升高以及凝血酶原水平下降；长效灭鼠剂中毒的潜伏期及作用时间可能长达数日，因其可蓄积于肝脏、脂溶性强和清除延迟。大量摄入抗凝血灭鼠剂的原因通常为自杀。暴露灭鼠剂后24~48小时可引起长时间的抗凝作用，同时伴胃肠道、泌尿生殖道和颅内出血。

在治疗上，若患者摄入灭鼠剂1小时内且无误吸风险，可给予口服活性炭治疗，活性炭可减慢毒素吸收，且可结合华法林和超级华法林等化合物。对于有凝血障碍但无出血的患者，应根据PT和INR检测结果进行治疗。INR＜4的无出血患者，发生自发性出血的风险较低，仅需观察和连续监测，但需告知患者避免跌倒或头部创伤的风险，直到凝血功能恢复正常。对于INR＞4且有凝血障碍和活动性出血的患者，应评估出血程度，若为轻度出血（少量鼻出血或淤斑），应口服维生素K₁纠正凝血，若发生危及生命的出血（如颅内出血、泌尿生殖系统出血或胃肠道出血），应在静脉维生素K₁的同时使用人凝血酶原复合物和新鲜冰冻血浆治疗。

最终诊断

溴敌隆中毒
宫内孕38^{+1}周，已产

案例解析

患者青年女性，急性病程。既往体健，宫内孕38周。此次就诊时无明确原因出现牙龈出血及凝血时间延长。除常规筛查临床常见的病因外，及时的毒物筛查非常重要。

因为灭鼠剂在中国很多家庭中容易获得，且多数自行服用灭鼠剂的患者难以在第一时间提供相关病史，为疾病的诊断提供困难。本例患者不愿提供中毒相关的具体病史，已起病4天，说明其服用灭鼠药已至少5天以上，此时给予活性炭口服已无效果，只能对症给予纠正凝血治疗。

另外，患者为妊娠38周女性，溴敌隆抗凝血时间长，脂溶性高，可通过胎盘，造成胎儿的凝血异常。由于胎儿无法自行合成维生素K，在宫内接触溴敌隆后发生自发出血的可能性极高。根据既往文献报道，孕妇接触溴敌隆后，其分娩的新生儿均在产后1小时至4天因出血死亡。本例患者与报道一致，即便对母亲纠正凝血后第一时间进行了剖宫产，还是未能避免新生儿死亡的结局。

参考文献

[1] CALELLO D P, TRONCOSO A. Overview of rodenticide poisoning [DB/OL]. Beijing: Wolters Kluwer UpToDate. (2023-07-24). https://www.uptodate.cn/contents/overview-of-rodenticide-poisoning.

[2] YAN J, SHI Y, SUN C, et al. Vitamin K treatment of brodifacoum poisoning in a pregnant woman [J]. Int J Gynaecol Obstet, 2013, 122(2): 162-163.

[3] MEHLHAFF K M, BAXTER C C, RUDINSKY K, et al. Lethal neonatal coagulopathy after maternal ingestion of a superwarfarin [J]. Obstet Gynecol, 2013, 122(2 Pt 2): 500-502.

患者，女性，40岁。

主诉：妊娠3个月，发热1个月，头痛4天。

入院情况

患者人工授精后停经3个月，近1个月出现发热，体温在38~39℃波动，伴畏寒，无寒战，无咽痛、流涕，无咳嗽、咳痰，无恶心、呕吐，无腹痛、腹泻，未予特殊处理。近4天出现头痛（VAS评分7~8分），为前额部胀痛，伴恶心，无呕吐，伴双腿酸痛。

相关病史：既往体健，人工受孕3个月，否认糖尿病、冠心病、肾衰竭等慢性病史，否认乙肝、结核等传染病史。

查体：P 102次/分，BP 110/91mmHg，SpO_2 97%。一般状况好，神志清，左侧颈部可及数个淋巴结，直径<0.5cm，质软，无压痛。双肺呼吸音粗，无干湿啰音。心尖部可闻及收缩2/6级杂音，柔和，主动脉瓣区可闻及收缩期2/6级杂音，不向颈部传导。腹软无压痛，肠鸣音正常，四肢未见水肿。颌胸距2指，双侧Babinski征阴性。

血常规：WBC 5.55×10^9/L，NEUT 79.4%，Hb 113g/L，PLT 334×10^9/L。PCT（-）。肺炎支原体抗体、衣原体抗体、TORCH-IgM（-）。CMV-DNA<500copies/ml，EBV-DNA<500copies/ml。肥达-外斐试验（-）。超声心动图：未见异常。

入院诊断

发热原因待查

中枢神经系统感染可能性大

妊娠状态

诊断思维要点

引起发热的原因可分为感染性疾病和非感染性疾病两类。感染性疾病的病原以细菌和病毒为多见，非感染性疾病的原因包括中枢性高热、内分泌代谢性疾病、变态反应性疾病、风湿性疾病和肿瘤性疾病等。

本例患者以高热起病，病程中唯一的伴随症状为头痛，查体中可闻及心脏杂音，颈项强直。因此首先考虑感染性疾病，如中枢神经系统感染或感染性心内膜炎，同时需要除外其他感染灶，如肺部、泌尿系、腹腔感染等。应进行腰椎穿刺和超声心动图明确感染灶。对于发热患者，及时的影像学检查有助于感染灶的评价，但患者为孕妇，需要与患者及家属沟通后再完善CT检查。

另外，患者病程较长，需要警惕自身免疫病和肿瘤性疾病。可完善ESR、补体、免疫球蛋白、抗核抗体、肿瘤标志物等相关筛查。

诊疗经过

1. 常规检查

血常规：WBC 6.02×10^9/L，NEUT% 86.1%，Hb 104g/L，PLT 305×10^9/L。

肝肾功能：ALT 56U/L，Alb 30g/L，TBil 9.6μmol/L，DBil 2.7μmol/L，K 2.9 mmol/L，Na 124mmol/L，Cr 45μmol/L，BUN 1.72mmol/L。

炎症指标：hs-CRP 10.64 mg/L。

凝血功能：PT 11.9s，INR 1.03，APTT 26.5s，D-Dimer 1.48mg/L。

由于患者此次妊娠为人工辅助受孕，因此其与家属对于腰椎穿刺和影像学检查顾虑较大，经过沟通后，决定暂使用经验性抗感染治疗，同时抽血测行宏基因组学NGS检测。

予患者对乙酰氨基酚缓释片650mg q8h po，阿奇霉素0.5g qd po，并给予葡醛内酯片100mg bid po和多烯磷脂酰胆碱胶囊456mg bid po保肝治疗，患者体温高峰持续在39～40℃，一般情况逐渐变弱。2天后患者血NGS结果报：结合分枝杆菌复合群，序列数2943。告知患者存在结核感染，建议进一步完善检查。患者及家属同意完善胸部CT及腰椎穿刺检查。

2. 影像学检查

胸部CT（图52-1）：双肺弥漫小结节，符合粟粒性肺结核表现；右肺下叶多发钙化结节；双肺下叶索条影；双侧胸膜增厚，右侧伴钙化；两肺门及纵隔淋巴结；肝右叶钙化灶。

腰椎穿刺：脑脊液压力300cmH$_2$O。脑脊液常规：外观无色透明，细胞总数150×10^6/L，白细胞总数130×10^6/L，单核细胞23.9%，多核细胞76.1%。脑脊液生化：Glu 0.6mmol/L，Cl 107mmol/L，Pro 0.95g/L。脑脊液细菌、真菌涂片+培养：阴性。抗酸染色：阴性。脑脊液结核分枝杆菌复合群基因：阳性。

3. 治疗经过

考虑患者诊断结核性脑膜炎、粟粒性肺结核明确，与家属沟通并签署同意书后，给予四联抗结核治疗。异烟肼0.3g qd po，乙胺丁醇0.75g qd po，利福平0.45g qd po，吡嗪酰胺0.5g qd po，同时给予泼尼松30mg qd po治疗。治疗第2天转至结核病专科医院进一步治疗。

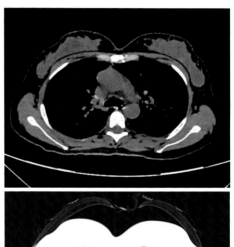
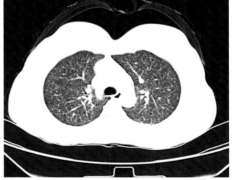

图 52-1 胸部 CT

循证治疗策略

结核性脑膜炎的治疗包括立即进行抗结核治疗，同时使用糖皮质激素。

一般中枢神经系统结核的治疗包括：初始强化治疗阶段（4种药物治疗2个月），之后是长期继续治疗阶段（通常是2种药物再治疗7~10个月），总治疗时间为9~12个月。

对于成人中枢神经系统结核（未发现或未怀疑存在耐药）的经验性治疗，强化治疗阶段的四联药物方案包括异烟肼、利福平、吡嗪酰胺和第4种药物，每日给药，持续2个月。继续治疗阶段：如果明确或推测感染由敏感菌株引起，继续治疗阶段采用异烟肼和利福平，每日给药，持续7~10个月。

最终诊断

结核性脑膜炎
粟粒性肺结核
妊娠状态

案例解析

患者为中年女性，慢性病程，急性加重，同时为人工受孕3个月的孕妇，此次发热起病。引起发热的原因多为感染、肿瘤和风湿免疫病三类，但本例患者起病表现不典型，无咳嗽、咳痰等呼吸道症状，且在起病1个月后才出现头痛等中枢神经系统症状。另外，由于本身为妊娠状态，在整个病程期间及我院就诊时，均未能够第一时间完善影像学检查，此时血液宏基因组NGS检测提供了关键诊断证据。后得到患者家属同意完善了胸部CT及腰椎穿刺检查，最终明确了结核性脑膜炎、粟粒性结核的诊断。

我国为结核负担较强的国家，根据流行病数据，有38%~70%粟粒性结核患者合并一些基础医学状况，其中妊娠为最常见的合并因素之一，而人工辅助生殖妊娠合并结核的比例更高。因此有研究认为，这些女性体内有潜伏的结核病灶（如盆腔结核），因此难以正常妊娠。在通过人工辅助生殖妊娠后，机体的免疫功能发生改变，从而发生了结核的播散。

总之，对于妊娠女性合并发热，临床上常因影像学检查手段所限而无法第一时间获得诊断，血液宏基因组学NGS检测费用较高，不建议平时作为筛查方法，但此时是较好的选择。建议在完善实验室检查的同时，密切监测病情变化。若经验性治疗不好转，第一时间与患者和家属沟通，完善影像学检查，避免延误诊断及治疗。

参考文献

[1] PANG Y, AN J, SHU W, et al. Epidemiology of extrapulmonary tuberculosis among inpatients, China, 2008-2017[J]. Emerg Infect Dis, 2019, 25(3): 457-464.

[2] HUI SYA, LAO T T. Tuberculosis in pregnancy [J]. Best Pract Res Clin Obstet Gynaecol, 2022, 85(PtA): 34-44.

患者，女性，32岁。

主诉：宫内孕34⁺⁶周，头痛4小时。

入院情况

患者停经34⁺⁶周，凌晨2：00无明显诱因出现头痛，较为剧烈，伴胸闷、气短、恶心、呕吐，呕吐物为胃内容物，自测BP 180/90mmHg，遂就诊我院急诊妇产科，监测BP_{max} 193/113mmHg，因"妊娠高血压疾病"收入急诊抢救室。

既往史：妊娠糖尿病，饮食控制，血糖控制可。

查体：T 36℃，P 55次/分，R 22次/分，BP 157/108mmHg，SpO_2 99%@NC 5L/min。急性面容，辗转体位，神志清楚，言语含混，双侧瞳孔等大正圆，直径3mm，对光反射灵敏。双肺呼吸音清，心律齐，各瓣膜区未闻及明显杂音。腹膨隆，宫底剑下4指，NST反应型，无压痛、反跳痛。四肢肌力肌张力正常，双侧Babinski征阴性。

入院诊断

头痛原因待查

　妊娠高血压疾病可能性大

　脑出血？

　中枢神经系统感染？

宫内孕34⁺⁶周，头位，未产

诊断思维要点

头痛是急诊科常见的就诊主诉，其要点在于区分少数危及生命的头痛和绝大多数良性原发性头痛，以下病史特征是存在继发性头痛的警示征象：①突发性头痛。②既往无类似疼痛发作。③合并颅外区域感染。④神志改变或癫痫发作。⑤劳力性头痛。⑥高龄。⑦免疫抑制。⑧视觉障碍。⑨妊娠和产后状态。⑩药物或中毒史。对于存在警示征象的患者，应积极完善相关检查。

头痛在育龄期女性中较为常见，但在妊娠≥20周的患者，需立即进行评估有无子痫前期。头痛是重度子痫前期的表现，通常为轻至重度的弥漫性、恒定性、搏动性疼痛，可能出现视力甚至神志改变。妊娠期较为常见的其他头痛病因包括脑静脉血栓形成和脑卒中。对于有以下特征的疼痛，更可能有其他严重的基础疾病：①头痛伴神志改变、抽搐、视盘水肿、视觉改变、颈僵硬或局灶性神经系统症状体征。②突发剧烈疼痛。③新发偏头痛型头痛。④免疫抑制患者。⑤头痛模式与寻常不同。⑥与发热、头部创伤、使用违禁药品/毒物暴露、咳嗽、劳力、性行为或Valsalva动作有关或由这些因素引发的头痛。⑦使患者从睡眠中疼醒的新发疼痛。⑧镇痛药无法缓解的头痛。

诊疗经过

1. 常规检查

血气分析：pH 7.48，PaO_2 100mmHg，$PaCO_2$ 26mmHg，HCO_3^- 19.2mmol/L，BE −2.4mmol/L，Lac 2.7mmol/L。

血常规：WBC 13.24×10^9/L，NEUT% 76.3%，Hb 143g/L，PLT 207×10^9/L。

血生化：ALT 66U/L，Alb 33g/L，TBil 10.9μmol/L，DBil 3.2μmol/L，Cr 54μmol/L，BUN 5.12mmol/L，K 3.3mmol/L，Na 138mmol/L。

心肌损伤标志物：CK 110U/L，CK-MB 1.3U/L，cTnI<0.017μg/L，NT-proBNP 736pg/ml。

炎症指标：hs-CRP 12.04mg/L，PCT 0.09。

凝血功能：PT 10.7s，APTT 28.5s，D-Dimer 4.3mg/L。

尿常规：pH 7.0，WBC（−），NIT（−），Pro 1.0g/L，Glu（−）。

2. 治疗经过

考虑患者妊娠状态，入室血压高，子痫前期不除外，予心电监护、硫酸镁泵入降压治疗，监测患者生命体征、瞳孔及神志变化。

神经内科会诊：①条件许可，可行头颅MRI+T2*、头颅MRA、头颅MRV以评估颅内情况。②患者头痛、呕吐、血压升高，首先考虑与妊娠高血压相关。③继续积极降血压治疗，观察患者症状变化。

眼科会诊：解释病情，待全身状况稍稳定，行眼底检查。

患者入室20分钟后突发意识不清，呼之不应，查体见双侧瞳孔不等大，对光反射迟钝，立即行头颅CT检查，见右侧颅内出血，包括脑实质出血、硬膜下血肿、蛛网膜下腔出血，出现脑疝，急请妇产科、儿科、神经内科、神经外科等进行多学科会诊后，急行"剖宫取子术"后立即行开颅手术，术中发现右颞枕叶血管畸形，遂行"右侧开颅脑内血肿清除+右颞枕叶血管畸形切除+右侧额颞顶枕去骨瓣减压术"，手术过程顺利，术后恢复状况良好，拔除气管插管后神清语利、对答切题、四肢活动可、定向力及记忆力大致同术前，转至康复医院继续治疗，术后3个月再次入院行"右侧颅骨修复成形术"。患者术前、术后首次头颅CT和颅骨修复成形术后头颅CT见图53-1。后有癫痫发作，丙戊酸钠（德巴金）对症治疗后未再发作。

循证治疗策略

脑出血是脑卒中的第二大原因，引起的脑血管疾病病死率和并发症发生率非常高。对于自发性脑出血（ICH），不建议使用特异性止血治疗。未控制的血压升高是出血扩大和不良结局的危险因素，因此，对于收缩压（SBP）150～220mmHg的患者，建议尽快将SBP降至目标值140mmHg，而对于SBP>220mmHg的患者则尽快降至220mmHg，并在之后逐渐降低至目标值140mmHg，在降压过程中应避免使用硝普钠和硝酸甘油。

颅内压的监测和治疗对ICH至关重要，对于颅内压增高导致快速进展性神经功能缺损的

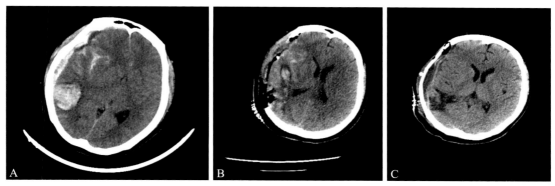

图 53-1 头颅 CT

注：A. 手术前头颅CT；B. 手术后首次复查头颅CT；C. 颅骨修复成形术后头颅CT。

患者，需紧急请外科会诊；对于没有外科干预指征的患者，需要以下处理：①30°抬高床头。②对躁动患者轻度镇静（RASS 0～-2）。③发热患者予退热治疗。④禁用低张液体。⑤维持血Na^+＞135mmol/L。

在稳定前，应每小时监测患者症状、体征，并进行连续影像学检查，如有症状加重可应用高张盐水、静脉甘露醇进行降颅内压治疗。

最终诊断

右侧脑出血

　脑疝

　　　血肿清除+去骨瓣减压术后

　　　右颞枕部血管畸形切除术后

　　蛛网膜下腔出血

　　右侧额顶颞硬膜下血肿

宫内孕35周

　剖宫产术后

案例分析

患者孕晚期，基础妊娠糖尿病，此次夜间突发剧烈疼痛伴恶心、呕吐、血压升高，常规检查血常规、肝肾功能、血气分析、心肌损伤标志物未见明显异常，尿常规Pro 1.0g/L，D-Dimer升高。本例患者基础无头痛、妊娠高血压等相关病史，此次突发剧烈头痛，诊断首先考虑重度子痫前期可能，但同时患者存在突发剧烈疼痛、影响睡眠等情况，不能除外其他原发疾病。

对于孕妇的头颅影像学检查，MRI不会使胎儿暴露于电离辐射，也不会引起胎儿不良反应，为首选，钆造影剂可能对胎儿造成不良影响，应避免使用；CT有电离辐射，但孕妇行头颅CT时，散射导致的胎儿辐射暴露量极低，碘造影剂可穿过胎盘并对发育中胎儿的甲状腺产生瞬时作用，但尚未有报道短暂暴露引起的临床后遗症，当有临床需要时应在妊娠期使用碘造影剂；妊娠不是腰椎穿刺的禁忌证，如有必要可行腰椎穿刺。

对于本例患者，首诊考虑重度子痫前期可能性大，考虑CT对胎儿影响，备行急诊MRI检查，同时予硫酸镁对症治疗并请眼科、神经内科会诊评估颅内情况，并严密监测患者生命体征、神经系统症状和体征。患者入室后很快新发意识障碍及双侧瞳孔不等大，头颅CT提示脑出血、脑疝。

对于年轻孕妇脑出血，出血部位并非常规基底节区附近，最可能的原因为脑血管畸形。最终手术明确了脑血管畸形的诊断，考虑妊娠期间脑血管畸形破裂导致脑出血，出血向外破入蛛网膜下腔形成蛛网膜下腔出血，穿过皮质表面延伸至硬膜下腔造成硬脑膜下血肿，同时形成脑疝。后经过多学科协作，积极剖宫产和颅内血肿清除+去骨瓣减压手术治疗，患者最终预后良好。

需要强调的是，对于孕妇新发头痛，除重视常见的原发性头痛、子痫前期外，还应警惕脑出血、静脉窦血栓等少见情况，及时加以识别处理。

参考文献

[1] RORDORF G, MCDONALD C. Spontaneous intracerebral hemorrhage: acute treatment and prognosis [DB/OL]. Beijing: Wolters Kluwer UpToDate. (2023-11-14). https://www.uptodate.cn/contents/spontaneous-intracerebral-hemorrhage-acute-treatment-and-prognosis.

[2] LEE M-J, GUINN D, HICKENBOTTOM S. Headache during pregnancy and postpartum [DB/OL]. Beijing: Wolters Kluwer UpToDate. (2024-04-02). https://www.uptodate.cn/contents/headache-during-pregnancy-and-postpartum.

[3] MELHADO E M, MACIEL J A J R, GUERREIRO C A. Headache during gestation: evaluation of 1101 women [J]. Can J Neurol Sci, 2007, 34(2): 187-192.

[4] HEMPHILL J C 3RD, GREENBERG S M, ANDERSON C S, et al. Guidelines for the management of spontaneous intracerebral hemorrhage: a guideline for healthcare professionals From the American Heart Association/American Stroke Association [J]. Stroke, 2015, 46(7): 2032-2060.

病例 54 蛛网膜下腔出血

患者，女性，67岁。

主诉：头痛3小时。

入院情况

患者3小时前咳嗽后突发颈部及头部剧烈疼痛，后枕部为著，逐步扩展至双侧顶部，呈持续性胀痛，伴恶心及视物模糊，无呕吐，无昏迷、抽搐及尿便失禁，四肢无麻木及肌力下降。自服阿司匹林100mg后症状无明显缓解，就诊我院。

既往史：肺癌病史2年，2年前行右肺上叶腺癌切除术，术后未放化疗。否认高血压、糖尿病、冠心病、高脂血症等慢性病史。

查体：P 77次/分，BP 161/90mmHg，SpO$_2$ 95%。神清语利，对答切题，GCS评分：E4V5M6，高级智力粗测正常。双侧瞳孔等大正圆，直径3mm。脑神经查体阴性，颈项强直，屈颈时颈部疼痛加重，四肢肌力、肌张力正常，双侧Babinski征阴性。余神经系统查体阴性。心、肺、腹查体无阳性发现。

入院诊断

头痛待查

　蛛网膜下腔出血？

右肺腺癌切除术后

诊断思维要点

头痛是临床常见症状，病因可分为器质性和非器质性两大类。

器质性头痛包括颅脑外伤、急性脑血管病、颅内感染性疾病、颅内肿瘤、颅外疾病继发等。非器质性头痛包括偏头痛、紧张性头痛、丛集性头痛等。

通常头痛、颈部抵抗、发热提示颅内感染性疾病；头痛、偏瘫、无发热，提示脑血管疾病或肿瘤；头痛无体征，通常是非器质性头痛。

对于急诊科就诊的头痛患者，识别高危患者至关重要，"SNNOOP10"提示相关危险征象：Systemic，全身性症状，合并感染等；Neoplasm，肿瘤史；Neurologic，神经功能障碍，如神志改变；Onset，突然发作；Older，年龄较大（＞50岁）；Pattern，头痛模式改变，或近期新发头痛；Positional，体位性头痛；Precipitated，打喷嚏、咳嗽或运动诱发头痛；Papilledema，视盘水肿；Progressive，进行性头痛；Pregnancy，妊娠或产褥期；Painful，眼痛伴自主神经症状；Post-traumatic，创伤后头痛发作；Pathology，免疫系统病变；Painkiller，镇痛药过度使用。

有高危特征的头痛患者需要接受影像学检查，首选头颅CT或MRI。

患者完善头颅CT（图54-1）：基底池片状高密度影，右侧为著，考虑出血，请结合临床。患者以"急性颅内出血"转入抢救室。

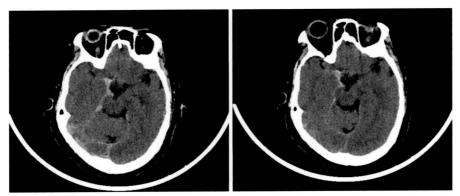

图 54-1　头颅 CT

1. 常规检查

血常规：WBC 8.44×10⁹/L，NEUT% 60.6%，Hb 118g/L，PLT 234×10⁹/L。

血生化：ALT 13U/L，K 3.4mmol/L，Na 142mmol/L，Cr 59μmol/L，BUN 5.06mmol/L。

心肌损伤标志物：cTnI<0.017μg/L，CK 85U/L，CK-MB 0.6μg/L，NT-proBNP 25pg/ml。

凝血功能：PT 11.4s，APTT 23.2s，TT 17.3s，Fbg 2.89g/L，D-Dimer 0.15mg/L。

血气分析：pH 7.43，$PaCO_2$ 34mmHg，PaO_2 165mmHg，Lac 2.0mmol/L。

心电图：窦性心律，未见明显ST-T段改变。

2. 影像学检查

头颈CTA：基底池片状高密度影，右侧为著，考虑出血。主动脉弓、颈内动脉分叉处及椎动脉V1段混合斑块，管腔轻度狭窄；左侧颈总动脉及头臂干共干；双侧颈内动脉虹吸段周围多发迂曲血管影，必要时DSA进一步评估。

3. 治疗经过

患者突发剧烈头痛，结合其头颈CTA检查结果，考虑蛛网膜下腔出血诊断明确。入抢救室后予绝对卧床，尼莫地平静脉泵入，初始1mg/h，血压耐受良好加量至2mg/h，维持SBP<160mmHg，MAP>90mmHg，甘露醇125ml q12脱水降颅内压，维持电解质平衡。请神经内科、神经外科及介入科会诊，患者头颈CTA未见动脉瘤，继续保守治疗。患者头痛明显缓解，6小时及24小时复查头颅CT，出血较前无明显变化。其后转外院继续保守治疗。

循证治疗策略

蛛网膜下腔出血的治疗，首先明确有无颅内动脉瘤破裂，对病情进行评估。对于明确动脉瘤出血者，应尽早通过手术夹闭或血管介入栓塞治疗，最好在24小时内，以预防再出血。临床多采用Hunt和Hess分级标准，结合GCS评分法（表54-1）。

表54-1　蛛网膜下腔出血严重程度分级标准

分级	Hunt和Hess分级标准	GCS评分
Ⅰ级	无症状或轻度头痛和轻度颈项强直	15
Ⅱ级	中-重度头痛、脑膜刺激征、脑神经麻痹	13~14
Ⅲ级	嗜睡、意识模糊、轻度局灶性神经功能障碍	13~14
Ⅳ级	昏迷、中或重度偏瘫、有早期去大脑强直或自主神经功能紊乱	7~12
Ⅴ级	深昏迷、去大脑强直、濒死状态	3~6

对Ⅰ级、Ⅱ级和Ⅲ级患者，手术能改善临床转归，Ⅳ级和Ⅴ级提示手术危险大。

对于没有发现颅内动脉瘤的患者，进行内科治疗。①血压控制：目标维持SBP<160mmHg或MAP<110mmHg，避免低血压。首选静脉用拉贝洛尔、尼卡地平降压。②脑血管痉挛的防治：维持血容量，早期使用尼莫地平预防脑血管痉挛。③降低颅内压：常用20%甘露醇125~250ml快速静脉滴注，2~4次/日。对于意识水平恶化，且有颅内压增高或脑积水证据，需要立即采用脑脊液脑室外引流或腰大池引流。④一般治疗：绝对卧床，对症处理，如剧烈头痛，可予对症镇痛；有癫痫发作者，进行抗癫痫治疗。

最终诊断

蛛网膜下腔出血

右肺腺癌切除术后

案例解析

患者老年女性，基础肿瘤病史，此次咳嗽后突发剧烈头痛，持续不缓解，伴颅内压增高表现。从危险分层来讲，患者肿瘤史，年龄较大，突然发作的进行性头痛，伴视物模糊，均提示为高危患者。立即行头颅CT提示颅内出血，蛛网膜下腔出血可能性大，进一步行头颈CTA明确诊断。同时，未见动脉瘤表现，因此采用保守治疗策略。

病因方面，蛛网膜下腔出血最常见病因为先天性动脉瘤和脑动静脉畸形破裂。本例患者未发现明确动脉瘤，故主要进行内科保守治疗。此外，患者有恶性肿瘤病史，需警惕颅内转移癌。患者保守治疗，效果良好，后续若病情变化，需及时复查头颅CT。

参考文献

[1] WIPPOLD Ⅱ F J, WHEALY M A, KANIECKI R G. Evalution of headache in adults [DB/OL]. Beijing: Wolters Kluwer UpToDate. (2023-03-31). https://www.uptodate.cn/contents/zh-Hans/evaluation-of-headache-in-adults.

[2] SINGER R J, OGILVY C S, RORDORF G. Aneurysmal subarachnoid hemorrhage: treatment and prognosis [DB/OL]. Beijing: Wolters Kluwer UpToDate. (2023-08-03). https://www.uptodate.cn/contents/aneurysmal-subarachnoid-hemorrhage-treatment-and-prognosis.

[3] HUNT W E, HESS R M. Surgical risk as related to time of intervention in the repair of

intracranial aneurysms [J]. J Neurosurg,1968, 28(1):14-20.

[4] Report of World Federation of Neurological Surgeons Committee on a Universal Subarachnoid Hemorrhage Grading Scale [J]. J Neurosurg, 1988, 68(6): 985-986.

[5] CONNOLLY E S Jr, RABINSTEIN A A, CARHUAPOMA J R, et al. Guidelines for the management of aneurysmal subarachnoid hemorrhage: a guideline for healthcare professionals from the American Heart Association/American Stroke Association [J]. Stroke, 2012, 43(6): 1711-1737.

[6] DIRINGER M N, BLECK T P, CLAUDE HEMPHILL J 3RD, et al. Critical care management of patients following aneurysmal subarachnoid hemorrhage: recommendations from the Neurocritical Care Society's Multidisciplinary Consensus Conference [J]. Neurocrit Care, 2011, 15(2): 211-240.

缩略语表

英文缩写	英文全称	中文全称
ACC	American College of Cardiology	美国心脏病学会
ACS	abdominal compartment syndrome	腹腔间室综合征
ACS	acute coronary syndrome	急性冠脉综合征
AECOPD	acute exacerbation of chronic obstructive pulmonary disease	慢性阻塞性肺疾病急性加重期
AG	anion gap	阴离子间隙
AHA	acquired hemophilia A	获得性血友病A
AHA	American Heart Association	美国心脏协会
AKI	acute kidney injury	急性肾损伤
AML	acute myeloid leukemia	急性髓系白血病
AOSD	adult-onset Still's disease	成人Still病
APCC	activated prothrombin complex concentrate	活化凝血酶原复合物
APS	antiphospholipid syndrome	抗磷脂综合征
ARDS	acute respiratory distress syndrome	急性呼吸窘迫综合征
ASO	antistreptolysin O	抗链球菌溶血素O
ATS	The American Thoracic Society	美国胸科学会
BALF	bronchoalveolar lavage fluid	支气管肺泡灌洗液
BMI	body mass index	体重指数
CABG	coronary artery bypass grafting	冠状动脉旁路移植术
CAG	coronary angiography	冠状动脉血管造影术
CAG	coronary angiography	冠状动脉造影
CAP	community acquired pneumonia	社区获得性肺炎
CCU	cardiac care unit	心脏监护病房
CHD	coronary heart disease	冠心病
CLS	capillary leakage syndrome	毛细血管渗漏综合征
CML	chronic myeloid leukemia	慢性髓系白血病
CMR	cardiovascular magnetic resonance	心血管磁共振成像
CMV	cytomegalovirus	巨细胞病毒
CRRT	continuous renal replacement therapy	连续性肾脏替代治疗
CTA	CT angiography	CT血管造影

英文缩写	英文全称	中文全称
CTPA	CT pulmonary angiography	CT肺血管造影
CVVH	continuous venovenous hemofiltration	持续静脉-静脉血液滤过
CVVHDF	continuous venovenous hemodiafiltration	持续静脉-静脉血液滤过透析
DAH	diffuse alveolar hemorrhage	弥漫性肺泡出血
DBP	diastolic blood pressure	舒张压
DIC	disseminated intravascular coagulation	弥散性血管内凝血
DIHS	drug-induced hypersensitivity syndrome	药物超敏反应综合征
DKA	diabetic ketoacidosis	糖尿病酮症酸中毒
DRESS	drug reaction with eosinophilia and systemic symptoms	药物反应伴嗜酸性粒细胞增多和全身性症状
DVT	deep venous thrombosis	下肢深静脉血栓形成
ECG	electrocardiogram	心电图
ECMO	extracorporeal membrane oxygenation	体外膜氧合
EGPA	eosinophilic granulomatosis with polyangiitis	嗜酸性肉芽肿性多血管炎
EICU	emergency intensive care unit	急诊重症监护病房
ERCP	endoscopic retrograde cholangiopancreatography	内镜逆行胰胆管造影
ESBL	extended-spectrum β-lactamases	超广谱β–内酰胺酶
ESRD	end-stage renal disease	终末期肾病
Gb3	globotriaosylceramide	酰基鞘鞍醇三己糖
GPA	granulomatosis with polyangiitis	肉芽肿性多血管炎
HCDD	heavy chain deposition disease	重链沉积病
HFNC	high-flow nasal cannula oxygen therapy	经鼻高流量湿化氧疗
HLH	hemophagocytic syndrome	噬血细胞综合征
HP	hypersensitivity pneumonitis	过敏性肺炎
HRCT	high resolution CT	高分辨率CT
HUS	hemolytic-uremic syndrome	溶血性尿毒综合征
ICH	intracerebral hemorrhage	自发性脑出血
ICU	intensive care unit	重症监护病房
IDSA	American Society of infectious diseases	美国感染性疾病学会
ISCLS	idiopathic systemic capillary leak syndrome	特发性系统性毛细血管渗漏综合征
ISTH	the International Society on Thrombosis and Haemostasis	国际血栓和止血学会

英文缩写	英文全称	中文全称
ITP	immune thrombocytopenia	免疫性血小板减少症
IVIg	intravenous immunoglobulins	静脉用免疫球蛋白
KS	Kounis syndrome	Kounis综合征
LAD	left anterior descending	左前降支
LCDD	light chain deposition disease	轻链沉积病
LCX	left circumflex	左旋支
LVOTO	left room excurrent canal obstruction	左心室流出道梗阻
MAHA	microangiopathic hemolytic anemia	微血管病性溶血性贫血
MAP	mean arterial pressure	平均动脉压
MAS	macrophage activation syndrome	巨噬细胞活化综合征
MIC	minimum inhibitory concentration	最低抑菌浓度
MND	motor neuron disease	运动神经元病
mNGS	metagenomics next-generation sequencing	宏基因组二代基因测序
MODS	multiple organ dysfunction syndrome	多器官功能障碍综合征
MPA	microscopic polyangitis	显微镜下多血管炎
MRSA	methicillin-resistant staphylococcus aureus	耐甲氧西林金黄色葡萄球菌
MSAP	moderate severe acute pancreatitis	中度重症急性胰腺炎
NGS	next generation sequencing	二代基因测序
NLR	neutrophilic leukemoid reaction	中性粒细胞类白血病反应
NMDAR	N-methyl-D-aspartate receptor	N-甲基-D-天门冬氨酸受体
NMS	neuroleptic malignant syndrome	神经阻滞剂恶性综合征
NSAIDs	nonsteroidal anti-inflammatory drugs	非甾体抗炎药
NSTEMI	non-ST segment elevation myocardial infarction	非ST段抬高型心肌梗死
PB	plasma protein binding rate	蛋白结合率
PCC	prothrombin complex concentrate	凝血酶原复合物
PCI	percutaneous coronary intervention	经皮冠状动脉介入治疗
PCP	pneumocystis pneumonia	肺孢子菌肺炎
PCT	procalcitonin	降钙素原
PD	pharmacodynamics	药效动力学
PE	plasma exchange	血浆置换
PE	pulmonary embolism	肺栓塞

英文缩写	英文全称	中文全称
PK	pharmacokinetics	药代动力学
RCA	right coronary artery	右冠状动脉
rt-PA	recombinant tissue plasminogen activator	重组组织型纤溶酶原激活剂
SAP	severe acute pancreatitis	重症急性胰腺炎
SBP	systolic blood pressure	收缩压
Sc	sieving coefficients	筛过系数
SC	stress cardiomyopathy	应激性心肌病
SGLT2	sodium-glucose co-transporter 2	钠-葡萄糖共转运蛋白2
SILENT	syndrome of irreversible lithium-effectuated neurotoxicity	不可逆性神经毒性综合征
SIRS	systemic inflammatory response syndrome	全身炎症反应综合征
SLE	systemic lupus erythematosus	系统性红斑狼疮
STEMI	ST segment elevation myocardial infarction	ST段抬高型心肌梗死
TEN	toxic epidermal necrolysis	中毒性表皮坏死松解症
TMA	thrombotic microangiopathy	血栓性微血管病
URI	upper respiratory tract infection	上呼吸道感染
Vd	apparent volume of distribution	表观分布容积
VTE	venous thromboembolism	静脉血栓栓塞